ABRÉGÉ

DE

L'HISTOIRE DE LA MÉDECINE.

IMPRIMERIE DE MOQUET ET COMP.,
rue de la Harpe, n. 90.

ABRÉGÉ
DE L'HISTOIRE
DE LA MÉDECINE,

CONSIDÉRÉE COMME SCIENCE ET COMME ART

DANS SES PROGRÈS ET SON EXERCICE;

DEPUIS SON ORIGINE JUSQU'AU DIX-NEUVIÈME SIÈCLE,

PAR L.-F. GASTÉ, D-M-P.

Médecin ordinaire d'armée breveté du roi; médecin de l'hôpital et des douanes, à Calais; membre correspondant de l'Académie royale de médecine, de la société médicale d'émulation, de celle des sciences physiques, chimiques et arts industriels de Paris; des Sociétés royales et académiques de médecine de Strasbourg, Lyon, Marseille, Toulouse, Tours, Niort.

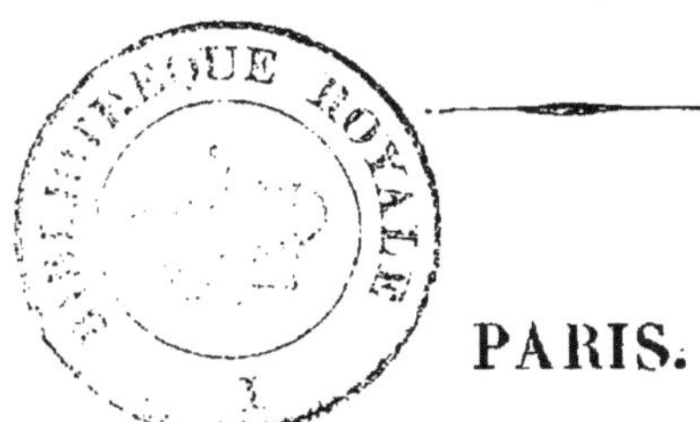

PARIS.

J.-B. BAILLIÈRE, LIBRAIRE
DE L'ACADÉMIE ROYALE DE MÉDECINE,
rue de l'École-de-Médecine, n. 13 *bis*.

LONDRES, MÊME MAISON, 219 REGENT STREET.

—

1835.

INTRODUCTION.

UNE science dont l'origine remonte aux temps les plus reculés, dont la marche est lente ou rapide, tantôt rétrograde et parfois merveilleuse, dont l'existence enfin est liée à celle de l'homme, ne peut manquer d'offrir un grand intérêt dans son histoire. Bornée d'abord à quelques faits aperçus par hasard ou par un esprit observateur, la médecine n'est point un sujet d'études et d'occupations spéciales. C'est un art exercé et enseigné par des hommes supérieurs. Les premiers praticiens connus sont des demi-dieux, des rois ou des héros.

Considérée sous le double rapport de la théorie et de la pratique, la médecine présente des différences et des analogies remarquables. Les premières découvertes font naître des réflexions et une doctrine première. Des faits nouveaux, plus nombreux, différemment appréciés, enfantent d'autres systèmes qui tombent et sont encore remplacés ; car la science de l'homme, si mobile en tout, se prête encore plus difficilement à nos divisions arbitraires que la nature inanimée et les sciences physiques. Mais les réformateurs qui ont rejeté indistinctement les faits et les principes fondamentaux des systèmes qu'ils attaquaient pour leur en substituer d'autres également défectueux, ont agi comme ces architectes qui détruisent des fondations mal assises pour en établir d'autres avec des matériaux aussi fragiles, aussi mal disposés, quoique différens. Pour montrer enfin ce qu'il y a de plus intéressant dans la pratique et la théorie de l'art de guérir, il faut offrir dans un cadre très resserré les faits et les principaux systèmes qui composent son histoire.

Il fallait toute l'érudition et la patience germaniques des Sprengel, père et fils, pour entreprendre et terminer l'*Histoire de la Médecine*, qui a été traduite par A–J–L. Jourdan. Cet immense recueil des faits et des découvertes dont l'art de guérir s'est enrichi depuis quarante siècles, se compose de neuf volumes, que bien peu d'élèves et même de praticiens studieux ont entièrement parcourus. Et pourtant, dans ce siècle de controverse, il est plus nécessaire que jamais de connaître l'histoire de la médecine. Ici, on soutient que nous ne traitons guère mieux les malades qu'autrefois; là, on démontre l'ignorance des anciens, les progrès tout récens de la science, et on affirme que les fondemens sur lesquels on l'élève sont impérissables. C'est trop ou trop peu priser les anciens et trop préjuger sur l'avenir. Pour soutenir que toutes les vérités connues sont filles des premiers siècles, ou que les découvertes importantes en médecine sont nées d'hier et tout-à-coup, il faudrait prouver que les premiers hommes avaient le génie divin, la science infuse, et que nous sommes des êtres dégénérés, sans esprit inventif, nous hommes du progrès! Ou bien il faudrait prouver le contraire.

En déroulant les faits et les doctrines, l'histoire de la médecine apprend aussi à réfléchir. Elle fait distinguer la vérité de l'erreur. Elle doit ne rien dire de faux, ne rien cacher de vrai. La vérité doit être son seul guide, non cette vérité de détails qui ne caractérisent rien et sont dépourvus d'intérêt, mais cette vérité qui fait apercevoir le génie des grands médecins et les progrès de la science. Les vérités historiques étant recherchées avec plus d'avidité que jamais, celui qui en a trouvé plusieurs de quelque importance doit se hâter de les mettre au jour, n'importe sous quel costume, au risque même de choquer ceux qui n'estiment le fond des choses que par la forme.

Et comme on se résigne difficilement à acheter au prix d'une très longue lecture la connaissance de plusieurs faits importans, c'est une sorte de bonne fortune de trouver un ouvrage dont l'auteur, faisant les fonctions de rapporteur, présente succinctement ce qu'il importe le plus de connaître.

On ne doit point oublier non plus que l'histoire n'est pas une satire, et que la critique doit toujours être dépourvue d'amertume et d'envie :

> Est modus in rebus : sunt certi denique fines
> Quos ultrà citràque nequit consistere rectum.

De longues élucubrations donnent droit à l'indulgence, et il n'est pas permis de prendre un ton de supériorité choquante pour critiquer un ouvrage que l'on n'approuve pas. Ce serait paraître redouter l'émulation d'autrui, et vouloir que la science soit un privilége exclusif.

La découverte de l'Amérique, celle de l'imprimerie, la restauration des sciences et l'essor des arts, en Europe, font naître une infinité d'ouvrages ; mais pas une seule histoire complète de la médecine jusqu'au dix-huitième siècle. Cette trop longue indigence disparaît enfin. Mais celui qui veut connaître les phases diverses de la science est obligé de lire l'histoire de la médecine de Sprengel, dans laquelle on trouve surabondamment des faits particuliers, des redites, des erreurs et des digressions étrangères à l'art de guérir.

En évitant ces inconvéniens, je crois avoir recueilli tout ce qu'il y a de vrai, d'utile, d'intéressant dans cette volumineuse histoire. Les théories et les faits remarquables sont reproduits avec une exactitude scrupuleuse et en peu de mots. En d'autres termes, je me suis appliqué à abréger l'histoire de la médecine, sans l'étrangler; à la résumer, sans omettre un seul fait important.

Je crois avoir bien indiqué les auteurs qui ont rendu des services éminens à l'art de guérir. L'exposé de leurs travaux et de leurs découvertes mettra les jeunes médecins à portée de choisir de bons ouvrages, et dispensera des écrivains de placer des extraits historiques en tête de leurs traités particuliers. Vous verrez aussi que les fondateurs de systèmes ont été précédés par des hommes qui ont démontré l'erreur de la théorie régnante et fait quelque importante découverte. Vous verrez comme les progrès des arts, des lettres, ceux de la civilisation rendent l'homme charitable, tolérant, inventif, et combien la décadence des sciences, le retour de la barbarie, sont funestes à la plus utile des professions. L'histoire de la science et des maladies de l'homme et des principaux médecins du monde, ne saurait donc manquer d'intérêt.

A mesure que l'on découvre cet édifice immense,

on ne sait qui étonne le plus ou de la diversité des matériaux apportés pour sa construction , ou des merveilles que l'on y voit, ou de la position et des efforts des travailleurs , ou de son élévation si rapide depuis deux ou trois cents ans. Mais avant de nous livrer à cet examen , traçons une esquisse de l'état actuel de la médecine comme profession , comparée à d'autres , pour montrer ce qu'elle est , ce qu'elle fut , ce qu'elle devrait être.

Disons d'abord à ceux qui reprochent aux chirurgiens-médecins militaires , d'avoir peu fait pour le progrès des sciences , que la traduction de l'*Histoire de la Médecine*, l'Examen des doctrines médicales et l'Atlas historique et bibliographique de la médecine furent composés par des médecins militaires. Leur dévouement, leurs services prouvent qu'ils ont peu fait pour eux-mêmes , mais beaucoup pour la science et l'humanité.

L'exercice de leur profession hors des régimens et des hôpitaux où ils sont employés, ne les indemnise presque jamais du prix de leurs études et de leurs travaux. A quelques exceptions près, ils subissent des déplacemens trop fréquens pour gagner une confiance lucrative. On l'acquiert rarement avant le décès de ceux qui en jouissent, et il faut quelquefois attendre beaucoup. D'ailleurs, la position rigoureuse des chirurgiens-médecins militaires dévoués à leur service ou trop anciens pour y renoncer, est suffisamment prouvée par les dépenses, les sacrifices qu'ils font en se déplaçant, sans aucune compensation avantageuse, ou pour avoir la jouissance d'un avancement qui leur procure quelques centaines de francs de plus (1).

Il faut dire que les chirurgiens-médecins militaires employés comme experts près des conseils de

(1) En 1827, quand je partis de Neufbrisach où j'étais médecin ordinaire avec les appointemens d'adjoint (1,500), pour aller à La Rochelle, où je touchais 2,000 francs, je dus donner ma démission de *médecin des douanes et de médecin cantonnal*, qui me valaient 1,100 francs par an. Quand je vins de La Rochelle à Calais, en 1831, époque où l'état venait au secours du commerce en défaillance, je fus obligé de vendre, pour cause de départ, une très grande maison et un mobilier considérable, sur lesquels je perdis 9,000 francs, un peu plus que la totalité de mes appointemens en quatre ans. Pour m'indemniser de ce sacrifice et du déplacement des sept personnes de ma famille, il me fut alloué trois francs par journée d'étape de La Rochelle à Calais.

Si les circonstances ne m'ont pas mis à portée de donner des preuves d'un dévouement héroïque dans la médecine militaire, je n'ai pas reculé, on le voit, devant des sacrifices pécuniaires bien grands, pour un officier de santé d'armée. Par compensation, j'ai reçu de précieux témoignages d'estime des compagnies savantes des cités les plus populeuses de France, de médecins très distingués, et de très vives expressions de gratitude des braves confiés à mes soins.

révision , reçoivent seulement les deux tiers de l'indemnité allouée à chaque membre de ces conseils ,
au sous-intendant militaire et au capitaine de recrutement qui s'y trouvent aussi. Et pourtant le médecin ou le chirurgien militaire supporte une part
absolument égale à celle de chacun de ces fonctionnaires , dans les frais de tournée et d'opérations de
ces conseils. Souvent même il en a de plus considérables , parce qu'il est très rarement , comme eux ,
habitant du chef-lieu du département où l'on opère.

Quand on ne consulte pas les intéressés , quand le
plus fort fait la part et la loi du plus faible , il en
est presque toujours ainsi. Les docteurs chirurgiens
et médecins militaires sont presque tous privés des
droits que leur confère la loi sur les élections communales , faute d'avoir les trois ans de résidence
exigés. A l'égard des autres élections , il y a à peine
quelques censitaires dans tout le corps des officiers
de santé militaires.

En 1823 , il y eut une vingtaine de promotions
de médecins ordinaires et plus du double de chirurgiens-majors. Si vous désirez connaître quels avantages ont acquis , au bout de dix ans, ceux qui ne
sont pas morts ou démissionnaires , sachez qu'ils
reçoivent, après d'humbles suppliques , un supplément de solde de 200 fr. par an. La plupart de ces

hommes laborieux auraient eu des avantages infiniment supérieurs dans la médecine civile, dans toute autre profession surtout. Si vous comparez l'annuaire militaire de 1823 avec celui de 1833, vous reconnaîtrez que plusieurs colonels et sous-intendans de première et deuxième classe, à la première de ces deux époques, et postérieurement, sont lieutenans-généraux ou intendans à la seconde. Précieux annuaires, où d'heureux immobiles sont plus positivement rajeunis que s'ils étaient allés à la fontaine de Jouvence.

Et vous, nos futurs successeurs, vous qui vous livrez ardemment à l'étude dans les illusions de la jeunesse et d'un avenir gros d'espérances, ne vous flattez pas d'avoir sitôt une existence heureuse avec un diplôme, les meilleures intentions et beaucoup de travail. Il vous faudra passer encore de longues veilles, pâlir souvent sur les débris du corps humain, et les cheveux blanchiront à plusieurs d'entre vous avant que vos talens suffisent à vos besoins, avant d'avoir acquis la confiance publique, le plus beau titre d'honneur d'un médecin, quand elle est méritée. Si la mort vous frappe, quand vos succès commencent à fixer l'attention de vos concitoyens, vous laisserez une veuve et des orphelins dans l'indigence. Votre cabinet ne sera point vendu comme l'étude du notaire ; votre réputation ne pourra , comme celle du négociant , faire le crédit d'une association capable d'indemniser vos héritiers.

Le talent et la probité rencontrent tant d'écueils , le savoir-faire l'emporte si souvent sur le mérite ! Supposez un praticien consciencieux , disant au malade qui l'appelle : « Notre science est immense , chaque jour de travail en recule les limites ; et, avant d'en avoir de bien justes idées , je fus reçu docteur. Toutefois , j'ai vu bien des malades ; j'ai multiplié mes recherches sur les cadavres , je leur dois des succès que l'on appelle du bonheur. Votre maladie n'est identique à aucune des mille autres que j'ai observées dans des circonstances analogues ou contraires ; mais je me suis habitué à juger par analogisme , à l'aide de la mémoire , de l'expérience et du raisonnement. Je reconnais que votre mal se rapproche de tel autre, et surtout de certaines affections dont l'issue a été funeste. Avec vous , je serai plus heureux , parce que nous sommes tous les deux dans des conditions plus favorables. » Un tel langage déplairait au patient , et pourtant l'homme instruit le tiendrait plutôt que de s'abaisser au verbiage de ces médicastres qui captent la confiance de trop crédules cliens par le récit trompeur de leurs cures merveilleuses.

Vous serez souvent payé d'ingratitude ; vous aurez

à vous plaindre de l'injustice des hommes , de la légèreté, de la jalousie d'autrui : *Medici inter se mordicant dente caninâ*. Vous trouverez peu d'avantages dans la profession que vous embrassez , si vous la comparez à celle des avocats qui , par leur éloquence appréciée du public , ont un puissant moyen d'acquérir promptement de la réputation ; si vous la comparez à celle des hommes d'affaires qui s'enrichissent trop souvent jusque dans leurs faillites. Tel financier se retire avec 6,ooo fr. de pension , après avoir veillé et dormi quarante ans auprès de sa caisse, et pour faire place à son fils , tandis qu'un médecin militaire , U. Coste , dont le père et le grand-père sont morts au service de la patrie , ne peut obtenir l'étoile de la Légion-d'Honneur , bien qu'il se soit distingué par ses services , par ses écrits et dans une campagne où tant de médiocrités furent récompensées. Tel receveur-général se fait remplacer par son gendre , sorti tout exprès d'une cour royale , tandis que tel médecin, Georget, auteur d'ouvrages estimés , n'a d'autre emploi que les modestes fonctions d'interne d'hôpital , avec un traitement annuel de quelques centaines de francs. La différence est énorme entre les appointemens des médecins et chirurgiens fonctionnaires et ceux alloués à d'autres emplois civils , militaires , etc.

Ceux de nos confrères qui s'élèvent contre le cumul, à l'égard des médecins, méconnaissent l'époque actuelle et les hommes auxquels ils en font reproche. En effet, dans les arts, dans les sciences, en industrie surtout et dans le commerce, les hommes les plus distingués dirigent leurs études, leurs recherches, leurs travaux, leurs spéculations sur plusieurs objets, s'attachant plus aux uns qu'aux autres, suivant leur importance et l'avantage qu'ils y trouvent. Et, parmi les médecins, il en est qui se livrent exclusivement à la pratique civile de l'art de guérir; d'autres l'exercent comme fonctionnaires, d'autres l'exercent et l'enseignent, d'autres consacrent leurs loisirs ou des heures de repos à des fonctions compatibles avec notre profession. L'exercice des unes délasse de l'exercice de l'autre. Et pourvu que ces fonctions diverses soient bien remplies, la société et les individus y gagnent également.

Puisqu'on a comparé souvent et jusque dans la chambre des députés (1) la profession de médecin à celle d'avocat, essayons d'en tracer un juste parallèle.

L'avocat a bien rarement à faire aux pauvres. Ils

____

(1) *Voyez* sa séance du 12 janvier 1833.

se disputent entre eux , se battent et ne plaident pas. Le commissaire de police et le juge de paix décident presque toujours dans leurs querelles. Ne possédant rien, l'intérêt, cette source si féconde des procès lucratifs , ne les divise pas. Le médecin au contraire a bien plus souvent à faire aux pauvres, pour des motifs que chacun aperçoit. A Paris , le tiers de la population meurt dans les hôpitaux (1). Dans les départemens, plus du tiers de la population meurt, sinon dans l'indigence, du moins sans avoir pu se procurer les secours nécessaires. Un jour, quand on exigera, dans toute la France, une déclaration de décès délivrée par un docteur en médecine ou en chirurgie, avant de procéder à l'inhumation, on sera fort surpris du nombre d'enfans surtout qui périssent sans avoir les soins d'aucun praticien. Passez, pauvres enfans, reçu les canaux, les chemins de fer dont votre patrie se couvre ne sont point faits pour vous.

La débauche, le désordre, disons-le, sont des

(1) Sur deux cent soixante-un mille trois cent soixante personnes décédées à Paris, de 1821 à 1830, il y en a deux cent treize mille cinq cent trois (quatre-vingt-trois sur cent) qui sont mortes, soit dans les hôpitaux, soit dans les maisons particulières, sans laisser de quoi se faire enterrer, c'est-à-dire sans laisser *quinze francs* de réserve.

causes fréquentes d'indigence, de maladies, de décès. Les hommes livrés à ces inclinations funestes sont presque tous ingrats envers leurs médecins dont ils ont plus souvent besoin que d'autres. Ils sont trop indifférens à leur conservation personnelle, à la considération publique, pour se montrer reconnaissans envers celui qui leur sauva la vie. Mais la France ne doit-elle rien aux enfans que son sol a vu naître ?

L'avocat qui défend l'accusé ou plaide en faveur de l'orphelin, est en présence du public témoin de ses talens, de son éloquence. Sa réputation s'accroit par la voie de la presse. Le médecin appelé dans le sombre asile de l'indigent, n'y voit que solitude et misère. L'homme compatissant préfère seconder le médecin par un acte de charité, plutôt que d'attrister sa vue par les souffrances d'autrui. Il lui serait trop pénible de pénétrer jusqu'au lit de la douleur. Le praticien n'a donc que sa conscience pour unique témoin de sa noble conduite. Pendant des années il consacrera ses veilles, prodiguera les secours de son art, avant que sa réputation soit établie. Les émotions produites par le tableau de la plus affreuse pénurie, le regret de ne pouvoir user que très-incomplètement des moyens de guérison nécessaires, le dégoût et peut-être la communication du mal qu'il s'efforce de guérir, telles sont les rétributions plus fréquentes, plus assurées au médecin qu'un accroissement de réputation. Celle de l'avocat, au contraire, peut s'étendre beaucoup et fort avantageusement par les succès obtenus dans les plaidoieries d'une seule cause. *Iras et verba locant*, a dit Martial.

Si l'avocat vraiment digne de sa profession ne réclame pas d'honoraires, le médecin, aussi digne de la sienne, agit-il différemment ? Comparez le nombre des avocats qui ont reçu leurs honoraires avant ou après les avoir mérités, à celui des médecins relativement aux malades, et vous trouverez les preuves d'ingratitude incontestablement plus nombreuses chez ces derniers. A l'égard du privilège des médecins, quand une succession est ouverte, on ne peut penser sans douleur que, en effet, dans plusieurs contrées de France et dans bien des familles, les médecins ne reçoivent d'honoraires, d'honoraires très-élevés, qu'en cas de décès. C'est incontestable, et ma main refuse de tracer l'induction que vous en tirerez. Soit effet de sentimens bien différens, ou du trouble causé par un décès, les soins donnés au défunt sont considérés comme une dette sacrée sur laquelle on n'élève pas la moindre réclamation. Au contraire, l'homme guéri évite son médecin, ou lui marchande le prix de sa guérison, ou le paie d'ingratitude. J'ai vu à Calais un docteur en médecine exiger et recevoir deux cents francs pour avoir fait un pansement et quelques visites à un suicidé qui survécut seize heures au coup de pistolet qui lui traversa la tête d'une tempe à l'autre ; tandis qu'à La Rochelle M. J***, commissaire de marine, rétabli d'une maladie grave et invétérée par les soins du médecin qui lui fit plus de cent-vingt visites, refuse de le payer autrement que par de petits présens, faits dans le cours de cette maladie, et évalués à cinquante francs au plus. Ce qui se passe à l'égard de la vaccine est la plus grande preuve d'ingratitude. Autrefois, on aurait payé chèrement l'avantage d'être guéri de la petite-vérole et celui bien plus grand d'en être préservé. Aujourd'hui, on ne remercie plus le vaccinateur. On l'encourage à peine.

Quel avocat fit pour l'humanité autant que l'inventeur de la vaccination ou que l'illustre médecin qui enseigne à prévenir, à traiter de nombreuses maladies, nommément celles de l'appareil digestif. Et la découverte de la circulation n'est-elle pas encore une des plus belles de l'esprit humain?

L'avocat a des vacances. Il peut disposer du temps, plusieurs fois par an, pour ses affaires et son plaisir. Le médecin sans clientelle jouit d'une liberté grande, mais aussi fort embarrassante pour son appétit. Celui qui est très-occupé ne peut disposer d'un jour sans encourir les reproches d'autrui, sans s'en faire à lui-même. Il travaille tous les jours et sans relâche : il est comme à la chaîne.

Mais, direz-vous, les médecins, les chirurgiens fonctionnaires reçoivent des honneurs, des titres en compensation de la modicité de leurs appointemens. C'était vrai sous Napoléon, grand appréciateur des sciences et de la médecine. Depuis lui, pas un médecin, pas un chirurgien militaire n'a reçu la croix de commandeur de la Légion-d'Honneur. Si l'on objecte que les grandes occasions, les batailles sanglantes, ont heureusement manqué, nous demanderons pourquoi les dignitaires de la Légion-d'Honneur sont bien plus nombreux actuellement qu'autrefois. Il y a plus de commandeurs de cet ordre parmi les colonels d'aujourd'hui qu'il n'y avait d'officiers parmi eux, sous l'empire.

Alors, la médecine et la chirurgie militaires avaient un conseil de santé composé des savans Coste, Des Genettes, Percy, Larrey, Gallée. Il a été réduit depuis des trois cinquièmes, tandis que les comités d'infanterie et de cavalerie, d'artillerie, du génie, se sont justement accrus des plus hautes illustrations dans leurs différentes armes. Et pourtant des chirurgiens-médecins sont placés dans tous les régimens, hôpitaux et établissemens militaires, en temps de paix, comme en campagne, et partout où le soldat souffrant a besoin de secours (1).

La chambre des Pairs, le conseil d'état sont ac-

(1) On lit dans le *Journal universel et hebdomadaire de médecine et de chirurgie pratiques*, du mois de septembre 1833, numéro 154, page 388. « M. Gaultier de Claubry, l'un de nos médecins praticiens des plus recommandables, dont l'indépendance de caractère est appréciée de tous ses confrères, et qui s'est acquité pendant quatorze ans, avec autant de savoir que de dignité, des fonctions de médecin de l'école polytechnique, avait mérité et obtenu le suffrage de tous les chefs de cette école au moment même qu'il recevait son inique destitution, pour que sa place fût donnée au médecin de la fille du ministre de la guerre... *Proh pudor !...*»

On lit dans le journal militaire officiel, numéro 24 *bis*, année 1834 : « Par ordonnance royale du 16 juillet (*veille de la démission offerte par le ministre*), M. Piron (J-B-E.), médecin ordinaire *commissionné*, a été admis dans le cadre des médecins ordinaires brevetés. »

M. le docteur Gaultier de Claubry est un ancien chirurgien-major des grenadiers de la garde impériale ; et c'est après la révolution de juillet, sous le ministère de M. le maréchal Soult, que s'accomplit un fait aussi authentique. Dans la première année qui suivit 1830, les officiers de santé *commissionnés* par décision ministérielle étaient inscrits dans le journal militaire officiel, conformément à l'ordonnance sur la publication de ce recueil. Mais cette publicité devenant trop gênante, sans doute, pour des actes aussi formellement contraires aux lois, ordonnances et réglemens sur l'avancement dans l'armée, particulièrement dans le corps des officiers de santé militaires, où l'on ne doit parvenir au grade de médecin ordinaire qu'après

cessibles aux hommes les plus distingués dans tous les ordres, l'ordre ecclésiastique excepté, dans toutes les professions, hors la médecine. Cette science a donc des limites tellement resserrées que le titre de médecin, de chirurgien, tel célèbre soit-il, exclut, dans notre belle patrie, la qualité, les avantages et prérogatives d'homme d'état. Des membres de diverses sections de l'institut, à l'exception des médecins, sont élevés à la Pairie. Et pourtant les chirurgiens et médecins ne montrèrent pas moins de dévouement dans les journées de juillet 1830 et pendant l'épidémie du choléra, en 1832, que d'honneur dans leur conduite

avoir été surnuméraire, sous-aide, aide-major et médecin adjoint, cette publicité devenant trop gênante, disons-nous, on l'a supprimée à l'égard des officiers de santé commissionnés. L'injustice et l'arbitraire ne peuvent se passer de l'incognito. La lumière et la publicité les tuent. Si les emplois de médecin ordinaire d'armée étaient donnés exclusivement aux médecins-adjoints, ceux-ci seraient remplacés directement ou subsidiairement par des aides-majors en disponibilité par suite de la suppression des quatrièmes bataillons dans l'infanterie de ligne. L'intrusion d'un ou plusieurs médecins civils sautant à pieds joints dans le rang des médecins ordinaires d'armée, prive donc d'avancement d'anciens médecins-adjoints, aides-majors et sous-aides, et force à payer la double dépense d'un traitement d'activité pour ceux-ci et ceux-là.

« *On conçoit quel découragement de pareils actes jettent dans le corps des médecins et chirurgiens militaires.* »

à l'égard de l'ordonnance de police, du 9 juin 1832, ayant pour objet d'en faire des délateurs.

Les plus hautes fonctions sont à la portée de tous les hommes illustres dans les emplois civils et militaires, dans l'administration comme dans le barreau et la magistrature, etc., tandis que les médecins et chirurgiens les plus célèbres n'ont que la tombe en perspective, au-delà de leur profession. Alors, mais seulement alors, vos contemporains, revenus à des sentimens d'estime et d'équité, attestent le respect dont votre mémoire est digne, en allant à vos funérailles. Les journaux vous apprennent que les autorités civiles et militaires assistent à ces tristes et pieuses cérémonies plus fréquemment qu'ils ne publient des actes de munificence envers les plus dignes dans notre profession. Si vous jouissez d'une fortune acquise par vos talens et la considération publique, vos concitoyens préféreront vous conserver au milieu d'eux plutôt que de contribuer à votre éloignement par votre élection à la chambre des députés. La convention nationale honorait mieux la médecine. On voyait des hommes de cette profession passer de la chaire professorale dans le conseil national; et, sous l'empire, de savans médecins, Cabanis et Chaptal, se faisaient distinguer aussi dans le sénat.

Un seul appui, celui de la presse, nous est donc

offert pour en user avec prudence et faire apprécier nos services et nos droits. Il est temps que les avantages de notre profession cessent de diminuer en raison de son perfectionnement. Tâchons de faire entrer dans l'exercice de la médecine et de la chirurgie les heureux changemens opérés dans son enseignement. Les progrès de la raison et de l'éducation publique, l'indissolubilité actuellement reconnue par tous les bons esprits de la médecine et de la chirurgie, permettent d'espérer la réalisation d'un vœu formé depuis long-temps par les amis de l'art et de l'humanité pour que tout médecin soit chirurgien, *et vice versâ*. Formons un corps, comme celui des avocats (1) ou des notaires, comme ceux du génie, de l'artillerie, de l'intendance militaire. L'administration de l'armée est aujourd'hui bien mieux dirigée

(1) **Voltaire**, dans le tome xxx, page 370, de ses ouvrages, édition de 1785, fait la réflexion suivante. « Ce fut vers ce temps (en 1730) que les avocats prirent le titre d'*ordre*. Ils trouvèrent le terme de *corps* trop commun; ils répétèrent si souvent l'*ordre des avocats*, que le public s'y accoutuma, quoiqu'ils ne soient ni un ordre de l'état, ni un ordre militaire, ni un ordre religieux, et que ce mot fût absolument étranger à leur profession.» Quoiqu'il en soit, les journaux politiques ont publié, le 19 mai 1833, qu'une députation du conseil de l'*Ordre des avocats* avait présenté à M. le garde-des-sceaux, *leur confrère*, un projet de réglement sur l'exercice de la profession d'avocat.

par MM. les membres de l'intendance militaire formant un corps spécial, qu'elle ne l'était autrefois par MM. les membres de l'inspection aux revues et des commissaires des guerres. Il est à désirer que les vœux exprimés par les hommes les plus distingués dans notre profession soient entendus, que le service de santé militaire soit organisé par ceux même qui en font l'objet de leurs études, de leurs travaux. Qui pourra mieux, en effet, que les officiers de santé militaires apprécier les devoirs, les services de leur art, ses avantages et ce que l'on a droit d'en exiger(1). La science, l'amour de l'humanité et des sentimens de confraternité tendent à réunir les chirurgiens et médecins. Une puissance étrangère les divise. Cette désunion les rend faibles et malheureux. Elle profite à ceux qui les écrasent en se constituant leurs juges. Sous un gouvernement protecteur de l'agriculture, de l'industrie, du commerce, des sciences, des arts et des lettres, la médecine ne peut manquer d'être relevée comme la plus noble des sciences, la plus

(1) *Voyez* la lettre de MM. *Broussais , Gama , Damiron , Lacretelle , Devergie , Audouard , Rampont , Moizin , Pascal , Soudan , Béclard , Trachez , De Chamberet , Bégin , Desruelles , Goupil , Sédillot , H. Larrey* , etc., etc., à leurs confrères des régimens et des hôpitaux militaires, du 15 septembre 1830 , reproduite dans la *Lancette française* du 20 novembre suivant.

utile des professions; car c'est ainsi que l'a qualifiée l'un de MM. les ministres, dans son rapport au roi, publié dans le Moniteur du 31 octobre 1830. Les infatigables recherches, les courageux travaux de ceux qui l'exercent seront payés par d'honorables dédommagemens.

La société les doit à un art qui a fait tant de progrés depuis un demi-siècle, aux hommes qui répandent ses bienfaits avec tant de zèle et de désintéressement. Voici donc des réflexions que je soumets au jugement de mes confrères, devant l'autorité qui demande et recueille des documens sur la réforme si justement réclamée par le corps médical.

L'institution des *médecins cantonnaux*, introduite, en 1826, dans le département du Haut-Rhin, à l'imitation de celle bien antérieure du Bas-Rhin, a fait pressentir de quelle importance serait sa propagation dans toute la France. Les obligations du médecin cantonnal ne seraient pas restreintes aux indigens dénués de toute ressource. Il devrait encore les secours gratuits de son art à cette classe si nombreuse de journaliers et manœuvres dont le salaire est indispensable à leurs besoins et que la pénurie empêche de se procurer les soins d'un homme de l'art.

Le développement d'une maladie est souvent chez eux une cause de ruine, de malheurs irréparables.

Pour s'en convaincre, il suffit de rappeler ce qu'on voit journellement. Quand un journalier à deux francs tombe malade, aussitôt la recette cesse, la dépense augmente. Si c'est sa femme, le désordre et la misère en sont bientôt l'affligeant effet. Si la maladie de l'un ou de l'autre se prolonge, il en résulte un arriéré très difficile à combler. C'est encore pis, quand une dure nécessité fait vendre ou mettre en gage des objets dont le besoin actuel est moins pressant que celui de la vie ou de la santé. Si un ou plusieurs de leurs enfans tombent malades, rarement ils appellent un médecin ou s'y décident plus tardivement encore que pour eux. Le véritable motif, c'est la crainte d'un excédent de dépense, l'espoir d'une facile et prompte guérison ; le motif d'excuse, c'est que la *médecine n'a rien à faire*, disent-ils, *avec les enfans*, ou que ceux-ci *ne veulent rien prendre*. La mort du père ou de la mère ajoute à la misère des survivans ou les met à la charge de la commune. Si l'enfant ne meurt pas, il reste infirme, ou incapable de subvenir un jour à ses besoins.

Telle est la faible et très imparfaite esquisse du tableau que feraient avec des couleurs plus sombres ceux de mes confrères qui donnent leurs soins à tant de familles réduites au strict nécessaire. Ils savent tout ce qui manque pour obtenir et hâter la guérison, combien un funeste retard cause de malheurs. Si vous n'avez pas vu ces misères, regardez autour de vous, jugez et dites si cette ébauche est trop chargée.

Ces faits sont d'une exactitude aussi rigoureuse qu'ils étaient frappans de vérité, en 1828, alors que dans un discours préliminaire mis en tête d'un compte rendu de clinique médicale, j'appelais publiquement l'attention des philantropes et des membres des conseils municipaux sur les familles nécessiteuses. Que la mémoire du préfet, M. Lésay-Marnésia, qui institua, le premier, des médecins cantonnaux, dans le département du Bas-Rhin, soit à jamais honorée de tous les artisans les moins salariés, comme elle l'est des Alsaciens si dignes d'être administrés par des magistrats favorables aux progrès de l'humanité, des sciences et de l'industrie.

Indépendamment des soins gratuits qu'ils donneront aux journaliers nécessiteux et aux indigens, les médecins cantonnaux s'appliqueront à prévenir le développement de maladies confirmées. C'est possible dans beaucoup de cas, chacun le sait et connaît cet axiome:

> Principiis obsta, serò medicina paratur
> Cùm mala per longas invaluêre moras.

En propageant la vaccine, et signalant à l'autorité les parens qui la refusent pour leurs enfans, on parviendra à détruire la petite-vérole qui se montre chaque année plus fréquente, par l'incurie des parens, le dégoût et les obstacles qui rebutent les vaccinateurs, enfin par le défaut d'intervention de l'autorité.

Tout ce qui concerne la salubrité des rues, des bâtimens publics ou particuliers ; la visite des corps avant l'inhumation ; la surveillance sur l'exercice de la médecine, de la chirurgie, sur la vente des remèdes, sera du ressort des médecins cantonnaux. Ils aideront les sages-femmes de leurs conseils, empêcheront qu'elles n'exercent leur art au − delà des limites fixées par les réglemens et leur savoir. Ils feront des tournées périodiques dans les communes, après avoir prévenu les maires afin de se concerter avec eux touchant la santé publique, la visite des écoles, la propagation de la vaccine. Dans les cas fortuits, à l'apparition d'une épidémie ou d'une maladie contagieuse, les médecins cantonnaux se transporteront sans délai dans les communes dont les maires les feront appeler.

Ces magistrats donneront au médecin cantonnal la liste des individus ayant droit à ses soins gratuits, suivant qu'ils sont dénués de toute ressource ou en état d'acheter les remèdes nécessaires. Toute personne portée sur cette liste fera prévenir le maire dès qu'elle tombera malade ; celui-ci en informera le

médecin cantonnal, qui visitera le malade et conti-
nuera de lui donner ses soins jusqu'à la terminaison
de la maladie. Une certaine somme d'argent, dont il
rendra compte, lui sera allouée pour secours d'ur-
gence, pour des besoins imprévus. Il fera un abonnement avec un pharmacien pour la fourniture des
médicamens, dont il ne se chargera jamais.

J'en agissais ainsi quand j'étais médecin cantonnal
dans le Haut-Rhin, et je fais encore de même avec
les employés de l'administration des douanes. Leur
abonnement est de 5o à 6o centimes par mois, céli-
bataires ou non. Je leur prescris les remèdes nécessaires sans en fournir aucun. Ils ont l'attention de
me prévenir pour des indispositions même légères ;
cela me dispense souvent d'avoir à les traiter de maladies confirmées. L'administration, les préposés et
le médecin y trouvent tous leur compte. L'autorité,
les journaliers, les artisans les moins salariés, les
médecins trouveront aussi le leur dans la philantropique institution proposée pour toute la France. Les
médecins cantonnaux redoubleront de soins, de vigilance pour prévenir et guérir les maladies de cette
classe si nombreuse de la société. Le bien qu'elle leur
procurera, ils le lui rendront en reconnaissance,
par un attachement réfléchi pour la sollicitude du
gouvernement.

Quelques-uns des objets ci-dessus ou d'autres , et les maladies qu'il aura traitées , seront compris dans un rapport trimestriel fait et adressé par le médecin cantonnal au sous-préfet de l'arrondissement, qui le transmettra au conseil médical de son ressort. Celui-ci sera composé de deux ou quatre *médecins provéditeurs* , d'un ou deux pharmaciens, réunis dans le chef-lieu d'arrondissement. Ce conseil puisera dans les documens fournis par les médecins cantonnaux et dans ceux recueillis par lui-même , les matériaux d'un rapport semestriel qu'il adressera au préfet du département. Celui-ci le transmettra au conseil médical supérieur, composé de *médecins consultans* au nombre de huit à quinze , avec trois jusqu'à six pharmaciens de première classe , suivant la population et l'importance des chefs-lieux de département (1). Le conseil médical supérieur adressera une fois l'an , au conseil général de médecine séant à Paris , un rapport sur tous les objets du ressort de la médecine , comme profession embrassant des intérêts publics et particuliers.

Les membres de ces conseils seront élus dans les

____

(1) Dans le rapport fait à l'académie royale de médecine , il n'est pas équitable de proposer des conseils médicaux en nombre égal, pour Lyon , par exemple, dont la population dépasse cent soixante-cinq mille âmes , et Bourbon-Vendée qui n'en a pas quatre mille.

formes usitées et pour un temps limité ; savoir , ceux du conseil d'arrondissement par tous· les docteurs en médecine, en chirurgie, officiers de santé s'il y en a encore, et les pharmaciens de la circonscription ; ceux du conseil médical supérieur, en partie par ceux du chef-lieu du département , en partie par les conseils médicaux d'arrondissement; enfin le conseil général de médecine sera composé de quatorze membres , dont neuf élus par tous les conseils médicaux supérieurs convoqués isolément , et cinq par les docteurs en médecine ou en chirurgie , et les pharmaciens de première classe en résidence à Paris.

Ces conseils seraient renouvelés partiellement chaque année; le renouvellement intégral devant s'opérer plus souvent dans les conseils d'arrondissement que pour ceux des départemens , et plus souvent pour ceux-ci que pour le conseil général de médecine.

Les provéditeurs de la santé publique ou médecins provéditeurs présenteraient aux sous-préfets des candidats aux emplois de médecins cantonnaux. Ceux-ci , docteurs en médecine ou en chirurgie , seraient commissionnés par les préfets, le conseil général de médecine ayant seul le droit de révoquer les titulaires. Dans les cantons où la population est très nombreuse ou fort étendue , il pourrait y avoir deux ou trois médecins cantonnaux. Ils devraient être choisis préférablement parmi les plus jeunes docteurs ou les plus récemment gradués. Après cinq ou dix ans d'exercice et de fonctions dignement remplies, ils pourraient être élus provéditeurs ou nommés, par l'autorité, chirurgiens ou médecins d'hospices et établissemens hospitaliers dans les chefs-lieux d'arrondissement et de département, s'ils avaient à cet égard une ambition reconnue légitime.

Ainsi, le jeune docteur, au sortir des écoles, pourrait être investi d'un emploi honorable, le mettant de suite à portée de faire à la pratique de l'art de guérir une heureuse application de ses connaissances théoriques sur l'ensemble de la médecine, exigeant de lui des fatigues en rapport avec la force de son âge et de son tempérament, le mettant à portée de se perfectionner dans la partie de la médecine ou de la chirurgie qu'il affectionnerait spécialement, et d'emporter avec lui, dans le chef-lieu d'arrondissement ou de département, les témoignages d'estime et de confiance gagnés dans les modestes fonctions de médecin cantonnal.

Par une raison inverse, les fonctions de médecin, et surtout de chirurgien opérateur, dans les hôpitaux ou dans les postes élevés, exigeant une main sûre, de bons yeux, un esprit ferme, seraient retirées à ceux qui n'ont plus ces qualités indispensables.

Ainsi nous approuvons la détermination que paraît avoir prise un des plus illustres chirurgiens français, de se retirer à soixante ans. Mieux vaut laisser de très honorables regrets et se borner à des consultations recherchées avec empressement et avantage, que d'entreprendre, en se dissimulant à soi seul sa décadence, son affaiblissement physique et moral, d'entreprendre, disons-nous, une très grave opération, par exemple, avec des lunettes dont les verres tombent et se brisent au moment où le patient est inondé de sang et en proie aux plus vives douleurs.

La visite des pharmacies, la surveillance sur l'exécution des lois et réglemens sur la santé publique, sur les devoirs et obligations des médecins et des malades, rentreraient dans les attributions des médecins provéditeurs. Ils connaîtraient des griefs contre les médecins cantonnaux, et des plaintes de ceux-ci ; ils dévoileraient toutes les contraventions à l'exercice de la médecine, et poursuivraient d'office devant le tribunal du ressort, les délits de leur compétence ; ils feraient un rapport motivé sur ces objets, au conseil médical supérieur du département ; celui-ci porterait son jugement sur la cause à lui déférée, contre un médecin, chirurgien ou pharmacien, lequel serait entendu s'il le désire. Il serait expressément défendu à tout chirurgien-médecin de vendre ou de livrer des médicamens dans toute commune où il y aurait une pharmacie à moins d'un demi-myriamètre de distance, et à tout pharmacien de donner des consultations médico-chirurgicales, même dans son officine.

Les distances souvent considérables du chef-lieu de département aux cantons les plus éloignés, la difficulté, les inconvéniens résultant du déplacement simultané ou partiel des médecins pendant deux ou plusieurs jours, la très grande facilité de surveillance à exercer par les médecins provéditeurs, dans une circonscription peu étendue, justifient l'institution des conseils médicaux d'arrondissement, comme intermédiaire indispensable entre les médecins cantonnaux et les conseils médicaux supérieurs, pour l'exercice de la médecine, la vente des remèdes, etc., dans les localités les moins populeuses et les plus éloignées.

Le cadre de cette introduction ne comportant pas des détails plus nombreux que les aperçus ci-dessus, les propositions, les réformes qui s'y rapportent étant d'ailleurs discutées, nommément dans les journaux et dans l'académie de médecine, je me résume en d'autres termes sur l'organisation du corps médical et l'exercice de la médecine.

En France, où les principes d'une monarchie constitutionnelle s'accréditent de plus en plus, en raison des garanties qu'elle offre aux idées de liberté, d'ordre, de perfectionnement, la médecine doit avoir un rang selon les devoirs qu'on lui impose et les services qu'elle rend. C'est dans l'intérêt bien entendu de la nation, du pouvoir et des hommes qui l'exercent, qu'elle doit avoir sa place dans cette centralisation si heureusement instituée, si admirable, qui serait à créer pour elle si elle n'existait déjà. L'isolement des chirurgiens-médecins entre eux est également nuisible à l'humanité, à la science, à eux-mêmes. Il importe donc de le faire cesser.

L'expérience de près d'un demi-siècle ayant démontré les avantages d'un enseignement identique, le même niveau doit passer dans la pratique de l'art de guérir. Tous ceux qui l'exercent étant reçus docteurs, doivent être chirurgiens-médecins, sauf à eux de choisir la partie de cet art pour laquelle ils ont plus de prédilection, de capacité et de talent.

La distinction généralement accordée aux praticiens qui exercent ou enseignent publiquement l'art de guérir prouve en outre que l'augmentation du nombre des chirurgiens-médecins fonctionnaires aura des avantages incontestables. Voici donc comment je conçois l'institution des médecins cantonnaux, provéditeurs, consultans, inspecteurs, et des conseils médicaux.

1°. Le médecin cantonnal ayant des relations avec le maire du chef-lieu de canton et ceux des autres communes. Ses principales fonctions seront de traiter gratuitement les journaliers nécessiteux et tous les indigens, plus quelques devoirs d'hygiène et de médecine publique.

2°. Le médecin provéditeur, ayant des relations avec les médecins cantonnaux et des fonctions de surveillance. Il y en aura plusieurs composant le conseil médical d'arrondissement. Celui-ci sera en relations avec le sous-préfet, le tribunal et le conseil médical supérieur du ressort. Son organisation et ses attributions ne peuvent trouver place ici.

3°. Le médecin consultant ayant des attributions spéciales peu nombreuses et devant se déplacer dans les cas majeurs seulement. Plusieurs médecins consultans réunis en nombre proportionné à celui de la population des villes et du nombre d'arrondissemens formeront le conseil médical supérieur du département. Celui-ci sera en rapport avec les conseils d'arrondissement, le préfet et le conseil-général de médecine. Son organisation et ses attributions proposées par l'Académie de médecine ou par le corps médical même seront en rapport de conformité et de liaison avec celles du conseil médical d'arrondissement.

4°. Le conseil-général de médecine, en résidence

à Paris, composé de dix médecins ou chirurgiens et quatre pharmaciens inspecteurs, en relation avec les conseils médicaux supérieurs des départemens et l'un de MM. les ministres. Son organisation et ses attributions seront réglées conformément aux vœux exprimés par les conseils supérieurs de médecine de toute la France, représentant le corps médical.

Les honoraires des médecins cantonnaux seront de mille à douze cents francs, payés au moyen d'un abonnement ou de centimes additionnels aux contributions des communes. Les principaux propriétaires, les habitans les plus riches s'imposeront d'autant plus volontiers cette dépense pour un chirurgien-médecin digne de leur confiance et à leur portée, qu'ils y trouveront eux-mêmes un très-grand avantage, en cas de maladie et sous le rapport pécuniaire. Dans les cas exceptionnels où la commune ne pourra payer l'abonnement, le canton, l'arrondissement, le département ou l'état y suppléeront. Les fonctions des membres des conseils médicaux d'arrondissement et de département seront gratuites. Les médecins provéditeurs ou consultans qui se déplaceront par ordre de l'autorité compétente ou avec son autorisation, recevront une indemnité allouée pour frais de déplacement. Enfin chaque membre du conseil général de médecine aura un traitement annuel de quinze mille francs prélevé sur les fonds payés par les médecins pour droit d'exercice.

Je publie librement et sans défiance des idées puisées dans une conviction intime. Qu'elles passent sans être aperçues ou qu'elles soient repoussées publiquement, je n'aurai point à m'en plaindre. Mais qu'on les tiraille ou les critique isolément, en petit comité ou sous le voile de l'anonyme, parce que leur apparition gêne ou offusque, voilà ce ce qui n'est pas équitable et contre quoi je me récrie. Il est aussi injuste d'envelopper dans la même proscription l'usage et l'abus de la presse que de condamner à l'exil ou de réduire à l'impuissance celui qu'on veut faire oublier pour la noblesse de son caractère et l'indépendance de ses opinions. La liberté de penser et d'écrire est un droit ; et j'en use. Je n'en voudrais point à titre de grâce. Mes opinions d'ailleurs sont conformes à celles d'un grand nombre de médecins en tête desquels je puis citer l'ancien président d'honneur de l'Académie royale de médecine (1).

J'ai vu payer une saignée cinquante centimes !

(1) *Sur l'enseignement de la médecine et de la chirurgie dans les nouvelles écoles du royaume, et sur les avantages qu'on peut retirer des réunions médicales et chirurgicales académiques à Paris et dans les départemens,* par M. Portal, Journal universel des sciences médicales, mars 1820, page 358.

Mais si la saignée est suivie d'un accident, la paiera-t-on ? oh non ! Le tribunal d'Évreux et la Cour royale de Rouen vous condamneront à payer six cents francs de dommages et intérêts et trois cents francs par an de rente viagère ; faites donc des saignées à un demi-franc ! soyez plutôt magistrat. Si vous avez le malheur de condamner un innocent, vous n'en répondrez point devant les hommes, vous n'aurez à payer ni dommages et intérêts, ni rente viagère. Honneur et reconnaissance aux généreux confrères de Paris réunis en *association de prévoyance* pour défendre par d'éloquentes paroles et des secours pécuniaires, le docteur Thouret-Nauroy contre les faits d'un officier de santé auquel la loi interdit la pratique d'opérations majeures qui, dans le cas en question, peuvent avoir été faites sans nécessité.

J'ai vu un médecin recevoir des honoraires de vingt-cinq centimes par visite et un autre se faire donner vingt-cinq francs pour une visite dans un canton, à deux myriamètres de sa résidence, non compris les frais de poste pour aller et retour. J'ai vu un officier de santé demander et recevoir douze cents francs pour traitement d'une fracture de jambe, et un docteur ne pouvoir obtenir cent vingt-huit francs d'honoraires, pour traitement jusqu'à guérison parfaite d'une semblable blessure. J'ai vu tel accoucheur se faire donner douze cents francs pour un accouchement qu'il a fait à six lieues de sa résidence, et telle sage-femme affirmer qu'elle en fait à six francs, mais davantage pour trente sous et quelques-uns pour douze ! J'ai vu celui-ci exiger six cents francs pour une opération de cancer promptement suivie de décès, et cet autre ne pouvoir pas recevoir cinquante francs d'honoraires pour traitement jusqu'à guérison d'une encéphalite. J'ai entendu les plaintes de beaucoup de familles indigentes, celles de plusieurs confrères n'osant pas avouer que l'exercice de notre profession ne leur donne pas de quoi vivre ; et c'est le résumé de tout ce que j'ai vu et entendu que j'expose ici.

L'exercice de la médecine est également discrédité par une évaluation outrée et par un rabais humiliant dans la quotité des honoraires. A côté de ce développement prodigieux de l'industrie, d'un admirable progrès des sciences, marchent effrontément la fraude et la cupidité. C'est à qui trompera : le marchand, dans sa boutique; le fonctionnaire, dans ses promesses; l'apothicaire, dans ses drogues; le médicastre, dans ses cures. Si vous n'avez pas un bon microscope et des yeux bien exercés, vous courez risque de manger de la craie, du plâtre, de la sciure d'albâtre, pour de la fécule de pommes de terre, etc.

Cet exposé et ces vues sur l'état actuel de la médecine et la connaissance que vous allez avoir de son histoire vous feront juger si mes réflexions sur cette profession sont fondées sur la raison, l'équité, et conformes aux vœux de l'immense majorité des médecins. Le clergé, institué pour faire honorer et pratiquer la vertu, pour faire éviter le crime et le vice, doit être de tous les ordres le plus respecté. La magistrature, chargée de la recherche et de la punition des crimes et des délits, a droit aussi aux égards, à la protection de la société. Ce que le clergé et la magistrature font pour l'homme moral, la médecine seule l'enseigne et le pratique pour l'homme physique. Elle prévient et guérit ses maladies. Donc la médecine, comme l'ordre ecclésiastique et la magistrature, a droit à la protection du gouvernement, à la considération individuelle.

Quant au plan de l'ouvrage, voici celui que j'ai adopté. Je le divise en six sections dont chacune renferme autant de chapitres et de subdivisions qu'il m'a paru nécessaire à l'exposition bien ordonnée des objets qui doivent y figurer.

La première section comprend les recherches historiques sur la médecine des plus anciens peuples et les premières doctrines médicales connues. Les principes et la doctrine d'Hippocrate y sont exposés avec quelques détails ainsi que les principales théories dogmatiques qui lui succédèrent.

La deuxième section embrasse l'histoire de la médecine depuis Asclépiade de Bithynie jusqu'à l'école de Salerne. C'est la trop longue époque de la décadence des sciences, des écoles arabes, de l'exercice de la médecine par les moines et du règne des préjugés les plus funestes aux progrès de la science.

La troisième section contient l'histoire de la médecine du seizième siècle. On y fait remarquer la tendance au rétablissement des écoles hippocratiques, l'influence de la philosophie de Ramus, la réforme de Paracelse, les découvertes anatomiques si importantes qui précédèrent et suivirent celle de la circulation, au dix-septième siècle.

La quatrième section est consacrée à l'exposition des doctrines chimiques et iatromathématique du dix-septième siècle, à celle des écoles dynamiques du siècle suivant. Le système d'Hoffmann, celui de l'irritabilité hallérienne, sont reproduits avec des détails proportionnés à la vogue qu'ils ont eue. Enfin les écoles empiriques, l'histoire de l'inoculation et de la médecine thaumaturge y occupent une place distinguée.

La cinquième section est toute remplie par la dernière période décennale du dix-huitième siècle. Cette époque si célèbre pour l'histoire politique de l'Europe, pour celle de la France en particulier, ne l'est pas moins dans les fastes de l'art de guérir. Vous verrez avec admiration le résumé historique des découvertes et des principaux ouvrages en anatomie, en physiologie, en pathologie, en thérapeutique et en matière médicale, ainsi que les travaux sur la médecine publique, sur son exercice dans les hôpitaux et enfin la découverte de la vaccine qui termine si dignement le siècle le plus fécond en événemens extraordinaires, en créations du génie.

La sixième et dernière section est consacrée à l'exposition du résumé historique des découvertes et des phases principales de la médecine opératoire, depuis son origine jusqu'au dix-neuvième siècle. Il fallait en parler et la placer séparément pour ceux qui veulent encore une distinction entre la médecine et la chirurgie, ces deux filles jumelles de l'art de guérir. On y trace l'exposé des opérations que l'on pratique sur la tête, la poitrine, le bas-ventre et sur les autres parties du corps, ainsi que celui de plusieurs des maladies dites chirurgicales qui s'y rapportent

Cette indication des matières suffit pour montrer leur enchaînement, pour en faire connaître l'objet. Autant j'ai pris soin d'éviter toute digression étrangère à cette histoire et d'être sobre de réflexions , autant je me suis appliqué à présenter les faits au lecteur sous un jour favorable à celles qu'il y puisera.

La composition en était achevée en 1831. Des circonstances très défavorables en ont empêché la publication ainsi que les recherches nécessaires pour produire avec toute l'exactitude désirable, l'orthographe des noms propres si diversement écrits dans l'ouvrage de K. Sprengel et ailleurs. Pendant ce retard forcé, j'ai soumis des fragmens de cet abrégé au jugement de plusieurs sociétés de médecine qui les ont accueillis avec une bienveillance et des éloges trop flatteurs sans doute. Je crois devoir ajouter encore , comme titre à l'indulgence publique , qu'ayant servi pendant vingt ans dans les régimens, dans les armées ou dans les petits hôpitaux des chefs-lieux de canton de Calvi, Neufbrisach et Calais, je me suis trouvé par-là dans l'impossibilité de faire les recherches d'érudition nécessaires pour donner à ce travail la perfection que j'aurais voulu.

Pendant le désœuvrement auquel je fus réduit, surtout dans le dernier de ces hôpitaux, où j'ai toujours eu fort peu de malades (1) j'ai recueilli des actes rela-

____

(1) *Voyez* le dernier compte rendu publié dans les *Annales de la médecine physiologique*, des mois de mai et juin 1834.

tifs à la médecine dont quelques-uns ne sont pas encourageans pour nous, officiers de santé militaires. Je les ai reproduits à l'appui de mes assertions, dans l'espoir d'un avenir plus heureux pour les chirurgiens et médecins, parce que j'ai foi dans les sentimens de justice, de prévoyance et de haute probité de M. le ministre de la guerre actuel. Les louanges données à l'un de ses prédécesseurs, dans un recueil publié par *ordre de son excellence*, m'autorisent à rappeler quelques-uns de ses actes, dans la persuasion qu'il ne voudrait pas que l'on ne vît que des sujets d'éloges dans ce qu'il a fait aux chirurgiens-médecins militaires. Puisse l'impartiale histoire des fastes de la gloire n'allier jamais à la qualification d'illustre, celles de despote et rapace !

Mon isolement m'a privé du secours des bons livres et des hommes instruits. J'en sens tout l'inconvénient et je le donne pour excuse de n'avoir pas fait plus et mieux. Tout homme est sujet à erreur; et si j'en ai commis, je suis prêt à les réparer. A cet égard, les conseils que l'on voudra bien me donner seront accueillis avec reconnaissance. La gratitude est une dette de cœur et j'en paye l'intérêt avec exactitude, quand je ne puis l'acquitter.

Enfin ces témoignages d'estime et d'encouragement dont les sociétés de médecine honorent leurs dignes collaborateurs, les travaux soutenus auxquels elles se livrent, dans l'intérêt de l'humanité, pour les progrès de la science et l'honneur de l'art, l'esprit de justice, le noble zèle qui les animent m'ont persuadé que la considération que commande notre profession, les devoirs qu'elle impose, les avantages de son exercice, ne pourront être parfaitement établis que par les chirurgiens médecins en corps, quoiqu'en disent quelques dissidens. Non, jamais les médecins ne seront aussi malheureux, aussi arbitrairement conduits ou jugés par leurs pairs que par des hommes étrangers à leur profession, incapables d'apprécier leurs travaux et leurs peines.

Calais, 1ᵉʳ décembre 1834.

ABRÉGÉ

DE

L'HISTOIRE DE LA MÉDECINE.

SECTION PREMIÈRE.

RECHERCHES HISTORIQUES SUR LA MÉDECINE, DEPUIS SON ORIGINE JUSQU'A ASCLÉPIADE DE BITHYNIE.

CHAPITRE PREMIER.

De l'origine et de l'état de la médecine chez les plus anciens peuples.

§ Ier. *De la médecine en Égypte.*

L'obscurité qui enveloppe l'origine du monde couvre aussi celle de la médecine; c'est un voile épais que nous regrettons de ne pouvoir soulever. Les conjectures faites à cet égard et les données que l'on a sur ce qu'elle était à une époque moins reculée, présentent deux faits contradictoires, en apparence : 1° la presque nullité et l'imperfection des connaissances dont elle se composait; 2° l'élévation au rang des dieux, de ceux qui l'exerçaient. Si l'on réfléchit cependant que l'invention est fort au dessus du perfectionnement, ce rapprochement entre l'enfance de la médecine et la haute considération des premiers praticiens semblera moins surprenant.

Nous ignorons encore si l'art de guérir prit naissance chez plusieurs peuples à la fois ou dans un seul pays; mais il est à croire que les lésions extérieures, les maladies chirurgicales fixèrent d'abord l'attention. Les premiers habitans de la Phénicie, de l'Égypte, et les Éthiopiens vivant dans un état voisin de nature, adorant tous les objets qui agissaient sur eux sans savoir comment, nous font pressentir le défaut, la nullité des principes de la science dont nous cherchons l'origine.

Isis, épouse et sœur d'Osiris, le plus grand bienfaiteur de l'Égypte, était considérée comme symbole de la lune dont les phases passaient pour avoir beaucoup d'influence sur la santé. On lui accordait une puissance médicale particulière. En rappelant à la vie son fils Orus, elle avait donné une bien grande preuve de son merveilleux talent. Les Égyptiens lui attribuaient la découverte de plusieurs médicamens. Orus apprit de sa mère à connaître et à guérir les maladies. Tous deux furent mis au rang des dieux.

Ensuite Athotis, auquel on attribue des livres d'anatomie, fut un roi médecin. Il pourrait bien être ce Taaut, appelé par les Grecs Mercure-Trismégiste, auquel on rapporte la collection des sciences médicales inscrites sur les tiges du *papyrus*. Cette collection fut appelée *Scientia causalitatis*. Les médecins de ce temps là étaient obligés de se conformer aux préceptes qu'elle renfermait, et sous peine de mort, en cas d'infraction. C'était probablement un recueil d'observations sémiologiques. Les prêtres ou médecins s'en servaient pour prédire si les maladies devaient se terminer par la guérison ou par la mort. Ils établissaient vraisemblablement leur diagnostic d'après la manière dont le malade se plaçait, position qui fournit, en effet, des signes intéressans.

La science resta donc stationnaire, comme elle devait l'être, les praticiens étant asservis aux règles tracées par leurs prédécesseurs et toute innovation étant interdite. « Cet attachement aveugle et opiniâtre aux idées reçues a toujours été regardé comme la plus forte preuve du peu de progrès de la civilisation et de l'enfance de la société. »

Cet asservissement fatal mettait cependant un obstacle aux empiétemens de médicastres comparables aux Le Roi, aux Audin-Rouvière, spéculant de nos jours sur la crédulité publique, et qui poussent jusqu'au dernier abus la liberté d'écrire et de mentir.

Postérieurement à Athotis, on attribua à Hermès

d'autres ouvrages au nombre de quarante-deux contenant l'histoire de toutes les connaissances humaines. Les six derniers traitaient de l'anatomie; des maladies, surtout de celles des femmes; des affections des yeux; des instrumens de chirurgie et des médicamens. Reste à savoir si ces traités ont une origine aussi ancienne que l'ont prétendu les prêtres d'Égypte qui en étaient dépositaires; car en supposant authentique l'existence de cet Hermès, il est vraisemblable qu'il légua sa science à la postérité dans un langage pratique et symbolique, les connaissances d'alors se transmettant surtout par tradition orale.

Apis, autre divinité des Égyptiens, est aussi regardé par des historiens comme l'inventeur de la médecine et le maître d'Esculape représenté avec une large place chauve sur la tête.

On faisait dépendre les maladies de la colère des dieux. Les prêtres chargés de les apaiser étaient les seuls ou du moins les principaux médecins, déguisant les médicamens dont ils faisaient usage à l'aide d'un langage allégorique. Les plantes et les animaux étaient désignés par des noms mystiques. Le lierre était appelé la plante d'Osiris; la verveine, larmes d'Isis; le safran, sang d'Hercule, etc.

La haute médecine était réservée aux prêtres supérieurs, et la pratique des accouchemens abandonnée aux femmes par des motifs faciles à saisir. Ce fait est constaté vers l'an du monde 2427 ou 2433, dans l'histoire de l'Ancien-Testament, par la résolution de l'un des Pharaons ordonnant aux sages-femmes de son royaume de faire périr immédiatement tous les fils des femmes israélites qu'elles accoucheraient. Les sages-femmes égyptiennes eurent horreur d'un ordre si barbare. Elles ne l'exécutèrent pas.

Nous devons à Moïse les premiers renseignemens sur un traitement scientifique. Cela remonte à seize ou dix-sept siècles avant Jésus-Christ. Les prêtres médecins d'Égypte étaient fort honorés. Leur dignité tenait de celle du souverain. Ils vivaient du produit de leurs propriétés et des offrandes présentées aux dieux. On choisissait solennellement les animaux pour les sacrifices. On distinguait les viandes saines de celles qui, ne l'étant pas, passaient pour occasioner des maladies, spécialement les maux d'yeux, la lèpre, etc. Hérodote et Plutarque assurent que ces prêtres ne mangeaient d'aucune espèce de poisson, ni farineux, ni oignons; mais ils usaient du vin et de l'huile d'olive à l'exclusion de toute autre. Ainsi nos divins confrères ne faisaient pas sur eux une trop mauvaise application de leurs connaissances hygiéniques.

Le régime du peuple était fixé d'après des règles jugées capables de conserver la santé. Les rois s'y soumettaient. L'éducation des enfans tendait à les habituer aux fatigues, à la frugalité. Diodore assure que jusqu'à l'âge viril, les alimens ne s'élevaient pas au delà de vingt dragmes, ou deux onces et demie par jour.

Les prêtres médecins, chargés des embaumemens,

furent considérés, dit-on, comme d'habiles anatomistes. Mais l'aversion des Égyptiens pour les ouvertures de cadavres et leurs procédés grossiers ne
permettent pas d'y croire. Quant à la chimie, ils
avaient une habileté surprenante. Leurs connaissances, dans cette science et en métallurgie, sont encore une énigme.

En somme, l'art de guérir se perfectionna très
peu chez les premiers Égyptiens. Concentré dans le
sacerdoce, ne pouvant être exercé librement, aucun
procédé scientifique, aucune application des observations à la théorie ne formaient la base des études.
La médecine fut l'art de prophétiser : « Le fils recevait
les connaissances de ses pères comme un dépôt sacré. Il les transmettait aussi sans y faire le plus léger
changement. »

§ II. *De la médecine chez les Israélites, jusqu'à la captivité de Babylone.*

On croyait chez les Israélites que les catastrophes
et les maladies étaient occasionées par le Tout-Puis-
sant. Les descendans d'Abraham, à l'exemple des autres peuples, faisaient des sacrifices par crainte ou par
reconnaissance. Si la guérison tardait peu, on en
inférait que la victime avait été agréable à la divinité
invoquée. Aujourd'hui plus d'un médicastre ressemble à ces anciennes idoles : peu lui importe si
l'offrande est faite par repentir ou par gratitude.

Après plus de quatre siècles d'existence sous

la domination des Pharaons, les Israélites trouvèrent un libérateur, Moïse, qui fut instruit dès l'enfance sur l'arithmétique, la géométrie, la médecine
et les autres sciences, par des prêtres égyptiens et
des Grecs établis dans le pays. Mais cette assertion
n'offre pas toute la garantie d'authenticité désirable.
Moïse possédait des connaissances merveilleuses qui
passent pour avoir jailli d'une source divine. Il surpassa les magiciens d'Égypte et donna des preuves
d'un savoir surprenant en chimie. Son gouvernement
était monastique. De même que les connaissances
naturelles de tout genre étaient héréditaires dans la
caste des prêtres égyptiens, de même les lévites formant la noblesse héréditaire chez les Hébreux,
étaient à la fois juges et médecins.

Il est fait mention dans l'histoire de Moïse d'une
maladie qui pourrait bien être la syphilis à laquelle
tant d'auteurs donnent une origine postérieure à la
découverte de l'Amérique. J'appuie mon opinion sur
un fait de l'Ancien-Testament que voici : « Vers l'an
1451 avant Jésus-Christ des femmes madianites envoyées au camp des Juifs gagnèrent ce peuple facile et
le corrompirent dans l'ame et *dans le corps*. La vengeance de Moïse renforce cette assertion; car après
la défaite des Madianites, il commanda de tuer tous
les mâles, toutes les femmes, et il fit grace aux filles
vierges qui se trouvèrent au nombre de trente-deux
mille. » Nous n'avons point à examiner l'atrocité de
cette manière de s'opposer à la contagion, telle
qu'elle soit.

Moïse a donné quelques bons préceptes d'hygiène. Il signale le premier à quels caractères on reconnaît différentes sortes de lèpres et de maladies cutanées. Les lévites chargés du traitement de la lèpre isolaient les malades, purifiaient leur corps et faisaient des sacrifices expiatoires. La pratique de l'art de guérir leur fut confiée bien long-temps ainsi qu'aux prophètes qui leur succédèrent. On faisait usage de moyens curatifs autres que les holocaustes; on transmit à la postérité le premier souvenir d'une épidémie. Saül, atteint de mélancolie, est soulagé par les sons harmonieux de la harpe de David. Sous le règne de celui-ci, est-il dit dans la Bible, survient une peste qui enlève soixante-dix mille hommes en trois jours et qui pourrait bien avoir été causée par le rassemblement ou la communication des peuples dont le berger devenu roi avait ordonné le dénombrement.

Salomon, qui avait de très vastes connaissances en histoire naturelle comme dans les beaux arts, était aussi un habile médecin. On lui attribue un livre qui enseignait à traiter les maladies et qu'Ézéchias détruisit parce que l'usage des remèdes qu'il indiquait nuisait aux intérêts des lévites qui guérissaient les malades par des sacrifices expiatoires. Si le fait est vrai, il prouve, ce qui est trop connu de nos jours, que l'égoïsme, l'intérêt personnel et l'esprit de parti font trop souvent opposition au progrès des lumières et de ce qui est véritablement utile.

Les Juifs et les lévites se corrompirent et dégénérèrent à un tel point que Dieu leur envoya des prophètes avec pouvoir de provoquer et guérir les maladies. Élie rapelle à la vie le fils d'une veuve de Sarepta qui l'avait secouru précédemment. Il prédit au roi Joram une maladie des intestins dans laquelle ces organes corrompus paraîtront sortir du corps. Élisée ranime le fils asphyxié d'une femme sunamite. Le roi Assa, atteint de la goutte, meurt au bout de deux ans de souffrances pour s'être confié aux lévites, médecins ordinaires, avoir négligé d'invoquer le Seigneur et de consulter les prophètes. Naaman, général de l'armée du roi de Syrie, suivant le conseil d'Élisée, se baigne sept fois dans le Jourdain et guérit de sa lèpre. Giézi, disciple d'Élisée, fait preuve d'avarice et n'a pas l'habileté de son maître. Enfin les Israélites, devenus captifs et dispersés chez les nations, n'offrent plus rien d'intéressant sous le rapport de l'art de guérir, sinon que des moines furent regardés par eux comme des saints et des médecins à qui la foi et les paroles suffisaient pour guérir.

§ III. *De la médecine chez les Hindoux.*

Dans l'Inde, pays de la civilisation le plus anciennement connu, la population était partagée en plusieurs tribus. Celles des Brames comprenait les savans et les médecins. D'après Strabon, ils observaient la plus grande sobriété, passaient leur vie dans la contemplation et méditaient sur les causes de tous les phénomènes de la nature. Il existait une autre secte de philosophes, les Samanéens , partagés en deux classes, les Hylobiens et les médecins proprement dits. Ceux-ci menaient une vie bien simple. Ils se nourrissaient de farine de riz qu'on leur donnait avec empressement. Ils traitaient les maladies par le régime préférablement aux remèdes dont les plus usités étaient des onguens et des cataplasmes. Les magiciens et les sorciers, allant de village en village débiter leurs drogués et leurs mensonges, formaient encore une caste distincte des deux précédentes.

« La surveillance des malades était confiée dans les villes à une classe particulière de magistrats chargés des sépultures, et sous l'inspection desquels les Samanéens pratiquaient la médecine, qui était à peu près la seule science à laquelle on s'adonnât, parce qu'on regardait l'étude trop assidue des autres comme désavantageuse et même nuisible. » Il paraît qu'il existait une loi portant défense à tous ceux qui découvriraient un poison de le faire connaître sans présenter en même temps son antidote. Si l'on obtenait ce double résultat, on était comblé d'honneurs par le roi. Mais si l'on publiait la découverte d'un poison sans indiquer celle du remède propre à en atténuer les effets, on était puni de mort.

On attribuait les maladies aux mauvais génies, et la guérison à leur expulsion par des purifications et des paroles. Le but de la sagesse et de la philosophie était d'amortir les passions charnelles pour empêcher le physique d'avoir trop d'influence sur le moral. On insinuait que la sobriété et l'abstinence faisaient participer aux émanations des bons génies. Telle a pu être l'origine de la médecine théurgique qui s'est répandue des bords du Gange en Perse, en Syrie et en Égypte.

Selon des écrivains dignes de foi, les Brames modernes continuent d'exercer la médecine sans rien faire pour son avancement, puisqu'ils transmettent à leurs enfans cette science telle qu'ils l'ont reçue de de leurs ancêtres. Les Hindoux ne sont pas moins superstitieux que les Chinois. Pour en avoir une preuve, il suffit de dire que ceux qui sont appelés pour traiter des morsures de serpens, versent de l'huile dans le vase qui contient les urines du malade; puis ils prédisent sa mort ou son rétablissement, suivant que l'huile surnage ou se précipite.

La théorie de ces docteurs fourmille d'erreurs ridicules. Ils attribuent aux vers toutes les maladies de la peau, faisant provenir les autres des vents, des vertiges, de l'altération des humeurs. Ils prétendent que le corps est composé de cent mille parties parmi lesquelles il y a dix-sept mille vaisseaux. Ils placent avec plus de raison le régime en tête des moyens curatifs. Leur excessive propreté, les bains chauds, les frictions sont fort efficaces pour l'entretien et le rétablissement de la santé. On sait que les Hindoux, les Chinois, les Japonais usent communément des caustiques, des scarifications, de l'acupuncture.

§ IV. *De la médecine des anciens Grecs.*

Comme chez les autres nations barbares, la médecine est d'abord excessivement imparfaite en Grèce. Mais grâce aux progrès d'une civilisation qui donne un développement prodigieux aux lettres et aux sciences, l'art de guérir ne reste point en arrière. Sur cette terre classique, on recueille des observations, on saisit des faits et des principes qu'on peut dire parfaitement exacts puisqu'ils sont consacrés par une expérience de plus de vingt siècles.

Vers l'époque où les fils de Jacob passèrent en Égypte, les Pélasges commencèrent à se couvrir de peaux et à cultiver le chêne à glands doux dont ils vécurent long-temps. Des peuplades errantes venues de l'Asie mineure, de la Phénicie et de l'Égypte, s'établirent en Grèce où elles introduisirent des mœurs plus douces et des cérémonies religieuses. Leurs chefs distingués par leur bravoure, leur sagesse et leurs connaissances étaient regardés comme des favoris, des inspirés des dieux.

Ces prophètes ou devins transmirent à titre d'héritage leur science et les faveurs dont on les avait comblés. Les membres de chaque famille prirent part à la célébrité du premier aïeul et le nom du fondateur fut appliqué à tous ses descendans. Ainsi Mélampe chez les Argiens; Orphée chez les Thraces; Tirésias chez les Thébains et Bacis chez les Athéniens sont les noms collectifs d'autant de familles

qui jetèrent les premières étincelles de la civilisation. « Il en fut de même pour Hercule, Homère, et
surtout Hippocrate qui était de la famille des Asclépiades. »

Ces divinités, ces héros de l'ancienne Grèce,
guérissaient des maladies sans divulguer leurs
talens. L'ignorance du peuple faisait attribuer la
promptitude des guérisons obtenues par des
moyens naturels, à des formules magiques, aux
purifications, etc. « Vers l'époque à laquelle les
Israélites s'enfuirent d'Égypte, une colonie de prêtres appelés *Curètes* vint s'établir en Grèce, sous
la conduite de Deucalion. Peu après, les *Cabires*
ayant Cadmus à leur tête, arrivèrent de Phénicie.
Les Cabires furent les premiers maîtres des plus
anciens Grecs. » Il paraît qu'Esculape naquit parmi
eux. Les Curètes et les Cabires enseignèrent l'agriculture, l'art de cultiver la vigne, et tout ce qui se
rapporte à l'économie rurale. Ils portaient des
habits de femme, et se faisaient raser le sommet
ou la partie postérieure de la tête.

Orphée, fils d'OEagre, ou d'Apollon et de Calliope,
était vrai semblablement de la secte des Curètes. Il
fit connaître les mystères d'Eleusis, et institua diverses cérémonies religieuses. Il exerçait la médecine ;
la résurrection d'Eurydice en est une preuve merveilleuse. Les conjurations, les formules magiques,
jouaient un grand rôle, dans la pratique médicale
d'alors. Les Thessaliens et les Thraces honoraient
Orphée comme devin et médecin.

Mélampe acquiert une très grande célébrité par ses cures chez les Argiens, et surtout par celle des trois filles de Pretus leur roi, devenues lépreuses et folles. On prétend que c'est avec l'ellébore blanc; d'autres, que c'est par un exercice violent et les bains qu'il obtint leur guérison. Pretus donna une partie de ses états et Iphianasse, l'une de ses filles, en mariage à Mélampe, en reconnaissance de ses soins et de son habileté. Bacis, dont il a été parlé plus haut et que revendiquent les Arcadiens, les Athéniens et les Béotiens, parvint aussi à guérir une Lacédémonienne tombée en démence.

Pœon, qu'il ne faut pas confondre avec Apollon, était médecin des dieux. Homère lui attribue ce haut emploi à l'égard de Mars, blessé devant Troie. « Jupiter ordonne à Pœon de le guérir. Pœon obéit sur l'heure, et mettant sur sa blessure un baume exquis, il le guérit sans peine; car dans un dieu il n'y a rien qui soit mortel. »

Apollon, fils du Soleil, est la principale divinité médicale des Grecs. La musique, la médecine et l'art divinatoire lui ont été donnés pour attributs. L'utilité de la musique dans le traitement de quelques maladies peut avoir porté les poètes à ranger la médecine parmi les attributs du dieu de la musique : l'Apollon Carnien est révéré surtout comme dieu de la médecine, ayant enseigné l'art d'éloigner la mort. Diane, sœur d'Apollon, fut honorée comme *sage-femme, conservatrice* des femmes en couche; on lui attribue l'invention de l'éducation physique des enfans. Venus se livrait aussi à la pratique des accouchemens; et une autre divinité médicale fort ancienne, Eleutho, avait assisté Latone quand elle mit au monde Apollon et Diane.

Les Grecs se vantaient en outre d'avoir eu des héros médecins, élevés par le centaure Chiron. Celui-ci, fils de Saturne et de Philyre, appelé par Homère le plus sage et le plus juste des centaures, vivait sur le mont Pélion en Thessalie, avant l'expédition des Argonautes. Pindare le représente ayant un physique dur et repoussant, mais un caractère très doux. Il mourut d'une blessure faite par l'une des flèches d'Hercule. Sa plaie ayant offert, dit-on, un caractère malin, on appela depuis *chironiens* les ulcères qui présentent un aspect analogue et *chironia* ou *centaurium*, la plante avec laquelle Chiron tenta de se guérir. Hésiode composa une ode à la louange de ce bienfaiteur de l'humanité.

Les héros grecs reconnurent le centaure Chiron pour leur maître dans les sciences, en médecine surtout. Xénophon cite parmi ses élèves les plus distingués, Céphale, Esculape, Mélanion, Machaon, Podalire, etc. Chiron fut considéré comme inventeur de l'art de guérir, à cause de son habileté et du succès qu'il obtenait de l'emploi des plantes médicinales. Il guérit entre autres, Phénix d'une cécité réputée incurable. On attribuait aux plantes des vertus merveilleuses. Homère nous affirme que la belle Agamède connaissait les simples que la terre produit, ainsi que leurs différens usages.

Aristée, l'un des élèves de Chiron, fut très célèbre aussi. On pétend qu'il arrêta les ravages de la peste dans l'Ie de Cée, en offrant aux dieux des sacrifices au lever de la Canicule. Actéon son fils, et disciple de Chiron, mourut hydrophobe.

De tous les élèves de Chiron, le plus illustre fut Asclépias ou Esculape, fils de Coronis et d'Apollon ou d'Arsinoé. Le bâton et le serpent sont deux attributs d'Esculape. Le premier parce que les malades ont besoin d'un appui ; le second parce qu'il est le symbole du rajeunissement et de la sagacité.

Esculape excellait par son habileté à guérir les maladies externes ou chirurgicales. Il est vrai que les autres étaient moins faciles à apprécier. Le talent consistait à panser les plaies avec des plantes capables d'assoupir la douleur, et d'arrêter l'hémorrhagie sans omettre les paroles mystiques, les chants agréables et l'invocation des dieux. On prétend qu'Esculape rappela plusieurs morts à la vie. Son épouse s'appelait Epione ou Lampétie. Ses fils, Machaon et Podalire, chirurgien et médecin, sont également célèbres par leur éloquence leur talent militaire et leur habileté dans l'art de guérir. *Pana cée*, *Hygée* ou *Hégie* et *Eglé* furent regardées par allégorie comme filles d'Esculape.

C'est surtout pendant le siége de Troie que Machaon fit briller son talent en chirurgie. « Agamemnon le fait chercher parmi les combattans pour panser le grand Ménélas blessé par une flèche ennemie.

Machaon commence à tirer du baudrier la flèche;
mais, en la tirant, le bois se rompt, et le fer demeure
engagé par ses crochets; il détache donc promptement le baudrier, défait la cuirasse, et ôte la lame
qui était dessous. Après avoir bien considéré la
plaie, il en suce le sang, et, pour en apaiser les douleurs, il y met un appareil que le centaure Chiron
avait autrefois enseigné à Esculape. »

Ce grand homme était fort estimé de ses compagnons d'armes. Homère lui conserve un souvenir
très honorable dans son Iliade, livre XI. « Les Grecs,
voyant Machaon dangereusement blessé, craignirent
que, s'ils venaient à être repoussés, les Troyens ne
l'achevassent ou qu'il ne Tombât vif entre leurs
mains. Dans cette crainte, Idoménée, s'adressant à
Nestor, lui dit : « Fils de Nélée, qui êtes la gloire des
» Grecs; dépêchez-vous, montez promptement sur
» votre char; prenez avec vous Machaon et l'em-
» menez vers nos vaisseaux. Un grand médecin
» comme lui vaut mieux que des bataillons entiers
» dans une armée; car il sait arracher et couper les
» traits qui sont dans les plaies, et, par des appareils
» admirables, il apaise les douleurs des blessés. »

Le merveilleux à part, la chirurgie était bien
éloignée du perfectionnement auquel elle est parvenue depuis. Vous pourrez en juger par la manière dont Patrocle panse Eurypile blessé. « Arrivé
sous la tente, Patrocle couche Eurypile sur des
peaux de taureau, coupe légèrement avec son
couteau le trait qui lui traverse la cuisse, nettoie la

plaie avec de l'eau tiède, et y applique une racine amère qu'il brise avec ses mains, et qui, dans un moment, eut étanché le sang, desséché la plaie et apaisé la douleur. »

L'anatomie était fort peu connue en Grèce, comme ailleurs. Cependant Homère nous parle deux fois d'un muscle formant cloison entre la poitrine et l'abdomen, dont la situation et les fonctions sont mieux connues aujourd'hui. « Le fils d'Évemon, le vaillant Eurypile, lance son javelot contre le roi Apisaon, qui pressait de plus près Ajax ; il l'atteint au dessous du *diaphragme* et l'étend à ses pieds. » Et dans un autre passage : « A peine Sarpédon a-t-il fini ces mots, que les ténèbres de la mort lui couvrent les yeux ; car Patrocle, sautant de son char, lui met le pied sur la gorge et arrache de sa plaie le javelot qu'il lui avait enfoncé près du cœur. Le *diaphragme* sort avec le fer, et l'ame suit le javelot et s'envole. »

Quelques moyens rationels sont cependant employés pour différens cas, contre les blessures surtout ; celui, par exemple, dont on se servit pour rappeler à la vie Hector évanoui, et auquel nous avons journellement recours. « Ceux qui avaient soin de ramener Hector ne furent pas plus tôt arrivés sur les bords du Xanthe, qu'ils le mirent à terre et lui versèrent de l'eau sur le visage : la froideur de l'eau le fait un peu revenir, il rouvre les yeux à la lumière, se relève sur les genoux et vomit un sang noir : sa faiblesse le reprend ; il retombe et d'épaisses ténébres se répandent sur ses yeux. »

Machaon fut tué par Eurypile. Podalire, à son retour de Troye, fut jeté sur les côtes de l'île de Scyros, présenté au roi Damœtas, dont il guérit la fille des suites d'une chute, en la saignant des deux bras, au moment où l'on désespérait d'elle. Ravi de joie sur les heureux effets d'une opération sans doute bien rare alors, puisque c'est le premier exemple qui nous en soit parvenu, Damœtas lui donna cette fille en mariage avec toute la presqu'île de Carie, où Podalire fonda une ville qu'il appela Syrna, du nom de sa royale épouse. D'autres prétendent que Podalire fut assassiné sur les côtes d'Ausonie.

Hercule fut aussi mis au nombre des divinités médicales de la Grèce. Prométhée, délivré de sa cruelle maladie et du vautour qui lui dévorait le foie; l'Attique et l'Élide, délivrées par ses soins d'épidémies, affreuses ne sont pas les moins mémorables de ses travaux, ni ceux qui justifient le moins ses droits comme médecin à la reconnaissance de la postérité.

§ V. *De la médecine dans les temples grecs.*

Les hommes élevés par leurs bienfaits au rang des dieux et des héros, en Grèce, ne tardèrent point à avoir des temples consacrés par la reconnaissance publique. Les malades et les blessés s'y rendaient en pelérinage avec des offrandes pour obtenir leur guérison. Les distractions du voyage, la salubrité du site où le temple était élevé, l'exaltation produite par les cérémonies religieuses, avaient une grande part à la guérison de plusieurs maladies.

Esculape considéré, comme la première des divinités médicales, avait ses principaux temples dans le Péloponèse, en Thessalie, dans la Phocide, etc. Ceux d'Épidaure et de Cos ont été très célèbres. C'étaient des sanctuaires qu'aucun profane n'osait aborder avant d'avoir été purifié, et dans lesquels les prêtres transmettaient l'oracle de la divinité. Situés dans les contrées les plus salubres, les plus riantes, les plus fertiles, loin des exhalaisons malfaisantes, environnés de forêts ou de magnifiques jardins, ayant dans leur intérieur ou dans leur voisinage des sources d'une excellente qualité, ces temples étaient à bon droit consacrés au dieu de la santé.

Esculape était représenté différemment sur des statues symboliques, mais presque toujours avec un serpent dont la forme et la description varient beaucoup. Au reste, le serpent figure presque partout, dans l'antiquité, depuis la séduction d'Ève, comme symbole de la ruse et de la magie. Les prêtres entretenaient dans les temples d'Esculape des serpens auxquels ils enlevaient la faculté de nuire. Ils leur apprenaient à lécher les malades et diverses supercheries d'un grand effet sur l'imagination. On prédisait l'issue des maladies suivant que les serpens regardaient d'un œil favorable ou avec fureur celui qu'on leur présentait, ou suivant qu'ils mangeaient ou non ce qu'on leur offrait. Le coq, sym-

bole de la vigilance, était aussi consacré à Esculape.
Il avait encore d'autres attributs peu intéressans.

Toutes les pratiques usitées dans ces temples
prouvent que les maladies étaient regardées comme
l'effet de la colère du ciel. L'abstinence à laquelle on
soumettait d'abord les malades, les purifications,
les cérémonies religieuses, les chants, etc., prouvent
aussi qu'on cherchait à rétablir la santé par un
régime très sévère et en agissant sur l'imagination.
Les bains, les frictions et diverses manipulations
étaient mis en usage dans la même intention. Les
songes avaient aussi une place de distinction dans
cette thérapeutique. Si les malades succombaient ou
ne guérissaient pas, on l'attribuait au manque de
confiance ou d'obéissance à la divinité.

Après la guérison, on allait remercier et faire des
offrandes au dieu invoqué et à ses prêtres. On donnait un vase quelconque à l'usage du temple. Beaucoup de malades y déposaient un modèle en ivoire,
en or, en argent ou de tout autre métal représentant la partie du corps dont ils avaient souffert; ou
bien ils suspendaient aux colonnes du temple le tableau ou la description de leur maladie. Aujourd'hui
mal passé n'est qu'un songe, et les temples d'Esculape ne sont plus surchargés d'offrandes.

Des auteurs affirment, non sans vraisemblance,
que les ouvrages d'Hippocrate ont été composés en
grande partie sur les tables votives conservées dans
le temple de Cos et dans quelques autres. « Ceux
qui inventaient des instrumens de chirurgie, les

déposaient aussi dans les temples du dieu de la médecine. Erasistrate en donna un au temple de Delphes, destiné pour l'évulsion des dents. »

Le souvenir des bienfaits d'Esculape se perpétuait dans ses temples par des fêtes instituées en son honneur. Il transmit ses connaissances à la postérité, en choisissant ses élèves parmi ses plus proches parens. Cette famille d'Esculape formait, comme chez les prêtres d'Égypte, une caste particulière, en possession de l'exercice de l'art de guérir. Aristide ajoute que la médecine fut regardée pendant long-temps comme propriété héréditaire dans la famille des Asclépiades, dont Nébrus, l'un d'eux se rendit célèbre en arrêtant une épidémie terrible qui détruisait l'armée des Amphictyons assiégeant Cirrha, et en provoquant une dysenterie meurtrière chez les habitans de cette ville, avec des herbes malfaisantes jetées dans la source qui fournissait à leurs besoins.

Les fausses idées que l'on avait de l'état des corps après la mort, les préjugés qui s'opposaient à toute espèce de recherche cadavérique, empêchèrent sans doute les Asclépiades de faire aucune découverte anatomique. L'art des embaumemens n'atteignit pas non plus un haut degré de perfection chez les Grecs qui brûlaient ordinairement les cadavres. Homère dit seulement comment le corps de Patrocle fut lavé et parfumé. « On met un grand vaisseau d'airain sur le feu ; on se met à laver le corps ; on le parfume d'huiles précieuses ; on remplit ses plaies d'un baume exquis, et, après l'avoir mis sur un lit de parade, on le couvre d'une étoffe très fine, etc. »

§ VI. *État de la médecine chez les premiers Romains.*

Tandis que les Romains vivaient en république, ils s'adonnaient préférablement à l'étude de l'histoire, de l'éloquence, de la législation, et ils adoptèrent les systèmes de leurs voisins, des Grecs surtout à l'égard des sciences et des arts. Les Étrusques furent leurs maîtres dans les sciences et dans l'art de guérir. Une coutume fort usitée à Rome pour apaiser le courroux du ciel et détourner les épidémies, consistait à interroger les livres que la Sibylle de Cumes avait cédés au roi Tarquin. Ces livres, consultés dans les grandes catastrophes et les épidémies, étaient confiés exclusivement à deux magistrats. Esculape était adoré des Romains. Ils vénéraient singulièrement le temple d'Épidaure, et ils y firent souvent consulter le dieu de la médecine.

Après l'introduction du culte d'Esculape à Rome, Junius Bubalcus érigea le premier temple à la déesse Hygée des Grecs, que les Romains adorèrent sous le nom de *dea Salus*. Ils révéraient d'autres dieux et déesses originaires de la Grèce et de l'Égypte, quoiqu'ils eussent déjà créé des divinités auxquelles ils attribuèrent un grand pouvoir en médecine, notammment la déesse *Febris*, qui avait un temple et des autels sur le mont Palatin ; les déesses *Prosa* et

Prostverta, aides de Lucine, qui présidait aux accouchemens, étaient invoquées pour que l'enfant, au sortir du sein de sa mère, se présentât favorablement. Des processions et autres cérémonies religieuses étaient mises en pratique pour combattre les épidémies. Les relations des Romains avec les Grecs étant devenues plus nombreuses, plusieurs de ceux-ci vinrent exercer la médecine à Rome, et des affranchis s'établirent dans des boutiques, *medicinæ*, où ils débitaient des remèdes et exerçaient leur art moyennant rétribution.

§ VII. *Médecine des Chinois et des Japonais.*

La civilisation stationnaire, imparfaite, des Chinois et des Japonais, le despotisme de leur gouvernement, la sotte vanité, et peut-être les dispositions d'esprit peu favorables de ces peuples, ont nui singulièrement aux progrès des sciences et des arts. Le peu que nous en savons nous fait conjecturer qu'ils tirèrent d'eux-mêmes leurs premières notions médicales, ou qu'ils les reçurent des Grecs par la Bactriane, ou par l'Égypte. « On dit qu'Hoang-Ti composa, il y a quatre mille ans, le code d'après lequel les médecins chinois se dirigent encore aujourd'hui. » Ne possédant aucune notion d'anatomie, ils se sont créé une physiologie fort erronée, et il serait fastidieux d'en déduire les preuves. On dit cependant qu'ils connaissent la circulation et qu'ils excellent dans l'exploration du pouls. Les différences qu'ils établissent dans les pulsations et les parties du corps où ils veulent qu'on les apprécie, sont trop ridicules pour mériter confiance et attention.

Leur pratique offre du moins un fait important : c'est qu'ils croient remplir une des principales indications, en prescrivant un régime très sévère dans toutes les maladies. Du reste, à quoi servirait de parler des remèdes les plus en vogue parmi eux et de ceux qu'ils proscrivent, d'après des principes également erronnés.

Les Chinois et les Japonais redoutent singulièrement la saignée. Il a déjà été parlé de leur prédilection pour les bains, les moxas, l'acupuncture, etc. Les Scythes et les Celtes n'offrent rien d'assez intéressant dans leur histoire, par rapport à la médecine, pour en faire mention.

A travers les fables et les allégories qui enveloppent l'origine de l'art de guérir, on découvre des faits d'un haut intérêt. Le jeûne, l'abstinence, les bains, la saignée, etc., sont des moyens dont les bons effets sur la conservation et le retour de la santé sont déjà constatés. Les maladies qui frappent les plus anciens peuples connus sont la peste, diverses épidémies ou maladies contagieuses, des affections cutanées et quelques maladies sporadiques fort mal connues et tout aussi mal décrites. La botanique et la chimie sont présentées sous un point de vue trop merveilleux pour croire tout ce qui en a été dit. L'art des embaumemens et peut-être quelques vivisections fournissent les premières données sur l'anatomie, qui reste fort incomplète pendant une longue série de siècles.

Ces faits épars, dont le souvenir se conserve par tradition orale, ou sur les tables votives suspendues aux colonnes des temples d'Esculape, excitent l'attention de quelques hommes de génie qui les considèrent isolément et les rapprochent pour en tirer des conséquences, des principes, dont ils forment un système, une théorie, à la recherche desquels nous allons nous livrer.

CHAPITRE II.

Examen des premières théories médicales, avant et jusque après Hippocrate.

§ I. *Premières traces d'une théorie médicale.*

Après avoir étudié l'histoire de la médecine en Grèce, et découvert la raison de ses progrès dans son heureuse situation, dans son commerce, ses fréquentes relations avec les autres nations, et surtout dans l'éducation, la liberté et l'admirable civilisation des peuples qui l'habitent, on est attristé à la vue de l'état stationnaire des sciences médicales chez les autres peuples. En Grèce, où les productions du goût et de l'esprit ont obtenu les récompenses les plus flatteuses, les honneurs les plus éclatans, l'émulation fit naître des prodiges dans les lettres, les sciences et les arts.

« La théorie des fonctions du corps humain était intimement unie aux recherches sur la nature de l'âme. Les sages spéculèrent d'abord sur la manière dont s'opérèrent la respiration, la digestion, la génération et les sensations, sur la production des maladies par des causes diverses ». Telle fut sans doute la première base d'une théorie médicale qu'on regardait comme une partie de la philosophie. L'école de Pythagore s'occupait de la diététique du corps et de celle de l'esprit. La promenade, la lutte, la course et la danse étaient journellement obligatoires pour les élèves, ainsi qu'une sobriété exemplaire. Son système de philosophie générale s'appliquait aussi à la médecine et à la physiologie en particulier : mais tout ce qui a été écrit à ce sujet est trop romantique pour mériter une attention sérieuse. Pythagore définissait la santé la continuation de la constitution primitive, et la maladie, le dérangement de cette constitution.

La théorie des fonctions animales, celle du sommeil, ne méritent pas davantage d'être examinées et réfutées.

Les Pythagoriciens ne recouraient point aux grands moyens de la chirurgie : ils se distinguaient par leur habileté dans le traitement des maladies internes.

Empédocle, médecin devenu célèbre par des cures étonnantes, est sorti de l'école pythagoricienne. Il est l'auteur de la doctrine des quatre élémens, le froid et le chaud, le sec et l'humide, ou l'air et le feu, la terre et l'eau. Il donnait aux causes agissantes qui déterminent ces élémens à produire tous les corps, les noms symboliques *d'amitié* et *d'inimitié*, dénominations qui semblent indiquer les forces *attractives* et *répulsives*. Empédocle paraît être le premier qui ait cru à la possibilité des générations spontanées. Le premier il donna le nom d'amnios à la membrane qui renferme le fœtus et les eaux où il nage.

Ses recherches physiologiques avaient pour objet principal la théorie de la génération, qui excitait une grande diversité d'opinions parmi les philosophes. Il prétendait que l'embryon résulte du mélange des deux liqueurs prolifiques et reçoit sa forme du père ou de la mère, suivant que le sperme de l'un ou de l'autre prédomine. De tout temps, la fonction de la génération a beaucoup occupé les naturalistes, les philosophes, les physiologistes; et ceux qui prétendent aujourd'hui que la différence d'âge, de force ou de vigueur de l'un des deux êtres qui concourent à la reproduction de l'espèce humaine, exerce une influence appréciable, presque toujours identique sur son produit, par rapport au sexe, n'ont point encore soulevé le voile qui enveloppe mystérieusement l'origine de cette importante fonction.

Le philosophe d'Agrigente professait que sentir et penser ne font qu'un, et que toute existence cesse avec la vie. Ses idées sur la nutrition, l'accroissement, la respiration, ne méritent pas une réfutation sérieuse.

Anaxagore, contemporain d'Empédocle, est l'inventeur de la théorie des *homéoméries* ou des corpuscules. Il pensait que le nouvel être (embryon) provient uniquement de la semence du père, et que la mère ne fait que fournir la place où il doit se développer. Suivant lui, la bile, en pénétrant dans les poumons, les vaisseaux et la plèvre, devenait la cause des maladies aiguës, etc.

Leucippe et Démocrite d'Abdère sont les deux fondateurs de l'école éclectique. Le philosophe abdéritain regardait la respiration comme une condition indispensable à la continuité de la vie. Nous avons quelques fragmens de son système sur la génération et sur le mode de nutrition du fœtus, qui ne méritent pas d'être connus, si ce n'est par celui qui se plait à rechercher les innombrables erreurs par lesquelles l'esprit humain a passé.

Dans ces temps de l'enfance de l'art de guérir, au lieu d'observer les phénomènes de la nature, au lieu d'étudier les qualités des corps, on se perdait en subtilités sur les causes des phénomènes de la vie et sur l'organisation de l'homme.

§ II. *Commencement de l'exercice public de la médecine.*

Jusqu'à la cinquantième olympiade, c'est à dire jusqu'à l'an 576 avaut Jésus-Christ, la médecine, chez les Grecs, fut pratiquée spécialement dans les temples. Puis, on tenta d'enlever cette prérogative aux prêtres d'Esculape, et quelques hommes avouèrent qu'ils guérissaient les maladies par des moyens naturels. Ces médecins populaires étaient appelés communément *périodeutes*, parce qu'ils allaient de contrée en contrée exercer leur art. Le public ne tarda point à reconnaître qu'ils étaient plus dignes de sa confiance que les jongleurs religieux. « L'événement qui contribua le plus à divulguer la médecine secrète des pythagoriciens, fut la révolte des habitans de Crotone contre leur ordre. »

Les gymnases, qui eurent tant d'influence sur la civilisation des Grecs, étaient consacrés à Esculape. Ils devinrent des écoles de médecine où les prêtres enseignèrent cette science à leurs parens et aux étrangers recommandables par leurs vertus.

Il est vraisemblable que les médecins d'Athènes dirigeaient le traitement de leurs malades d'après certains préceptes. Hygienus parle d'une loi portant défense aux esclaves d'exercer la médecine. Il semble aussi que les Grecs avaient à leur solde des médecins militaires, quoique Xénophon donne à entendre qu'on les appelait seulement après les batailles sanglantes, pour panser les blessés. Les aleptes ou médecins recevaient aussi et traitaient des malades chez eux.

§ III. *Médecine d'Hippocrate.*

La médecine, par son enseignement dans les écoles des Asclépiades de Cos et par sa pratique en public, tendait à une réforme à jamais mémorable. Les soins actifs et généreux de la famille d'Hippocrate la dégageaient des jongleries imaginées par l'ambition et la cupidité des prêtres. En Grèce, où les sciences et les arts arrivèrent à un si haut point de perfection, la médecine fondée sur l'observation et l'expérience fit un pas immense. Cette grande impulsion fut donnée sur les côtes d'Asie, notamment dans les villes florissantes de l'Ionie, où s'étaient réunis des savans dans tous les genres. Les temples de Cos et de Gnide furent les premiers où la médecine se dépouilla des pratiques absurdes qui en avaient masqué l'exercice jusqu'alors. « Les inscriptions votives retraçant le tableau fidèle des maladies observées dans les temples, depuis une longue suite d'années, conduisirent aux résultats les plus importans pour la séméiotique et la pathologie. »

Dans l'espace de près de trois cents ans, la famille d'Hippocrate fournit sept médecins célèbres par leurs cures et leurs écrits. Ces écrits, que l'on porte au nombre de 72, sont vulgairement attribués à un seul membre de cette illustre famille, à Hippocrate, fils d'Héraclide, le plus célèbre d'entre eux, parce qu'il produisit les meilleurs ouvrages et contribua le plus au perfectionnement de l'art de guérir. La généalogie et les détails particuliers qui concernent cette famille si honorablement connue 580 ans avant l'ère vulgaire, sont consignés dans l'histoire de la médecine par K. Sprengel.

Hippocrate, fils d'Héraclide et de Phénarite, est celui que l'on doit considérer comme le véritable réformateur de la médecine de son époque. Il apprit de son père à observer les maladies de ceux qui se présentaient dans les temples et à les traiter à la manière des Asclépiades. Il est fort à regretter que les œuvres du plus illustre des médecins aient été singulièrement altérées en arrivant jusqu'à nous. Les anciens eux-mêmes pensaient qu'une partie des écrits attribués au divin vieillard appartenait à ses parens. Ses fils et son gendre falsifièrent ses œuvres, en intervertirent l'ordre et cherchèrent à expliquer les passages obscurs par diverses additions. Cet exemple eut malheureusement d'innombrables imitateurs.

« Disciple des premiers philosophes de son siècle, ami de Démocrite, doué du jugement le plus sain, d'une pénétration rare et d'un savoir profond, Hippocrate ne tarda point à entrevoir que l'observation est, dans toutes les sciences, la voie qui conduit le plus sûrement au but. » Il ne hasardait aucune conclusion qui ne fût déduite d'un grand nombre de faits. Il n'était pourtant pas purement empirique. Il mérite le titre de philosophe à cause de la méthode qu'il suivait dans ses observations, et de son zèle investigateur pour la recherche de la vérité.

Il admettait l'existence de quatre humeurs ou liquides, le sang, le phlegme, la bile et l'atrabile, dont le défaut, la surabondance ou la disproportion occasionnaient les maladies, surtout par les changemens survenus dans les quantités et propriétés de ces élémens. Telle a été l'origine de l'humorisme dont il posa les fondemens dans sa physiologie et sa pathologie et que Platon prit à tâche de développer.

Hippocrate avait peu de connaissances anatomiques. Il est à présumer qu'il disséqua seulement des animaux. L'ostéologie est la partie de l'anatomie qu'il décrit avec plus d'exactitude. Les autres branches de l'anatomie étaient inconnues de son temps. Il ignorait que le cœur était le centre de la circulation, et il confondait les nerfs et les tendons dont il avait faussement interprété les usages.

Toutefois il avait pressenti combien les connaissances anatomiques ont d'influence sur la pratique de la médecine; et il avoue ingénuement avoir pris une suture pour une fêlure au crâne. Son traité des fractures dépose en faveur de ses recherches sur l'ostéologie, bien que ses préceptes sur les maladies des os et surtout ceux sur la réduction de leurs luxations soient extrêmement défectueux.

Il entrevit le premier l'existence des sympathies

et il fit remarquer celles qui lient les mamelles à l'utérus. Sa théorie de la génération est fort erronée, ainsi que son opinion sur l'avortement, qu'il attribue à la trop grande accumulation du phlegme dans l'utérus.

Il s'occupait surtout des causes éloignées des maladies tirées des observations météorologiques, de l'influence des saisons, des constitutions annuelles. Le premier il a fixé l'attention sur les périodes des maladies qu'il désignait sous les noms de *crudité*, *coction et crise*, et il s'attacha surtout à bien saisir les signes qui annonçaient une terminaison heureuse ou fatale. C'est à ces titres qu'il passe pour inventeur du pronostic ou de l'art de pronostiquer. Il est inutile de rappeler toutes les considérations auxquelles il se livrait, touchant les excrétions qu'ils regardait comme critiques, et à la valeur desquelles il attachait une haute importance; on les retrouve dans presque tous les ouvrages qui traitent des écrits d'Hippocrate.

Les signes auxquels il s'attachait de préférence étaient tirés de l'habitude du corps et de l'ensemble du malade; de l'état de ses yeux, de sa langue, de son nez, de celui de sa respiration et des autres fonctions, y compris celles du cerveau comme organe de l'intelligence. Il ne savait point apprécier l'état du pouls, et il prenait en grande considération l'abaissement et l'augmentation de chaleur, aux extrémités surtout.

Hippocrate considérait le régime comme l'un des

moyens les plus capables de produire la guérison des maladies. C'était une remarque fort importante dont il ne tira pas tout le parti possible, et à laquelle malheureusement il joignit une erreur grave, en ajoutant qu'il fallait nourrir le malade selon ses habitudes, et le soutenir jusqu'à ce que la maladie fût dans sa vigueur. Il régla avec beaucoup de soin l'emploi du lait, du vin, de l'eau, des eaux minérales, des bains, des fomentations, de l'air et de plusieurs autres objets également du ressort de la diététique ; il voulait qu'on observât et qu'on imitât la marche de la nature qu'il appelle le *premier des médecins.*

Il employait rarement les évacuans au début et dans la période d'acuité des maladies ; il s'attachait à humecter les voies pour accélérer l'élaboration du principe de la maladie ; il croyait enfin faire pour le mieux en se bornant au rôle de spectateur quand l'affection morbide était parvenue à sa plus haute période. Il saignait quand il remarquait un état de plénitude des vaisseaux, surtout dans les maladies aiguës très intenses, et si le sujet était jeune et robuste. Il recommandait de faire la saignée le plus près possible de la partie malade, l'expérience lui ayant appris sans doute que c'était le moyen le plus sûr de vaincre l'irritation. Il provoquait des évacuations alvines si le malade était épuisé par un vomissement opiniâtre et dangereux. Il ne voulait pas que les évacuations fussent trop abondantes, et il recommandait d'avoir égard au climat, à la saison, à la constitution atmosphérique, à la nature de l'affection. Ses purgatifs étaient presque tous tirés de la classe des drastiques, employés en outre à titre de vomitifs. Presque tous ses médicamens étaient tirés du règne végétal.

Il passe pour l'inventeur de l'art d'appliquer des bandages. Dans toutes les blessures graves, il ordonnait le repos et un régime sévère, et il ne faisait pas difficulté de laisser couler le sang des grandes plaies. Il appliquait des cataplasmes émolliens chauds en diverses circonstances, et il employait souvent le vomitif dans les plaies de tête, ayant remarqué que le vomissement bilieux est un accident fréquent de ces blessures. Enfin il employa le trépan dans quelques-uns des cas les plus graves.

Dans ses aphorismes, dit le professeur Broussais, Hippocrate embrasse d'un seul coup d'œil l'état fébrile, qu'il examine dans les variétés qui l'ont le plus frappé. Mais il ignorait à quoi on reconnaît les inflammations internes et surtout celle du tube digestif, et l'on a dit précédemment qu'il traça des règles précieuses et commit des erreurs graves sur le régime.

Son principal mérite est d'avoir réussi à peindre à merveille les signes qui présagent la mort et ceux qui donnent l'espoir d'une terminaison favorable. Aussi faisait-il grand cas de l'art de pronostiquer, et il a saisi avec une sagacité admirable la plupart des signes tirés de la position du malade, de l'état de sa physionomie, etc., qui précédent la terminaison heureuse ou fatale d'une maladie. Dans les vomis-semens et les évacuations alvines des maladies aiguës, il cherche les signes des crises et les considère comme indépendans de l'état des organes. Il faisait ainsi la médecine d'observation, se dirigeant d'après une méthode empirique.

Hippocrate donne son opinion sur la durée des fièvres, comptant beaucoup sur les jours impairs. Tout ce qu'il dit à ce sujet, quoique fort incertain, pour ne rien dire de plus, a été copié, imité, modi-fié, corrigé pendant une longue série de siècles, sans qu'on ait jamais été d'accord sur l'époque des évacuations critiques ni sur le point de départ de l'invasion des maladies. Il s'est attaché à bien décrire les épidémies, et il y a réussi beaucoup mieux que plusieurs écrivains depuis lui. D'abord il rend compte des vicissitudes atmosphériques; puis de l'histoire générale de la constitution morbide, et les observations particulières viennent après. La cru-dité, la coction des humeurs, ainsi que les qualités des matières excrétées l'occupent beaucoup, et en pure perte pour la science.

Hippocrate, dit encore le savant auteur de l'exa-men des doctrines médicales, se représentait les maladies aiguës comme une série de phénomènes nécessaires à la coction, s'imaginant qu'il suffisait au médecin de ne pas en interrompre le cours pour satisfaire à la voix de sa conscience. Méthode d'expectation dans laquelle le médecin compte les jours, observe les urines et les selles pour y trouver quelques indices d'une crise prochaine, porte successivement son espoir d'un quartenaire à l'autre, ou se désespère et pense se dégager de toute responsabilité en portant quelque temps d'avance un fâcheux pronostic. Cette prédilection impassible pour l'observation des maladies, ce respect outré pour la nature à qui la marche en était presque abandonnée ont pu contribuer à faire appeler par Asclépiade de Bithynie, la médecine du vieillard de Cos, *l'étude de la mort.*

En résumé, Hippocrate opéra une révolution salutaire dans la médecine pratique; mais ses successeurs ne surent pas mettre à profit ses importantes découvertes. Il éleva à une hauteur prodigieuse l'art d'observer les maladies et d'en tracer admirablement les caractères; mais il ne sut pas en tirer tout le parti possible pour leur guérison ni porter la science à ce degré de certitude que pouvait lui donner déjà une si grande masse de faits et d'expérience. Enfin la route si bien tracée par lui fut abandonnée par ses successeurs; les théories spéculatives des écoles dogmatiques succédèrent à la médecine d'observation. Essayons d'en faire connaître les principales causes.

CHAPITRE III.

Examen des doctrines médicales depuis Hippocrate jusqu'à Asclépiade de Pruse en Bithynie.

§ Ier. *École dogmatique.*

Sous le règne florissant des sciences, des lettres et des arts, la médecine d'observation, digne rivale de la douce philosophie de Socrate, s'était enrichie de faits et de découvertes fort utiles. Mais après Hippocrate, la science de l'homme subit la fâcheuse influence de l'anarchie, du désordre et de la corruption en Grèce. La route qui pouvait conduire au perfectionnement fut abandonnée : des sectateurs indignes de leurs maîtres se livrèrent à une dialectique stérile, à des disputes scolastiques qui eurent l'influence la plus fâcheuse sur la théorie et la pratique médicales. Les fils et le gendre d'Hippocrate s'écartèrent les premiers des préceptes tracés par leur illustre père, et ils formèrent la première école dogmatique, sous le nom d'école d'Hippocrate.

Thessalus fit entrer dans cette doctrine la physique et le scepticisme de Platon. Celui-ci ayant appris d'Anaxagore que l'intelligence met tout en ordre, en tira cette conclusion que la cause de chaque chose est le meilleur but ; et la cause de toutes les choses est le plus grand bien. La manière dont Platon explique la formation du corps, celle de la nutrition ; ses considérations sur la voix, l'audition, le goût, la vue, le sommeil, le repos, sur les fonctions de divers organes ; sont par trop erronées pour en faire le récit.

La théorie des élémens servait aux dogmatiques à expliquer celle des sensations, et comme ils avaient des connaissances anatomiques fort inexactes, ils n'ont pu donner à cet égard aucune description satisfaisante. Leur pathologie humorale fut exposée d'une manière moins confuse que précédemment, et elle devint la base de divers systèmes créés postérieurement. Cette théorie humorale, enseignée par Hippocrate, fut développée par Platon. L'estomac était considéré comme la source des quatre humeurs principales d'où elles étaient attirées, par différens organes, à l'invasion des maladies. On assignait en outre d'autres sources à chacune de ces humeurs : on pensait que la bile était préparée dans le foie, le mucus dans la tête, l'eau dans la rate, et l'on attribuait à certains nombres des propriétés fort grandes, spécialement aux nombres trois et sept, par rapport aux changemens des maladies.

L'école dogmatique enseignait en outre que la

chaleur intégrante subit trois espèces de changemens périodiques, pénétrant du dehors au dedans par l'influence de la lune, rayonnant ensuite du dedans au dehors par celle des étoiles, et soumise enfin à un rayonnement intermédiaire qui se termine à la fois en dehors et au dedans. La matière médicale d'alors consistait dans l'art d'ajouter et de retrancher. Si la sécheresse n'est pas assez considérable, on doit prescrire des médicamens qui la favorisent. Ainsi on guérit les maladies aiguës avec des rafraîchissans, celle de la pituite par des échauffans ; etc. Des remèdes expulsent le mucus ; d'autres, la bile ; d'autres, l'atrabile. Voilà comme les subtilités dogmatiques succédèrent à l'observation des faits, et comme l'esprit de controverse fut substitué à l'étude de la nature si bien tracée par le divin vieillard.

Suivant Galien, les disputes sur la dérivation et la révulsion, datent de cette époque. Des médecins soutinrent qu'il valait mieux évacuer le superflu des humeurs par l'endroit le plus voisin du mal ; d'autres, qu'il fallait les expulser par des parties éloignées ; et ils raisonnaient tous d'après leurs idées erronées sur la distribution des vaisseaux. Ces dogmatiques soutinrent en outre que la partie la plus subtile des boissons passait dans les poumons ; et s'appuyant sur d'autres hypothèses non moins absurdes, les uns surchargeaient les malades de vêtemens et leur faisaient souffrir les angoisses de la soif, ou provoquaient des sueurs abondantes ; tandis que d'autres témoignaient la plus grande

aversion pour les purgatifs, ou de l'horreur pour
la saignée. Le vin mêlé à une certaine quantité
d'eau fraîche fut regardé par quelques uns comme
un remède salutaire contre la dysenterie bilieuse.

Dioclès de Cariste, dogmatique célèbre, s'occupa
de l'anatomie plus que ses prédécesseurs, c'est-à-
dire, de l'anatomie des animaux. On lui attribue la
découverte de l'artère aorte, qu'Aristote signala
vraisemblablement avant lui. Le premier, il soutint
que les opinions émises sur la distribution des vaisseaux, étaient erronnées et qu'il n'en sort pas huit
de la tête. Ses idées hypothétiques sur la nutrition
du fœtus, sur les causes de la stérilité des femmes,
ne valent pas mieux que celles qu'il tâcha de renverser. Dioclès appuyait ses théories sur le système
de Pythagore. Il s'occupa beaucoup de la diététique,
et il fit un ouvrage sur la conservation de la santé.
Il retraça les signes que l'on peut tirer de l'état des
urines, et ses idées sur les jours critiques se rapprochent beaucoup de celles d'Hippocrate. Il passe
pour avoir enseigné d'une manière plus exacte
qu'on ne l'avait fait jusqu'à lui, que la pleurésie
avait son siége dans la plèvre, et la pneumonie dans
le poumon ; n'ayant pas les connaissances anatomiques nécessaires, il confondit l'apoplexie et la paralysie.

La thérapeutique fut aussi l'objet de ses recherches, et il soumit la préparation des médicamens à
de certaines règles, estimant surtout ceux qui pouvaient servir d'aliment ; il se livrait enfin à la pratique

de la chirurgie , et il l'enrichit d'un instrument pour l'extraction des flèches.

Praxagoras , non moins célèbre que Dioclès et maître d'Hérophile , fut anatomiste et médecin distingué parmi les dogmatico-humoristes. Il supposait dix espèces d'humeurs dans le corps humain. On lui doit une remarque fort intéressante , qui conduisit à la découverte de l'un des principaux signes de l'état morbide ; car il fit voir que le pouls éprouve des changemens susceptibles de faire apprécier les maladies : la séméiotique s'enrichit de cette observation importante , et ses disciples érigèrent la doctrine du pouls en une théorie spéculative. Il paraît que Praxagoras s'attacha beaucoup aux principes d'Hippocrate , et qu'il fut le premier qui ait bien observé les fièvres intermittentes pernicieuses. Il montra une grande hardiesse en chirurgie , en enlevant la luette aux personnes affectées d'angine , et en ouvrant le ventre dans les cas de passion iliaque , pour replacer les intestins. Il était partisan de la saignée, qu'il employa surtout contre les hémorrhagies.

L'école dogmatique fut aussi modifiée par les Stoïciens qui étudiaient la nature , afin d'en approfondir les mystères. Ils considéraient le froid et le chaud , comme des principes actifs ; l'humidité et la sécheresse comme des principes passifs. Suivant eux , le corps animal était le résultat des forces mécaniques développant un germe qui existe de toute éternité , au moyen d'un esprit contenu dans la liqueur séminale. A l'exemple de Platon , ils expliquaient la structure, les fonctions, l'utilité de chacune des parties du corps animal d'après leur doctrine. Telles furent la théorie et la dialectique fondées sur des hypothèses spéculatives, qui remplacèrent alors la médecine d'observation.

§ 11. *Des progrès de l'anatomie et de l'histoire naturelle au temps d'Aristote, et de l'école Péripatéticienne.*

Les conquêtes d'Alexandre dans l'Inde , la Perse et l'Égypte , établissent d'importantes relations entre les Grecs et les peuples de l'Orient. Le choc des opinions affaiblit des préjugés, confond la superstition et fait propager les idées fécondes. Alexandre rend des services importans à l'histoire naturelle en protégeant le commerce et les sciences ; en n'épargnant ni soins ni dépense pour faire chercher en Asie des animaux qu'il envoye à son illustre maître. Aristote met à profit tant de circonstances favorables. S'il ne fait pas de recherches sur le cadavre humain, celles qu'il répète sur un très grand nombre d'animaux , le mettent à portée de nous donner des descriptions anatomiques plus exactes que celles de ses prédécesseurs. Il signale l'existence des nerfs, décrit plusieurs d'entre eux, nommément les nerfs optiques de la taupe; mais il n'en découvre pas les usages. Le premier, il constate que le cerveau de l'homme est proportionnellement plus volumineux que celui des animaux, et que les principaux vaisseaux sanguins partent du cœur. Mais il ne sait pas en quoi ils diffèrent les uns des autres, et la grande artère qu'il appelle aorte, est regardée par lui comme remplissant des fonctions identiques à celles des veines. Sa description du cœur est également erronée ; car il établit que cet organe est divisé en trois, deux ou une seule cavité, suivant la grosseur ou la petitesse des animaux, et ce qu'il dit touchant la distribution des vaisseaux est dénué de tout fondement. Il prétend, par exemple, que le foie envoie un vaisseau dans le bras droit et que la saignée de ce membre guérit toutes les affections hépatiques. On doute qu'il ait connu les vaisseaux lymphatiques, et ses recherches sur l'organe de la vue sont fort inexactes.

Toutefois ses dissections répétées sur une infinité d'animaux lui donnent des connaissances fort étendues en anatomie comparée ; il en fait une application heureuse à la théorie de quelques fonctions, et il ajoute à ses descriptions anatomiques des dessins qui ne parvinrent pas jusqu'à nous. Le philosophe de Stagyre établit le premier les caractères distinctifs de l'homme et du singe. Il fait remarquer que l'homme est le seul animal qui dorme couché sur le dos, et qu'aucun autre mammifère n'a la paupière inférieure garnie de cils.

Les quatre estomacs des animaux ruminans et le phénomène de la rumination étaient restés inconnus jusqu'alors. Et tandis qu'Aristote fait de si belles conquêtes à la science, il débarrasse d'une foule de préjugés ridicules, comme ceux qui faisaient croire que la louve employait douze jours à mettre bas, et que l'hyène changeait de sexe à volonté.

L'ornithologie, l'ichtyologie, les molusques, les vers n'échappent point à ses savantes investigations, ajoutent à ses droits à l'immortalité; et, quoiqu'il ait fait une étude moins approfondie de la botanique, il connaissait plusieurs plantes médicinales. De si vastes connaissances, de si grands progrès dans l'histoire naturelle, attribués à Aristote, et si dignes d'admiration, firent dire à quelques savans qu'il n'en était pas le seul auteur, mais qu'il s'était approprié les travaux de ses prédécesseurs, assertion dénuée de preuves suffisantes, et fille présumée d'une basse envie et d'un sentiment de dénigration. Sans nier que l'illustre philosophe de Stagyre ait profité des travaux de Démocrite et d'Empédocle, il faut cependant rendre hommage à la vérité, et reconnaître qu'il a suivi la méthode expérimentale, si admirablement tracée par Hippocrate, et fait avancer prodigieusement l'histoire naturelle et l'anatomie.

Les opinions d'Aristote sur la physique médicale, méritent quelque attention. Il établit entre la matière et la forme considérées comme principes passif et actif, des idées bien différentes de celles de Platon. Il donne le nom de forme ou faculté au principe du mouvement ou du changement d'une chose, admettant plusieurs forces différentes pour expliquer les fonctions, et il applique la doctrine des élémens à la physiologie ; mais ne croyant pas à la production immédiate des membres entiers et des viscères par les élémens , sans faire abstraction des membranes, des vaisseaux, des tendons, il nomme ceux là, ainsi que les organes des sens, parties homogènes , et les seconds, parties hétérogènes. Il fonde sa doctrine des sens sur celle des élémens, regardant l'eau comme la partie principale pour l'œil ; l'air, pour l'ouie ; l'air et l'eau, pour l'odorat ; la terre représentant l'essence du tact et le feu étant mêlé à tous ces élémens ou ne se trouvant dans aucun d'eux. Les sensations ont lieu, suivant lui, par l'intermédiaire d'un autre corps, tel que la lumière pour la vision ; l'air pour l'audition, etc. L'homme étant de tous les animaux celui qui jouit du tact le plus délicat, de l'intelligence la plus étendue.

Il définit le sommeil un changement opéré dans tous les organes des sens, interrompant leur énergie sans suspendre la faculté de sentir. Il établit une différence entre l'imagination, la sensation et le jugement, celui-ci tenant de l'une et de l'autre. Nous ne rappellerons pas ses idées sur l'immatérialité de l'âme, qu'il plaçait dans le cœur, le regardant avec ses prédécesseurs comme foyer de la chaleur, tandis que le cerveau lui semblait être d'une nature froide, bien propre à tempérer la chaleur brûlante du premier de ces organes. Il soutient que la respiration du fœtus commence seulement à sa naissance, et qualifie de chimérique l'opinion d'alors, qui était que le fœtus mâle est situé à droite et le fœtus femelle à gauche dans le sein de la mère.

L'histoire naturelle, l'anatomie, la physique et la physiologie étaient, comme on voit, étudiées avec zèle et succès dans l'école d'Aristote, qui est celle des péripatéticiens. Parmi les médecins les plus célèbres de cette école, on compte Callisthène, compagnon d'Alexandre dans ses expéditions ; Premigène ; Eudème et surtout Théophraste d'Erèse, qui fit un ouvrage sur les odeurs, dans lequel il consigne ses expériences sur les substances odorantes, pour servir de base à la théorie de l'olfaction. Il paraît avoir reconnu le premier que certaines substances communiquent une odeur particulière à l'urine, et que des odeurs fortes occasionnent l'étourdissement.

Il regarde la sueur comme provenant du sang devenu impropre à la nutrition, et fait remarquer, comme preuve à l'appui de son opinion, qu'elle est saline et acide. Il établit une différence essentielle entre la sueur et la transpiration insensible, et recherche pourquoi la première est plus abondante durant le sommeil que pendant la veille ; pourquoi les moribonds en sont si souvent inondés. Il fit aussi un traité sur le vertige et un autre sur la lassitude.

La botanique et la physiologie végétale occupèrent spécialement Théophraste. Il nomme cinq cents plantes dont il indique les vertus médicinales et les qualités physiques pour en tirer des argumens favorables aux principes du péripatétisme ; car l'homme est plus disposé à faire ployer les phénomènes de la nature au système qu'il adopte, qu'à rassembler des faits suffisans pour en tirer des conclusions d'une application générale. Il attribue aux plantes une chaleur innée et l'humide radical, ainsi qu'une force vitale qui en détermine la génération, le développement et la maturité. Il reconnaît l'existence de vaisseaux divers dans les plantes, et d'un parenchyme placé entre ces vaisseaux et les fibres, ainsi que celle de deux ou plusieurs membranes dans l'écorce. Enfin la substance médullaire, composée de parenchyme et d'humidité, est, selon Théophraste, le véritable organe de la vie des plantes, parce qu'elle renferme l'humide radical avec la chaleur intégrante. Il s'aperçut le premier que les fleurs doubles sont stériles. Il connaissait la diœcie; la fécondation du figuier; la différence qui existe entre les feuilles radicales et caulinaires, et il savait que la noix de Galle est produite par la piqûre d'un insecte. Se livrant aussi à la recherche des maladies des plantes, il décrivit la rouille des céréales; l'ergot, la gale, le charbon, le cancer et plusieurs affections gangréneuses.

Maintenant, si nous reportons l'attention sur les progrès de l'anatomie dans l'école des péripatéticiens, nous voyons Praxagoras de Cos déterminer la valeur du mot *cotylédon*, indiquant suivant lui l'orifice des vaisseaux dans l'utérus de la femme, et ne se retrouvant pas chez les femelles des animaux, observation qui prouve que l'on commençait à disséquer des corps humains. Praxagoras a la gloire d'avoir fait une des plus importantes découvertes de l'anatomie, dans la distinction qu'il établit entre les veines et les artères; et en démontrant que celles-ci sont des divisions ou branches de l'aorte et les seules qui donnent des pulsations.

Les artères seules produisant des battemens sans interruption, ces contractions lui parurent dépendre d'une force vitale, primitive, inhérente à ces vaisseaux, dont l'air était le principe; car, les artères étant vides après la mort, on croyait pouvoir en conclure que, pendant la vie, elles ne contenaient que de l'air, le *pneuma* destiné aux poumons, comme la trachée artère et les conduits aériens ou bronchiques. C'est peut être ce qui a contribué à faire appeler l'aorte et ses divisions du nom qui jusqu'alors avait été donné à la trachée-artère. Si l'on objectait à Praxagoras qu'il ne pouvait juger de la circulation par l'inspection du pouls, les artères ne contenant pas de sang, et que cependant elles en donnaient beaucoup, dès qu'on les ouvrait sur les animaux vivans, il répondait que l'air épais, visqueux, provenant des modifications de la force vitale et de l'exhalaison du sang, et renfermé dans les artères occasionnait ces différences; et, en second lieu, que les artères blessées déterminaient un état contre nature, d'après lequel le sang, attiré de toutes les parties du corps par le vaisseau blessé, s'écoulait au dehors. Enfin il regardait la respiration comme destinée à fortifier l'ame en augmentant la masse de l'éther qu'il croyait en être le siége.

§ III. *De l'école médicale d'Alexandrie et des disputes scolastiques.*

Les sciences honorées par Alexandre, enrichies par ses conquêtes, furent encore favorisées et perfectionnées pendant le règne de ses successeurs. L'an 321 avant l'ère vulgaire, après la mort du conquérant élève d'Aristote, l'Égypte fut gouvernée par Ptolémée Soter qui jeta les premiers fondemens du musée et de la bibliothèque d'Alexandrie. Ce prince et ses successeurs donnèrent aux naturalistes l'occasion d'observer une foule d'animaux et de plantes. Ils permirent aux médecins d'ouvrir les cadavres humains, et ils s'occupèrent eux-mêmes de recherches anatomiques. Les Grecs et les Égyptiens rivalisèrent d'émulation. Alexandrie devint le centre du commerce, de la philosophie et de la médecine.

Le temple de Sérapis renfermait une immense collection de livres entassés par ostentation. Les bibliothèques étaient alors fort en vogue. Ce fut le sujet d'une rivalité envieuse entre les rois d'Égypte et ceux de Pergame ; car l'un des Ptolémées défendit l'exportation du *papyrus*, pour empêcher les rois de Pergame de s'élever au dessus de lui par la richesse de leurs bibliothèques. On ajoute, comme positif, que la même jalousie se ranima plus tard, quand on découvrit la manière de préparer le parchemin.

4.

(52)

Les hautes récompenses accordées à quiconque découvrait d'anciens manuscrits, excitèrent la cupidité et furent cause de la falsification d'ouvrages estimés, de ceux surtout d'Hippocrate et d'Aristote. « Les Ptolémées, dit K. Sprengel, avaient fondé dans la partie de leur chateau nommé *Bruchium*, un institut dans lequel un grand nombre de savans étaient entretenus et pensionnés par l'État, comme à Pergame, et jouissaient, par privilége, de la bibliothèque et de la collection d'histoire naturelle. On y soutenait des discussions publiques, et l'on y accordait, comme aux jeux olympiques, des prix aux vainqueurs. Cet institut devint célèbre par les médecins qui s'y formèrent. Pendant long-temps, il suffisait à un praticien de dire qu'il avait étudié à Alexandrie pour assurer sa réputation. »

L'étude des sciences prit ensuite une direction opposée à celle qui pouvait les mener au perfectionnement. Le penchant naturel des Égyptiens pour le merveilleux donna aux Grecs établis chez eux le goût des sophismes et des paradoxes. Les médecins livrés aux disputes scolastiques donnaient leur opinion, comme des oracles, bien qu'ils ne vissent point les malades. Chaque savant se piquait d'être grammairien. L'érudition consistait dans l'art d'imaginer des argumens spéciaux, de connaître les règles de la logique. Toutefois l'école des péripatéticiens fut le plus en vogue.

Les plus grands anatomistes de ce temps-là, furent Hérophile et Érasistrate. Le premier surtout

porta l'anatomie à un très haut point de perfectionnement par des dissections répétées sur les cadavres
humains. On croit même qu'il usa de la permission
de disséquer des criminels. Si c'est vrai, comme Celse
l'affirme, ce fait inspire de l'horreur, et prouve combien notre civilisation moderne a plus d'humanité
que celle des anciens. « Peut-être Hérophile com-
mençait-il par ôter la vie aux malfaiteurs, de la
même manière que le pratiquaient les restaurateurs
de l'anatomie, dans le seizième siècle. » Les travaux
de ce médecin furent d'autant plus profitables à la
science, que ses descriptions sont faites d'après nature sur des découvertes fort importantes.

L'une des plus admirables, c'est d'avoir reconnu que
les nerfs sont les organes des sensations, bien qu'il
les considère comme des canaux, ainsi qu'Aristote
son prédécesseur. Il enseignait que les nerfs, soumis
à l'empire de la volonté, tiraient leur origine du cerveau et de la moelle épinière, les autres servant à
affermir les articulations, et se rendant des os aux
os, des muscles aux muscles; découverte susceptible
de jeter une vive lumière sur la syndesmologie, si
elle n'avait été enveloppée par le préjugé dominant
sur l'identité des nerfs, des tendons et des ligamens. Dans un de ses écrits, il désigne même par le
nom de *neuron*, nerf, le ligament rond de la tête du
fémur.

Ainsi la belle découverte d'Hérophile, non dé-
pouillée de l'erreur dominante, peut être regardée
comme une transition entre l'ignorance des anciens

et les connaissances des modernes sur la névrologie.
Il connut beaucoup mieux le cerveau qu'aucun autre
anatomiste avant lui. Les noms que portent encore
plusieurs parties de ce viscère, sont un hommage à
sa mémoire.

Il s'aperçut le premier de la différence qui existe
entre les vaisseaux du mésentère qui se rendent au
foie, et ceux qui, formant les ganglions mésentériques, furent appelés depuis veines lactées. Il appela
les veines pulmonaires veines artérieuses, parce qu'elles lui paraissaient de même nature que les artères.
Ce fut encore lui qui appela *duodenum* l'intestin
connu sous ce nom ; et qui découvrit les épididy-
mes.

L'illustre anatomiste chalcédonien observa la
différence que les pulsations artérielles présentent
dans leur ordre, leur force, leur vélocité, et il décrivit quelques variations du pouls, notamment le
pouls sautillant et le pouls fort. Il définissait la
médecine la science qui traite de l'état naturel et
des choses non naturelles. Sa pathologie est sur-
chargée de subtilités scolastiques d'une vaine érudition, alors fort en vogue. Dans l'exposé des causes
des maladies, il suivit la doctrine de Praxagoras,
son maître, qui trouvait dans l'altération des humeurs la cause de toutes les maladies. Il avait
pour les remèdes composés et les spécifiques une
prédilection marquée qui le fit qualifier de demi
empirique.

Erasistrate, émule et contemporain d'Hérophile

et disciple de Chrysippe de Gnide, de Métrodore et de Théophraste, vécut quelque tems à la cour de Séleucus Nicanor, où il s'acquit une grande réputation par une cure brillante. Ensuite il abandonna la médecine pratique pour se rendre à Alexandrie où il consacra tous ses soins aux spéculations théoriques et à l'anatomie. La profondeur de ses connaissances et sa probité rare lui attirèrent tant d'amis et de disciples qu'il passait généralement pour le premier anatomiste et pour le plus grand théoricien de son siècle.

Le système nerveux, le cerveau et leurs fonctions, furent le sujet de ses principales recherches. Il reconnut que les nerfs prennent directement origine non dans la dure-mère, comme on le croyait alors, mais bien dans le cerveau dont il fit mieux connaître les circonvolutions et les anfractuosités. Ruffus assure même qu'il fit une distinction entre les nerfs du mouvement et ceux du sentiment. Mais comme Erasistrate partageait l'erreur commune sur ce point, et croyait à l'identité des nerfs et des ligamens, cette opinion diffère essentiellement de celle qui a été soutenue de nos jours par l'un des plus célèbres physiologistes, le docteur Magendie, sur les nerfs considérés comme organes du sentiment et du mouvement.

Erasistrate aperçut le premier les valvules situées à l'entrée du ventricule droit ; il les appela *triglochines* ; leur usage est d'empêcher le retour du sang dans l'oreillette droite. Ses idées sur la respiration, sur l'air ou *pneuma* dont les anciens se servaient pour expliquer les fonctions les plus essentielles à la vie, les pulsations artérielles, sont conformes aux opinions d'alors et par trop erronnées pour en faire mention. Il s'éloignait du système des péripatéticiens, surtout à l'égard de la sécrétion biliaire; il faisait dépendre de la situation du diamètre des vaisseaux conduisant au foie le sang surchargé de bile; celle-ci passant delà dans la vésicule du fiel par des voies qui lui étaient inconnues. Il attribuait la faim à l'état de vacuité de l'estomac, et prétendait qu'on peut en faire disparaître la sensation en se serrant le ventre. La digestion était, suivant lui, le résultat du frottement des tuniques de l'estomac par l'intermédiaire du pneuma; et la nutrition l'effet de la superposition des parties nouvelles. Il rectifia l'erreur de Platon qui avait avancé que les boissons s'insinuent dans les poumons par la trachée-artère et il fit bien distinguer le conduit aérien des artères en y ajoutant l'épitèthe de ιραχεια.

Ce grand homme ne combattit jamais directement Hippocrate, tant il avait de respect pour sa mémoire; mais il objecta, contre sa doctrine des crises, qu'il était fort difficile de distinguer les évacuations critiques de la dissolution des humeurs. Il négligea le système de l'altération des humeurs pour expliquer les changemens qui surviennent dans l'état de santé et de maladie par la déviation des humeurs et de la substance aérienne: la fièvre et l'inflammation résultant de ce que dans le premier cas, le sang s'insinue dans les grandes artères, trouble l'air qui s'y trouve; et, dans le second, l'erreur de lieu s'opérant dans les petits vaisseaux seulement. Pour cette raison il admettait une grande affinité entre l'inflammation et la fièvre. On lui reproche d'avoir rejeté la saignée comme moyen curatif, et banni entièrement de sa pratique l'usage des purgatifs, peut-être aussi d'après Chrysippe, son maître. Il recommandait la modération dans le régime, l'usage fréquent des bains, les lavemens, les vomitifs, les frictions et le grand exercice. Il n'était pas partisan de la polypharmacie. Il savait parfaitement que les mêmes alimens et médicamens ne produisent pas les mêmes effets. Dans le traitement des maladies il s'occupait surtout de l'état des organes et il pratiquait la chirurgie avec tant de hardiesse qu'il ouvrit le bas-ventre dans les cas d'abcès au foie et à la rate. Il s'abstenait de la ponction au ventre dans l'hydropisie, la regardant comme symptomatique. Enfin il partagea l'erreur qui dominait alors en prenant pour du pus véritable le sédiment de l'urine. En résumé Hérophile doit être rangé parmi les grands anatomistes pour avoir rectifié des erreurs consacrées jusqu'à lui et fait des découvertes d'une haute importance; mais il s'abandonne trop à une vaine érudition, à l'empirisme, à la polipharmacie dans l'enseignement et la pratique de la médecine. Erasistrate fait aussi de bien belles découvertes dans l'angiologie et la névrologie. Il est plus mesuré que son émule dans ses discusions, très sobre de remèdes, attentif à l'état des viscères et hardi dans la pratique des opérations.

Eudème, que Galien assure avoir secondé Hérophile et Erasistrate dans leurs travaux, fut lui même un célèbre anatomiste. Il s'occupa surtout des fonctions du cerveau et des nerfs ainsi que de l'ostéologie. Ensuite les médecins se multiplièrent à Alexandrie sans profiter des occasions si favorables qu'il y avait de s'instruire. Ils devinrent raisonneurs, commentateurs des écrits d'Hippocrate et divisèrent la science en médecine, chirurgie, rhizotomie ou pharmacie. Pour se faire une idée de l'esprit dominant alors, il faut savoir qu'ils donnaient une démonstration géométrique de la difficulté que l'on éprouve à guérir les ulcères ronds.

Parmi tous ces sophistes médecins, Démétrius d'Apamée doit être excepté, car il fonda une école particulière. Il établit une distinction dans les hémorrhagies, suivant qu'elles proviennent de la lésion des vaisseaux sanguins ou de l'exsudation de leurs ramifications capillaires par atonie ou autrement ; et il ne vit d'autre différence entre la pleurésie et la péripneumonie que celle de l'intensité plus ou moins grande de ces inflammations.

Zénon de Laodicée, célèbre par la découverte d'un grand nombre de médicamens et d'un remède particulier contre la colique ; Apollonius de Citium, connu par des écrits sur les articulations et sur les propriétés des médicamens ; Callimaque, très versé dans la connaissance de la diététique ; Callianax, fa-

meux par sa dureté, sa barbarie envers ses malades;
Andréas de Caryste, qui signala les sophistications
que l'opium subissait à Alexandrie, et qui écrivit
sur l'hydrophobie, etc, sont tous disciples plus ou
moins dignes d'Hérophile ou d'Erasistrate et commentateurs plus ou moins exacts des écrits et des
passages obscurs d'Hippocrate.

« Presque tous les sectateurs d'Hérophile vivaient
à Alexandrie; mais quand les rois d'Egypte chas-
sèrent les savans de cette cité, plusieurs se rendirent à Laodicée, où ils établirent une école dans le
temple de Carus. » Cette école eut pour chef Zeuxis,
qui donna des commentaires sur tous les ouvrages
d'Hippocrate. Alexandre Philalèthe lui succéda, puis
un certain Démosthène, auteur d'un ouvrage estimé
sur les maladies des yeux, et quelques autres commentateurs obscurs qui s'évertuèrent presque tous
à donner des définitions plus ou moins absurdes sur
le pouls.

Héraclide d'Erythrée, médecin des plus distingués de l'école d'Hérophile, commenta les ouvrages
d'Hippocrate, sans pouvoir distinguer les véritables
de ceux qui sont supposés.

Des successeurs d'Erasistrate formèrent aussi
dans Alexandrie une école qui se propagea en Asie.
Strabon de Béryte, détracteur de la saignée comme
son maître; Straton de Lampsaque, surnommé le
physicien et partisan des pythagoriciens; Apollonius
de Memphis, qui écrivit sur la botanique; Nicias
de Milet, estimé d'Erasistrate et de Théocrite qui

lui dédia deux de ses plus belles odes ; Apollophane; Artémidore ; Charidème et son fils furent tous sectateurs plus ou moins heureux du fondateur de leur école.

« Mais avec Ycésius, qui fonda, peu de temps avant Strabon, une secte dirigée d'après la théorie d'Erasistrate, commença une époque très brillante pour cette école. Ycésius composa de nombreux écrits, dont les plus remarquables étaient le livre des plantes ; celui des onguens et celui des alimens. »

Tels sont les plus célèbres successeurs des deux fondateurs de l'école d'Alexandrie, qui se soutint jusqu'au temps de Galien. La division de la médecine en trois branches fut favorable aux progrès de la chirurgie, l'une d'elles. Les chirurgiens d'Alexandrie firent des opérations importantes dont ils perfectionnèrent les procédés. Philoxène surtout se distingua par sa dextérité, et Héron fit remarquer que l'épiploon se trouve souvent compris dans la hernie ombilicale. Enfin la taille y fut pratiquée par des chirurgiens appelés lithotomistes qui s'en occupaient exclusivement. L'un d'eux, Ammonius, inventa un instrument propre à briser, dans la vessie, les calculs d'un trop gros volume. Il se servait aussi des caustiques, nommément de l'arsenic rouge pour former une escharre sur les vaisseaux d'où sortait le sang dans les hémorhagies. Un autre lithotomiste, Sostrate, s'occupa des bandages sous le rapport de l'invention et du perfectionnement, et laissa un ouvrage sur les morsures des animaux venimeux. L'histoire rend odieuse la mémoire de quelques-uns de ces lithotomistes, accusés de s'être laissés gagner par un usurpateur, et d'avoir fait périr le jeune Antiochus en l'opérant pour la pierre qu'il n'avait pas. Ne peut-on pas comparer à ces imposteurs des hommes qui, par ignorance ou par un motif plus méprisable, traitent avec des préparations mercurielles des maux qu'une imagination trop facile à s'alarmer veut bien croire provenir d'une source impure.

Les soins minutieux recommandés dans l'application des appareils, bandages et machines; la futilité des motifs pour lesquels on tâchait d'en inventer ou d'en perfectionner, rappellent les déclamations, les sophismes des médecins; prouvent que ceux-ci et les chirurgiens avaient abandonné l'observation et la méthode expérimentale. Aucun de leurs ouvrages ne parvint jusqu'à nous. L'incendie de la bibliothèque du Bruchium dévora, dit-on, pour ceux qui peuvent y croire, quatre cent mille volumes, parmi lesquels il s'en trouvait sans doute un nombre considérable des médecins, chirurgiens et naturalistes qui firent époque dans la ville d'Alexandrie.

§ IV. *Du scepticisme et de l'école empirique.*

L'empirisme pris dans un sens absolu fut le seul guide des premiers hommes qui se livrèrent à l'exercice de la médecine. Ils ne firent autre chose que d'employer itérativement des remèdes dont l'expé-

rience d'autrui, ou la leur, avait fait connaître l'efficacité sans savoir comment ni sur quel organe ils
agissaient. Mais ce n'est plus de la pratique du premier âge du monde dont nous avons à parler, il
s'agit d'une secte empirique qui apparut entre les
années 280 et 250 avant l'ère vulgaire, par suite
des discussions dogmatiques très variées qui avaient
signalé les écoles précédentes, et vraisemblablement,
par suite aussi des changemens qui s'opérèrent dans
la philosophie.

La méthode expérimentale et d'observation tracée
par Hippocrate était abandonnée. Les découvertes
anatomiques au lieu d'y ramener, servaient à imaginer des théories spéculatives basées sur des fondemens bien fragiles. Les systèmes se succédèrent avec
une étonnante rapidité. La fureur de disputer s'introduisit même en thérapeutique, les uns répétant
une méthode vantée par d'autres et tous invoquant
l'expérience à l'appui de leurs assertions. La multiplicité des remèdes connus par suite de l'immense
commerce d'Alexandrie porte d'autres praticiens à
s'appliquer spécialement à rechercher leurs propriétés médicatrices, toute théorie dogmatique
étant mise à l'écart. De cette confusion générale naquit le scepticisme ayant Pyrrhon pour chef; et
peu après, l'empirisme fondé par Philinus, ou, suivant d'autres, par Sérapion auteur de préparations
pharmaceutiques et d'antidotes absurdes.

Ne croyez pourtant pas que le pyrrhonisme et
l'empirisme n'admettaient ni principe ni perceptions

fournies par les sens : en voici une preuve dans cette replique de Sextus Empiricus. « Nous ne rejettons en aucune manière le témoignage des sens : nous ne révoquons point en doute, par exemple, que le miel soit doux au goût ; mais lorsqu'il s'agit d'examiner l'essence de la saveur douce, nous avouons franchement notre ignorance, et nous démontrons la témérité des dogmatiques. »

Parménide et d'autres philosophes opposaient les connaissances qui nous viennent par les sens à celles que nous acquérons par les facultés de l'esprit, regardant celles-ci comme les seules véritables ; tandis que Pyrrhon les jugeait incertaines toutes deux. Mais ce scepticisme supposait un grand savoir et l'étude approfondie de tous les systèmes philosophiques pour être à même de les combattre.

Le pyrrhonisme et l'empirisme se prêtaient un mutuel appui sur différens points de doctrine.

Les premiers empiriques firent la médecine symptomatique, sans s'occuper de la maladie ni de ses causes. Leurs préceptes sur la manière d'observer furent suivis long-temps. L'expérience sur laquelle ils se fondaient devait être le résultat de l'induction la plus parfaite. Il fallait avoir observé plusieurs fois les mêmes cas et toujours dans les mêmes circonstances, savoir élaguer les symptômes morbides peu significatifs ou purement accidentels pour prétendre en posséder la connaissance. Cet empirisme s'appuyait sur l'art de bien observer les faits et d'en conserver un souvenir exact.

L'empirisme avait trois sources : 1° celle fournie par le hasard ; 2° celle qui résulte de l'observation faite sur le malade au moment même ; 3° celle qui résulte de la comparaison. Ces trois bases, l'observation, l'histoire, l'analogisme, furent appelées trépied de l'empirisme. Toutefois, comme il est rare de se trouver dans des cirsconstances qui permettent d'observer un assez grand nombre d'accidens morbides pour les appliquer aux cas présens, il faut recourir à l'histoire, aux traditions laissées par les prédécesseurs, et pour que l'induction soit parfaite on doit s'en rapporter seulement aux témoignages les plus nombreux, les circonstances étant identiques. Quiconque sait profiter des observations d'autrui avec toute la prudence requise, n'a pas besoin d'avoir beaucoup observé par lui même.

Mais il faut savoir séparer ce qui est commun de ce qui est particulier dans les observations pour établir des distinctions et des définitions. Les empiriques définissent la maladie une réunion de symptômes qui s'observent toujours de la même manière dans le corps de l'homme, un seul pouvant rarement la faire connaître et appartenant bien des fois à des maladies différentes, par exemple, la douleur; la complication des symptomes ; leur intensité ; leur ordre de succession, etc ; dont s'occupent spécialement les empiriques prouvent leur loyauté, leur justesse de raisonnement et leur supériorité sur les dogmatiques.

S'il se présentait des maladies nouvelles non signalées dans les ouvrages des praticiens ni dans les cours publics, ou s'il s'agissait d'employer des médicamens inusités, on recourait à l'analogie ou analogisme qui consistait à démontrer, d'après l'identité des phénomènes, la nécessité de recourir à un traitement analogue, analogisme applicable tantôt aux médicamens, tantôt aux phénomènes extraordinaires eux-mêmes. Ou bien l'opposition des accidens ou de la manière d'agir des remèdes faisait conclure qu'on devait avoir recours à des moyens curatifs opposés. Cette manière de procéder conduisait à *l'expérience pratique*, et il fallait de l'habileté pour l'acquérir. Les empiriques différaient donc essentiellement des dogmatiques en ce qu'ils s'attachaient exclusivement à observer la valeur des symptômes, tandis que les seconds n'établissaient d'analogie que sur l'identité des causes, l'essence des maladies, et sur la nature des médicamens.

Les empiriques ramenèrent les esprits à la méthode d'Hippocrate, en adoptant les principes par lesquels il avait opéré en médecine une heureuse et salutaire réforme. Ils soutinrent qu'il était inutile de chercher à approfondir les choses occultes, mais malheureusement ils dédaignèrent l'anatomie, sans disconvenir cependant qu'il était bon d'avoir des connaissances à cet égard; et croyant, en acquérir par les occasions qu'ils avaient d'observer les plaies, ils donnèrent même le nom de *théorie traumatique* aux connaissances acquises par cette étude. Ils rejetèrent la doctrine des indications d'Hippocrate,

sous prétexte qu'elle avait été étrangement défigu-
rée par les dogmatiques, et parce qu'ils ne voulaient
pas que la dialectique et la philosophie leur ser-
vissent de guides dans leurs recherches sur l'essence
des maladies. Les philosophes épuisent bien toutes
les ressources de l'éloquence, disaient les empiriques, mais c'est par des remèdes et non par des
paroles qu'on guérit des maladies.

En retour, les dogmatiques leur reprochent de
n'avoir fait aucun cas de la physiologie. Il est vrai
qu'ils n'admirent parmi les forces physiologiques
que celles dont l'expérience leur avait fait connaître
la réalité. Ils donnèrent une importance si outrée à
l'influence du climat, du pays, de la constitution
atmosphérique, qu'ils prétendirent que les méthodes curatives nécessaires à Rome n'auraient aucune
influence dans les Gaules, et que le traitement utile
dans cette contrée ne serait pas applicable en Égypte,
assertion qui n'est fondée bien certainement ni sur
l'observation des faits, ni sur l'empirisme pur.

Les dogmatiques et les empiriques, si divisés pour
leurs principes, se rapprochent cependant sur quelques points de thérapeutique, à l'égard surtout de
la saignée qu'ils pratiquaient dans des circonstances
analogues. Apollonius, l'un des premiers empiriques, surnommé le *rongeur de livres*; Glaucias,
partisan du trépied empirique; Héraclide de Tarente,
qui perfectionna la matière médicale, appartiennent
à l'école empirique. Ce dernier s'éloignait un peu
des opinions exclusives de sa secte, en cherchant à s

connaître les causes occultes. Les moyens assez rationnels qu'il conseillait contre la frénésie étaient l'habitation dans une chambre obscure, la saignée, les lavemens, les fomentations sur la tête. Il avait une grande prédilection pour l'opium et l'on s'occupait beaucoup alors de la doctrine des poisons et de leurs antidotes. Cent trente-quatre ans avant l'ère vulgaire, Philométor, dernier roi de Pergame, devint célèbre par son habileté en médecine et ses grandes connaissances en botanique et en toxicologie. Mithridate Eupator, qui parlait vingt-deux langues, au dire de Pline, le surpassa pourtant ; car prenant journellement des poisons et des contre-poisons, à ce que l'on dit encore, il devint très célèbre dans cette science. Plusieurs plantes et antidotes portent son nom.

Il serait superflu de rapporter les noms de plusieurs autres empiriques et rhizotomes qui découvrirent et proclamèrent de nombreux remèdes, les propriétés venimeuses et vénéneuses de plusieurs espèces de serpens et d'une infinité de plantes. Sous le règne de Trajan et d'Adrien, deux empiriques célèbres, Ménodote de Nicomédie et Theudas ou Theutas, se firent encore remarquer : le premier, comme grand antagoniste des dogmatiques qu'il désignait par les termes de fats, routiniers et autres qualifications méprisantes. Theudas, moins déclamateur, donna de forts bons principes sur la médecine d'observation et sur la manière de juger les faits pratiques.

5.

SECTION DEUXIÈME.

DE LA MÉDECINE DEPUIS ASCLÉPIADE JUSQU'À L'ÉCOLE DE SALERNE.

CHAPITRE PREMIER.

Histoire de la médecine depuis Asclépiade de Bithynie , jusqu'à la décadence des sciences.

§ I. *Examen de la médecine au temps d'Asclépiade.*

Les sciences naturelles, si prodigieusement élevées en Grèce, si protégées, si encouragées, sous les premiers rois d'Alexandrie, furent ensuite transportées en Italie où elles ne trouvèrent, chez les conquérans du monde, ni l'enthousiasme qui avait tant contribué à leur perfectionnement, ni les récompenses qui excitent une noble émulation.

Les victoires de Lucullus et de Pompée donnèrent aux Romains les premières notions de la philosophie et des sciences naturelles, enseignées par les peuples qu'ils subjuguaient. Les philosophes, les poètes et les médecins, excités par l'attrait de la nouveauté, par le désir d'acquérir de la gloire, par l'ambition et peut-être par des motifs moins honorables, sortirent de la Grèce, de l'Asie mineure et de l'Égypte pour passer en Italie et de là dans la capitale de l'univers.

Asclépiade, de Pruse en Bithynie, avait étudié et exercé la médecine à Alexandrie et dans Athènes avant d'aller à Rome, à l'époque où la conquête de l'Orient venait d'y porter le luxe à sa plus grande élévation. Ce médecin adroit et habile tira parti de l'instruction peu étendue, de la curiosité, de la vanité et de la sensualité des Romains, dans l'enseignement et la pratique de l'art de guérir. Il suivit une marche opposée à celle d'Archagathus, en permettant aux malades de satisfaire leurs désirs et leurs penchans. Il repoussa toutes les méthodes adoptées jusqu'à lui, même celle d'Hippocrate. Il signala les dangers des vomitifs, des sudorifiques ; vanta ses succès dans le traitement de l'éléphantiasis peu connu alors en Italie. Ses relations avec les Romains de la plus haute distinction, nommément avec Cicéron, contribuèrent beaucoup à son illustration.

La célébrité d'Asclépiade s'accrut encore par la nouveauté du système qu'il établit sur la doctrine des atômes. Les éléatiques, les stoïciens et les premiers dogmatiques avaient, il est vrai, appliqué le système des atômes à l'histoire naturelle. Épicure surtout avait rétabli ce système dans toute sa pureté : il attribuait la formation du monde à la rencontre fortuite des atômes, et il bannissait de la philosophie toutes les causes finales. Toutefois l'opinion d'Asclépiade diffère de celle d'Épicure ; car, suivant lui, l'homme résulte de la réunion accidentelle d'atômes qui affectent une forme déterminée et dont le mouvement régulier ou irrégulier dans le vide qui leur est assigné produit la santé ou la maladie, sans concours d'aucune force primitive, assertion qui oblige Asclépiade à nier l'existence des sympathies.

Le médecin de Pruse considérait la digestion comme une simple division des atômes en leurs particules les plus tenues, et il n'accordait point de faculté digestive à l'estomac, l'attraction des sucs nutritifs et du sang n'étant selon lui qu'une opération mécanique ; il admettait que les vaisseaux sont pleins, vides ou affaissés sur eux-mêmes. Il regardait la calorification et les sécrétions comme dépendantes d'une action purement mécanique. Ses opinions sur la circulation et les usages des nerfs prouvent qu'il n'était pas au niveau des connaissances anatomiques de ses prédécesseurs.

Sa pathologie était basée sur la combinaison des élémens, sur l'obstacle (*statio*) au mouvement des atômes, et il croyait, avec Erasistrate, que les maladies sont l'effet de l'affection des solides ; que les humeurs sont le siége, non pas de la cause prochaine, mais seulement de la cause occasionnelle des maladies. Il niait l'influence des mouvemens critiques et prétendait que les crises n'arrivent jamais à des jours déterminés. « Il paraît avoir distingué le premier les maladies en aiguës et chroniques, et avoir attaché beaucoup d'importance à cette distinction. »

Asclépiade définissait la fièvre une chaleur extraordinaire, générale ou locale, accompagnée d'un pouls violent, et dont la cause, aussi bien que celle de l'inflammation, est un engorgement quelconque. Les assertions erronnées sur lesquelles il appuyait cette définition, ne méritent pas d'être réfutées. Il traça l'histoire des fièvres intermittentes si communes à Rome ; établit plusieurs espèces de convulsions et deux sortes d'hydropisies, l'une aiguë et fébrile, l'autre chronique et sans fièvre. Il rejetait les remèdes violens dont on abusait tant et il leur préférait des moyens diététiques. Il ordonnait très fréquemment des lavemens et presque jamais de purgatifs. Il prescrivait volontiers la saignée, surtout contre les inflammations, et il vantait l'emploi des frictions, l'exercice en voiture ou dans un lit suspendu. Il ordonnait souvent les bains froids et les affusions d'eau froide, rarement les ventouses, faute de confiance ; il paraît être le premier qui ait conseillé l'usage des douches.

Il avança et soutint une opinion qui le rendit fort agréable aux Romains. Le vin était un excellent remède, suivant lui ; il le prescrivait dans plusieurs maladies, mais avec réserve et surtout chez les convalescens.

Dans les fièvres intermittentes, il ordonnait généralement des moyens différens pour chaque jour, et il paraît être le premier qui ait conseillé la bronchotomie pour éviter la suffocation dans l'angine violente. Asclépiade, fondateur d'une école célèbre, eut des sectateurs distingués, parmi lesquels il faut remarquer Artorius, ami et médecin d'Auguste, et Thémisson de Laodicée.

§ 11. *Ecole Méthodique.*

Thémisson, fondateur de l'école méthodique, ne tarde point à apercevoir et à signaler les erreurs d'Asclépiade, son maître. Il essaie de mieux faire en prenant pour base de sa doctrine un point intermédiaire à l'empirisme et au dogmatisme. Les analogies et les indications communes à plusieurs maladies forment les grands principes de ce système. Malheureusement il en restreint trop le nombre en le réduisant aux indications fournies par le resserrement et le relâchement, le *strictum* et le *laxum*, et l'état intermédiaire. Aussi, malgré tous ses efforts pour échapper par la méthode aux objections des empiriques et des dogmatiques, il ne peut éviter les contradictions et l'erreur. Il dédaigne ce que l'on savait des anciens sur les crises et les jours critiques, et défend toute espèce de nourriture pendant les

trois premiers jours du plus grand nombre des maladies. Il signale aussi la différence qui existe entre
les maladies aiguës et chroniques. Il trace assez exactement l'histoire de la lèpre et des moyens qu'on
doit lui opposer. Il fait connaître l'étiologie de la
cachexie; distingue le rhumatisme de la goutte; fait
voir que le satyriasis est une maladie distincte. On
croit enfin qu'il donna une description parfaite de
l'hydrophobie dont il fut atteint, dit-on, après avoir
été mordu par un chien enragé.

L'huile et les bains lui semblent les principaux
moyens curatifs des pneumonites. Il permettait l'u-
sage du vin mêlé à l'eau de mer dans les cas de pleu-
rite. Il recommande la saignée dans l'apoplexie, l'application du trépan pour dégorger plus sûrement les
vaisseaux, et enfin il conseille un exercice même violent dans beaucoup de cas. Il paraît avoir employé le
premier les sangsues. On lui attribue l'invention de
plusieurs composés pharmaceutiques et la découverte de plusieurs procédés opératoires.

Eudème, célèbre par ses amours avec Sibilla, belle-
fille de Tibère; Vettius Valens; Musa, affranchi
d'Auguste, chevalier romain, auteur de traités divers sur les préparations des médicamens; Mégis
de Sidon, chirurgien lithotomiste ; A. Cornélius
Celse, présumé secrétaire intime de Tibère, plus
connu par sa méthode d'opérer de la taille par le
petit appareil, furent disciples de Thémisson et partisans plus ou moins célèbres de sa doctrine.

A cette époque, la capitale du monde était inondée de médecins, qui, pour la plupart, captaient la confiance et l'attention publiques par le renversement des anciennes doctrines, l'établissement de systèmes nouveaux, pour parvenir aux honneurs et acquérir des richesses immenses. On prétend même qu'un Marseillais, Crinas, introduisit l'astrologie en médecine, traça le régime des malades d'après le cours des astres, et acquit de la sorte une si grande fortune qu'il fit fortifier plusieurs villes à ses frais.

« Mais Thessalus de Tralles, l'un des plus fougueux propagateurs de l'école méthodique, surpassa tous ses contemporains dans les basses manœuvres du charlatanisme. » Sa rusticité et un manque absolu d'instruction première rendaient son orgueil insupportable et lui faisaient mépriser toutes les découvertes des anciens. Il s'était attiré de très nombreux disciples aussi grossiers que lui. Il les conduisait chez ses malades pendant six mois environ, et l'autorisation qu'il leur donnait ensuite d'exercer la médecine, était le privilége de tuer impunément.

Thessalus donna plus d'extension aux analogies et aux indications générales : il établit une indication nouvelle, la métasyncrise ou rapport existant entre les pores et les atômes. Il négligeait la recherche des causes des maladies pour s'occuper seulement des analogies problématiques, et, suivant lui, tous les médicamens agissaient en opérant le resserrement, le relâchement ou la métasyncrise.

Un autre méthodiste, Philomenus, signala les rapports qui existent entre la fièvre et la dysenterie, les bons effets des fruits, le danger des astringens dans cette maladie. Il fit de bonnes observations sur la dysurie comme symptôme des fièvres malignes et sur l'inflammation cérébrale.

Soranus d'Ephèse contribua davantage à l'illustration de l'école méthodique : il fut très heureux dans le traitement de la lèpre, si commune de son temps en Italie et dans les Gaules. Sa médication avait pour objet d'opérer la métasyncrise ou le rétablissement des pores dans leur état naturel. Il rattacha les opinions de ses prédécesseurs à des principes plus certains et il se servait des argumens des méthodistes pour repousser celles qu'il jugeait erronnées. Il rejetait les purgatifs par la raison qu'ils évacuent indistinctement les humeurs viciées et celles qui ne le sont pas. Il saignait toujours dans la pleurésie qu'il faisait dépendre du *strictum*, et il n'admettait aucune maladie locale. Son traité des parties sexuelles de la femme prouve qu'il avait des connaissances solides en anatomie et fait de nombreuses dissections sur les cadavres humains, puisqu'il décrivit plusieurs parties dont l'existence n'avait point encore été reconnue.

Moschion, rival et contemporain de Soranus, s'occupa aussi de l'anatomie des organes sexuels de la femme et de l'accouchement. Il indique parfaitement les signes qui annoncent un avortement prochain ; mais il n'est point aussi rationnel quand il parle du moment où doit commencer l'allaitement et de l'époque du sevrage. Ses observations sur l'éducation

physique des enfans sont nombreuses et généralement exactes.

Julien, zélé méthodiste, avait très peu d'érudition, comme la plupart des sectateurs de cette école.
Galien, qui vécut en même temps que lui, le blâme
d'avoir négligé la pathologie humorale et ne lui
pardonne pas d'avoir écrit contre Hippocrate.

Cœlius Aurelianus, le seul méthodiste dont les
ouvrages sont parvenus jusqu'à nous, expose parfaitement le diagnostic de plusieurs maladies et les
différences des phénomènes critiques et symptoma-
tiques. Les écrits de ce savant médecin furent le
principal guide des moines qui exercèrent l'art de
guérir au moyen-âge. Galien l'accuse lui et tous les
méthodistes d'avoir négligé l'anatomie, assertion qui
découle d'une partialité marquée contre les partisans
du système en question, et dont il est facile de reconnaître la fausseté par ce qui a été dit de Soranus
et Moschion. Cœlius Aurelianus décrit aussi diverses
parties du corps humain avec plus d'exactitude,
qu'on ne l'avait fait jusqu'à lui. Rufus d'Ephèse et
Marinus s'occupèrent beaucoup d'anatomie comparée et firent des recherches sur les cadavres humains.
Galien même attribue à Marinus la découverte
des ganglions mésentériques et celle de plusieurs
branches ou filets nerveux. Les méthodistes ne négli-
gèrent donc pas tous l'étude de l'anatomie, comme
le prétend Galien, leur adversaire, quoiqu'ils
n'aient pas fait dans cette science de découvertes
comparables à celles de leurs prédécesseurs, pen-

dant les belles époques de la Grèce et d'Alexandrie.

Les partisans de l'école en question définissaient la *méthode*, la science des indications générales qui tombent sous les sens, celle qui a pour but de guérir les maladies. Mais comme ces indications tombent rarement sous les sens, on a cru en trouver les signes dans les évacuations dont la suppression dépend du *strictum*, et l'abondance du *laxum*, ou bien on étudiait les dispositions du corps, et l'on déterminait d'après la tuméfaction ou la diminution des parties, s'il y avait relâchement ou resserrement. D'après cela toute recherche étiologique était superflue, car à quoi servait de connaître la cause du *strictum*, pourvu qu'on sût y remédier. Toutefois, on admettait l'influence des causes éloignées sur la production des maladies. Par exemple, un refroidissement provoque une inflammation, mais ne détermine pas les changemens qu'éprouve cette dernière ; c'est toujours la cause prochaine qui constitue l'essence de la maladie et ne cesse d'agir qu'au retour de la santé. Ils poussaient ces principes jusqu'à l'exagération dans les cas d'empoisonnement en cherchant à guérir le mal produit par la substance vénéneuse sans s'occuper d'expulser ou neutraliser celle-ci.

Les méthodistes établirent aussi des indications chirurgicales se rapportant à l'introduction de substances étrangères en diverses parties du corps, au déplacement ou manque absolu de ces parties, etc. ; et enfin ils considérèrent séparément les maladies de l'âme qu'ils ne pouvaient ranger dans aucune de

leurs analogies générales. Ils contribuèrent au perfectionnement de la thérapeutique en déterminant
avec plus de précision les indications curatives.

Dans les maladies chroniques ils n'avaient point
égard à l'activité de la nature. Ils ne s'occupaient
aucunement des qualités des humeurs évacuées.
On relâchait par les saignées, les huiles, les narcotiques, un air pur et médiocrement chaud, pour
remédier à l'état de *strictum*, sans s'attacher à la différence des maladies, ni à celle des parties affectées.
Au début de l'affection, on diminuait la quantité
des alimens ou même on les retranchait en totalité.
On se conduisait d'après les indications générales
du *strictum* et du *laxum* pendant son accroissement, et l'on administrait les calmans quand la maladie était parvenue à son période le plus élevé. Lors
de la déclinaison, on cherchait à en favoriser la solution et l'on accordait plus de nourriture.

Si l'on ne réussissait pas dans cette marche méthodique, on tâchait d'opérer une diversion ou restauration des pores afin de changer le rapport des
atômes à leurs pores; et les moyens dont on usait
pour y parvenir ne méritent pas d'être cités. La
moutarde, le poivre, la scille et autres moyens
irritans étaient ordinairement employés pour opérer la métasyncrise. En résumé, le traitement que
les méthodistes prescrivaient contre les inflammations, la péripneumonie surtout, et contre les hydropisies, conformément aux principes susmen-

tionnés, devait être bien moins efficace que celui employé de nos jours.

Sous le règne des premiers empereurs romains,
l'histoire naturelle, la matière médicale, les poisons
et leurs antidotes furent aussi l'objet des études, des
recherches et d'expérimentations nombreuses faites
plutôt pour satisfaire le penchant des Romains pour
le merveilleux et pour acquérir de grandes richesses
que dans l'intérêt unique de la science. Cette multitude de remèdes dont plusieurs ont été décrits en
vers, ces composés bizarres si justement oubliés
étaient prescrits contre des maladies essentiellement
différentes, dans toutes sortes de circonstances et
jusque contre les soupirs. Les emplâtres, les onguens n'étaient pas moins en vogue. Dans cet en-
combrement pharmaceutique, dans ce fatras de remèdes, il faut pourtant faire mention de la thériaque inventée par Andromaque de Crète, médecin
de Néron et le premier qui ait été désigné sous le
titre d'Archiâtre.

Pour consacrer la mémoire de cette époque et
venger les sciences naturelles du culte indigne dont
elles étaient l'objet parmi tant de charlatans avides
de richesses, un seul homme suffit à l'histoire. Ce
grand naturaliste, Pline l'ancien, que son zèle infatigable éleva souvent au-delà des bornes ordinaires
du génie, travailla, dit Buffon, sur un plan bien
plus grand que celui d'Aristote, et peut-être trop
vaste. « Il a voulu tout embrasser et il semble avoir
mesuré la nature et l'avoir trouvée trop petite en-

core pour son esprit. Son histoire naturelle comprend, indépendamment de l'histoire des animaux, des plantes et des minéraux, l'histoire du ciel et de la terre, la médecine, le commerce, la navigation, l'histoire des arts libéraux et mécaniques, l'origine des usages, enfin toutes les sciences naturelles et tous les arts humains ; et ce qu'il y a d'étonnant, c'est que, dans chaque partie, Pline est également grand. La grandeur des idées, la noblesse du style relèvent encore sa profonde érudition ; non seulement il savait tout ce que l'on pouvait savoir de son temps, mais il avait cette facilité de penser en grand qui multiplie la science ; il avait cette finesse de réflexion de laquelle dépendent l'élégance et le goût, et il communique à ses lecteurs une certaine liberté d'esprit, une hardiesse de penser qui est le germe de la philosophie. Son ouvrage, tout aussi varié que la nature, la peint toujours en beau. C'est, si l'on veut, une compilation de tout ce qui avait été écrit avant lui, une copie de tout ce qui avait été fait d'excellent et d'utile à savoir ; mais cette copie a de si grands traits, cette compilation contient des choses rassemblées d'une manière si neuve, qu'elle est préférable à la plupart des ouvrages originaux qui traitent des mêmes matières. »

§ III. *Résumé de l'école Eclectico-pneumatique.*

Tandis que la secte des méthodistes jouissait

Rome d'une très grande faveur ; les dogmatiques prirent le titre de pneumatistes pour prouver contrairement aux premiers, qu'ils admettaient un principe actif, immatériel, le pneuma, déterminant la santé et la maladie ; principe imaginé d'abord par Platon, développé par Aristote, qui croyait même connaître les voies par lesquelles le pneuma s'introduit dans les poumons et les vaisseaux artériels, et dont Érasistrate s'était beaucoup occupé. Cette doctrine, comme on voit, n'était que renouvelée.

Quoique fort attachés à leurs opinions, les pneumatistes avaient cependant égard à l'influence des quatre élémens, à leur combinaison sur la production des maladies, et ils introduisirent les premiers l'expression de putridité, pour désigner une altération apparente des humeurs. Ils divisaient le pouls en une infinité d'espèces, et le définissaient une contraction et une dilatation alternatives des artères : la dyastole, ou la dilatation, poussant l'esprit en avant, et la systole, ou la contraction, l'attirant. En général, ils avaient une prédilection marquée pour la dialectique et les subtilités.

Athénée, fondateur de cette école, admettait la préexistence des germes. Il s'occupa de la dialectique avec un soin particulier, fit connaître les bonnes et mauvaises qualités des céréales, et la manière de filtrer l'eau. L'un de ses disciples, Agatinus de Sparte, essaya de se rapprocher des empiriques et des méthodistes. Il créa de cette manière l'école éclectique à la célébrité de laquelle Archigène contribua beaucoup. Celui-ci admettait huit espèces de pouls : grand, fort véloce, fréquent, plein, régulier, égal, rhytmique; chacune d'elles se subdivisant en d'autres variétés. Toutes les subtilités des Stoïciens semblaient être accumulées dans sa pyrhétologie; et il avait placé le plus haut degré des maladies immédiatement après leur début.

Archigène divisa les eaux minérales, d'après leurs principes constituans, en nitreuses, alumineuses, salines et sulfureuses. Il usait des fomentations émollientes tièdes, et surtout d'éponges imbibées d'eau chaude dans le plus haut période des maladies, dans l'intention de lubréfier les voies et de favoriser la coction. Il distingua la dysenterie suivant qu'elle a son siége dans les gros ou petits intestins, et il fit remarquer que l'ulcération en est souvent la suite. Il admettait une multitude de remèdes, même des amulettes et des moyens superstitieux, pour combattre chaque symptôme morbide. Toutefois il préférait les laxatifs aux drastiques dont il redoutait la violence. Il traça les règles des amputations, en faisant la section des parties molles en un seul temps sans laisser de lambeau. Enfin il usa du cautère actuel souvent avec succès contre la sciatique.

Arétée de Cappadoce fut élevé dans les principes des écoles pneumatique et éclectique, à la célébrité desquelles il contribua beaucoup. Il admet trois parties constituantes du corps : les solides, les fluides, et les esprits, dont le mélange et le rapport produisent la santé, tandis que le mélange, le rapport, et la température des élémens produisent les maladies. Malgré ces erreurs et tant d'autres qu'il partageait avec les éclectiques, Arétée fut pourtant un des plus célèbres médecins de l'antiquité. Tous les phénomènes qu'il signale, toutes les maladies qu'il décrit décèlent un très habile observateur et un écrivain brillant.

Il porte une attention continuelle aux forces de la nature aux différences du tempérament, à celles du climat, des saisons, etc., et fait preuve de connaissances anatomiques bien supérieures à celles de son siècle dans ce qu'il dit du siége des maladies, de la différence de sensibilité des poumons et de la plèvre. Il démontre la fausseté de prétendus vaisseaux allant directement du foie au bras droit ; mais, quand il parle des fonctions de la vésicule du fiel, de celles de la rate, c'est encore sous l'influence des préjugés dominans.

Il employait fort peu de remèdes, toujours des médicamens simples ; et, quant au régime, il suivait les principes d'Hippocrate. Il préconisait les vomitifs, non seulement comme évacuans, mais aussi comme désobstruans et pour opérer une secousse salutaire dans le système nerveux. Enfin il conseillait la saignée dans la presque totalité des inflammations.

Magnus d'Éphèse, archiâtre à Rome ; Héliodore, chirurgien célèbre sous Trajan, auteur de fort bon-

nes observations sur les plaies de tête; Posidonius, praticien attentif et éclairé; Antyllus, qui
contribua beaucoup aux progrès de la chirurgie,
de la thérapeutique et de la diététique et qui parla
le premier de l'hydrocéphale des nouveaux-nés et de
l'opération de la cataracte par extraction; Philagri-
nus, frère de Posidonius, avantageusement connu
comme chirurgien lithotomiste, puisqu'il donna la
première idée de l'opération de la taille par le haut
appareil; et enfin Léonides d'Alexandrie, auteur
d'un procédé pour l'opération de la fistule à l'anus
et de remarques fort intéressantes sur les ulcères
et verrues des parties génitales qui semblent avoir
une grande analogie avec les maux vénériens, étaient
tous sectateurs de l'école éclectico-pneumatique.

§. IV. *Doctrine de Galien.*

Les écoles de médecine retentissaient des argu-
mentations les plus frivoles, de disputes scandaleuses,
lorsque Claude Galien de Pergame avec un grand
génie et une érudition immense, vint pour concilier
des partis si opposés et ramener les médecins à la
doctrine d'Hippocrate, en cherchant à établir son système sur les bases choisies par Platon, Aristote et
l'immortel vieillard de Cos. Quoiqu'il ait extrêmement de peine à coordonner des principes si peu
faits l'un pour l'autre, et qu'il commette des contradictions nombreuses, le médecin de Pergame par-

vint à une très grande célébrité de son vivant, et il fut l'objet de la plus grande admiration après sa mort.

Il naquit en l'an 131 de notre ère et fit des voyages lointains qui perfectionnèrent ses connaissances, lui en firent acquérir de nouvelles, en histoire naturelle surtout. Il s'instruisit beaucoup en anatomie, pendant son séjour à Alexandrie. Il était âgé de 34 ans, quand il vint à Rome où il eut des liaisons intimes avec les grands et les philosophes de l'empire, qui l'engagèrent à ouvrir des cours publics d'anatomie. Ses succès, sa pratique heureuse, son habileté lui suscitèrent la jalousie et la haine des autres médecins, et il s'éloigna de Rome.

Il y revint et se rendit de là à Aquilée où se trouvaient les empereurs Marc-Aurèle et Lucius Vérus se préparant à la guerre, qui l'avaient fait appeler près d'eux. L'épidémie qui avait éclaté dans Rome quand il en sortit pour aller à Brindes, et la peste qui s'était manifestée aux environs d'Aquilée, quand il reprit la route de Rome, où il venait d'être nommé médecin du jeune empereur Commode, permettent de supposer que cet homme si célèbre n'avait pas ce courage, cette élévation d'ame qui portent un médecin à braver le danger, à prodiguer ses secours dans les épidémies où la mort fait de nombreuses victimes.

L'étude approfondie qu'il fit des divers systèmes lui démontre les défauts de chacun d'eux, et les lui fait mépriser tous. Il adopte les principes d'Hippocrate qu'il explique d'après les idées qui servent de base aux systèmes de Platon et d'Aristote ; et quoiqu'il dise que les ennemis d'Hippocrate sont ou des ignorans, ou des dialecticiens pointilleux, ses ouvrages ne sont point exempts de subtilités, de disputes de mots, de répétitions nombreuses. Il déclare la théorie supérieure à l'empirisme, et ne partage pas l'opinion des sceptiques qui rejettent la certitude de toutes les sciences.

Galien eut une prédilection marquée pour l'étude de l'anatomie, qu'il regarde comme le fondement de l'art de guérir, et pour les dissections des animaux. Il ouvrit peu de cadavres humains et ne fit presque aucune découverte importante, si ce n'est en myologie. Il refuse une texture musculaire au cœur et commet une erreur qui s'est propagée longtemps après lui, en avançant que les muscles sont composés de fibres nerveuses et tendineuses. Ce qu'il dit de l'angiologie, de la névrologie et de la splanchnologie ne vaut guère mieux que ce que l'on savait avant lui.

Sa physiologie repose sur la doctrine des forces du corps qui sont de trois espèces : vitales, animales et naturelles. Les premières résident dans le cœur, les secondes dans le cerveau et les dernières dans le foie. Il place la génération, la nutrition et l'accroissement parmi les fonctions naturelles qui sont accomplies par le pneuma en circulation dans tous les vaisseaux. Les deux sexes participent également à la génération, et les parties génitales de la femme sont les mêmes que celles de l'homme, à la seule différence que celles-là sont intérieures parce qu'elles sont d'une nature plus froide. Il considérait les testicules comme les seuls organes préparateurs du sperme, et il croyait avec tous ses prédécesseurs que les embryons mâles se développent dans le testicule droit et les femelles dans le gauche.

Il admet des forces attractive, retentive, modifiante et expulsive pour expliquer la digestion et les fonctions naturelles : la contraction, le relâchement, le mouvement propagé à la tension tonique, pour expliquer les fonctions des muscles ; et il a recours à la doctrine des élémens empruntée d'Aristote, pour expliquer les qualités premières et secondaires des humeurs, l'état de santé, etc.

Les maladies sont suivant lui des états contre nature des parties similaires ou simples, ou des organes eux-mêmes ; leurs causes sont éloignées ou prochaines, externes ou internes, et celles-ci dépendent presque toujours de la surabondance ou de la dégénérescence des humeurs. Il désigne l'altération des humeurs sous le nom de putridité, et il la retrouve presque partout. Il explique l'inflammation par l'introduction du sang dans une partie qui n'en contenait pas.

Quoiqu'il en soit de la célébrité du médecin de Pergame, ce n'est point un observateur comparable à Hippocrate. L'histoire des maladies qu'il nous a laissée fait bien plus briller son immense érudition qu'une rigoureuse exactitude dans l'exposition des faits. Sa matière médicale découle de la théorie qu'il avait accommodée à celle des élémens. Il voulait qu'on tirât l'indication de l'essence de la maladie, de la saison, du genre de vie, etc. Le régime qu'il prescrivait était presque en tout conforme aux préceptes tracés par Hippocrate. Il se livrait aussi à la pratique de la chirurgie; car il fit, entre autres opérations, une application de trépan au sternum, dans un cas d'empième. La réputation de Galien fut immense de son vivant et surtout après sa mort. Aucun de ses successeurs ne sut l'imiter, ni maintenir la science au point élevé où il l'avait portée.

§ V. *De l'influence de la fausse philosophie des Orientaux sur la médecine et de la police médicale d'après le droit Romain.*

L'Orient, berceau des arts, des sciences et des lettres, qui exerça pendant une si longue série de siècles, à tant de reprises différentes, une influence rétrograde ou stationnaire sur les idées, les principes et la philosophie de l'Occident, introduisit dans les écoles d'Italie, sous le règne des premiers successeurs d'Auguste, son étrange théosophie qui eut à Rome une extension envahissante sur toutes les sciences et sur la médecine en particulier.

Les anciens Brames avaient imaginé l'existence de deux principes opposés, l'un bon, l'autre mauvais, auxquels tous les êtres, surtout l'homme, étaient soumis relativement à la santé et aux maladies. « Bien des cures, est-il dit dans le livre du Zend, s'opèrent par le secours des arbres et des herbes, d'autres par le couteau et d'autres encore par la parole : car la parole divine est le plus sûr moyen pour guérir les maladies; c'est par elle qu'on obtient les cures les plus parfaites. » Ainsi l'on admettait en principe l'influence des esprits sur la production de tous les phénomènes de la nature, et l'on renonçait à l'étude des causes physiques.

Environ cent-cinquante ans avant l'ère vulgaire il s'établit à Alexandrie une secte médico-théosophique, celle des Esséniens, que les Grecs appellent *Thérapeutes*, parce qu'ils se vouaient entièrement à l'adoration mystique de Dieu et pratiquaient l'art de guérir. Plusieurs d'entre eux regardaient l'exercice de la médecine comme une qualité nécessaire au vrai sage, et ils voulaient qu'on traitât en même temps l'ame et le corps. Ces thérapeutes, dont les principes se rapprochent de ceux de Pythagore, se répandirent ensuite en Italie et dans Rome, où Galien s'opposa de tous ses efforts à leurs écarts d'imagination. Ils désignaient les médicamens sous des noms babyloniens ou égyptiens, et réunissaient la médecine à la théosophie au moyen de figures et d'enchantemens particuliers. C'est ainsi qu'un certain Plotin passe pour avoir guéri Porphyre dangereusement malade, au cap Lilybée, par des paroles magiques.

Dans les premiers siècles de l'église, les apôtres, les martyrs et leurs reliques passaient pour avoir le don de guérir toutes sortes de maladies et même de ressusciter des morts. « Personne n'ignore les cures merveilleuses des martyrs saint Côme et saint Damien, qui délivrèrent Justinien, entre autres, d'une affection incurable. L'empereur, par reconnaissance leur érigea, un temple auquel les malades abandonnés des médecins, se rendaient en pélerinage, et où ils guérissaient de la même manière qu'autrefois dans les temples d'Esculape. » Ainsi le christianisme exerçait une influence retrograde sur l'art de guérir : les moines qui l'exerçaient menaient une vie purement contemplative. On croyait que les maladies graves étaient des punitions de Dieu, et les médecins n'entreprenaient pas de les guérir, de peur de contrarier la justice céleste. Tout ceci pouvait être encore l'effet de l'union des dogmes de la religion chrétienne avec la philosophie payenne, dont saint Paul avait tant recommandé de se garder. Les Gnostiques, les Ophianiens et d'autres sectes hérétiques imaginèrent divers esprits, rétablirent l'adoration des serpens et se livrèrent à d'autres absurdités magiques que l'église orthodoxe repoussa vivement et avec horreur.

L'invention des talismans que l'on portait ordinairement suspendus au cou, date aussi de cette époque; et les songes étaient interprétés par rapport aux maladies. En ce temps-là, Marc-Aurèle remercie les dieux de lui avoir fait connaître en songe les moyens qu'il devait employer pour se délivrer d'un crachement de sang et de vertiges dont il était affecté.

Les circonstances politiques, la perte de la liberté, la forme despotique du gouvernement romain contribuaient beaucoup à faire tomber les sciences dans un anéantissement total. Les talens ne peuvent se développer ou se développent bien rarement dans un état qui est régi non par les lois, mais par la volonté arbitraire d'un seul homme. « Occupés sans cesse à briguer les bonnes grâces du souverain, de qui dépendent les honneurs et les richesses, les sujets ne connaissent d'autre moyen d'arriver à ce but que de flatter les caprices de leur maître. Sa faveur seule et non plus le mérite préside à la distribution des places. C'est ainsi que l'esprit tombe dans l'indolence et l'inactivité. Au lieu d'efforts pénibles et soutenus pour se distinguer par de vastes connaissances et un talent brillant, on choisit des voies plus faciles pour se procurer la bienveillance du despote. »

La médecine n'était plus une science; c'était l'alliage le plus hideux de différens systèmes mal combinés entre eux et avec les préjugés, les superstitions les plus ridicules. L'art de guérir avait cessé d'être digne de l'enthousiasme qu'il excita à son origine, et du point élevé où il avait été placé dans l'opinion des hommes par le génie et les immenses travaux des médecins et des naturalistes des beaux temps de la Grèce, d'Alexandrie et de Rome.

Avant de passer à l'examen de cette décadence, arrêtons-nous un peu sur les priviléges des médecins dans la capitale du monde et sur leur position sociale à une époque bien connue de l'antiquité.

« Dans tout état policé, dit K. Sprengel, l'exercice de la médecine ne peut être abandonné au hasard : il faut que les médecins soient soumis à la surveillance immédiate de l'autorité. Les uns doivent être salariés par le gouvernement, afin qu'ils soient attachés plus étroitement à l'état; plusieurs aussi doivent être chargés du soin d'examiner les talens et la capacité des autres, pour accorder ensuite à ces derniers le droit d'exercer leur art. Cette police devint, à une certaine époque d'autant plus nécessaire dans les principales villes de l'empire romain, que le nombre des médecins s'était accru en proportion du luxe, et que les méthodistes abrégeaient singulièrement les études de leurs disciples. »

Aussi l'autorité distingua de très bonne heure à Rome des médecins d'un mérite reconnu, que l'on nommait archiâtres, chargés de la surveillance des autres médecins, jouissant de certains priviléges et d'un traitement spécial. Les principaux archiâtres ou archiâtres palatins comptaient parmi les premiers officiers de la cour, ou même ils étaient revêtus des premières dignités. Quand ils obtenaient le titre de comte ou quelque grade plus élevé, ils étaient exempts d'impôts et charges publiques, des logemens militaires surtout. Les archiâtres se rapprochaient ainsi des princes avec lesquels ils vécurent

souvent dans l'intimité la plus parfaite. Pline rapporte que les appointemens de Cassius, de Calpita-
nus Arnutius, d'Albutius et de Rubius, qui se succédèrent à Rome dans la place d'archiâtres palatins,
étaient d'environ quarante mille francs par an de
notre monnaie; et il affirme qu'Érasistrate, petit-fils
d'Aristote, reçut trois cent soixante-huit mille francs
pour prix de la guérison du roi Antiochus.

Ces traits de magnificence étant peu communs,
ajoutons y celui de Louis XIV pour Felix, son premier chirurgien, auquel il donna une terre qui
valait plus de cinquante mille écus, en récompense
de l'opération de la fistule à l'anus qu'il avait faite à
ce monarque.

Les médecins du second ordre ou archiâtres populaires étaient en nombre déterminé pour chaque
ville : il y en avait un pour chaque arrondissement
à Rome. Ceux qui s'établissaient au-delà du nombre
limité ne jouissaient pas des priviléges attachés à la
place de médecins d'état. Ces archiâtres populaires
formaient un collége dans les grandes cités de l'empire romain. La municipalité proposait le médecin
d'état et le collége des archiâtres, après s'être assuré
de sa capacité, l'admettait pour la première place
qui deviendrait vacante dans le collége où il prenait
le dernier rang parmi ses égaux. Le candidat ne
devait pas avoir d'autre recommandation que ses
talens et son habileté. Chaque collége des médecins
d'état formait un certain nombre d'élèves.

Les archiâtres populaires étaient aussi exempts

des emplois pénibles, des logemens de troupes, etc.
Ils recevaient un traitement tiré des caisses publiques. Leurs honoraires augmentaient quand ils établissaient des écoles et faisaient assidûment leurs leçons. L'état leur accordait en outre des fonds pour fournir gratuitement des soins et des remèdes aux pauvres. Les médecins militaires recevaient aussi leurs appointemens sur les deniers du trésor public pour soigner gratuitement les soldats. Les praticiens subordonnés aux médecins d'état vivaient avec les honoraires qu'ils gagnaient (1).

Les ecclésiastiques qui s'occupèrent de traiter les malades d'une manière mystique furent appelés parabolains. Ils établirent les premiers hôpitaux pour les indigens malades, et non pour servir d'écoles aux jeunes médecins. Dès le sixième siècle, les moines et les parabolains en avaient déjà établi plusieurs. Cette belle institution se perfectionna et s'étendit successivement chez toutes les nations du monde.

(1) Ce serait une justice de dispenser les médecins et chirurgiens du service de la garde nationale parce qu'ils exercent des fonctions dont l'importance est justement appréciée, et pour lesquelles il est extrêmement difficile de faire une substitution consentie par les malades, car la confiance ne se commande pas. Dailleurs ils exercent assez de fonct'ons publiques non retribuées pour que leurs concitoyens reconnaissans les dispensent du service de la garde nationale. Ils forment des compagnies savantes dont le but est de servir l'humanité, d'améliorer la position physique et morale de l'homme. Ce sont eux enfin et surtout qui sont les bienfaiteurs et les consolateurs de l'indigent malade.

CHAPITRE II.

Histoire de la médecine depuis la décadence des sciences, jusqu'à l'établissement des écoles Arabes.

§ Ier. *Examen de la médecine chez les Romains et les Grecs depuis le troisième siècle jusqu'au neuvième.*

Aux causes de la décadence des sciences qui ont été signalées précédemment, il faut ajouter l'envahissement de l'empire romain par les peuples barbares et les ravages d'une peste effroyable qui, dans Rome seule, enlevait jusqu'à cinq mille victimes par jour, pour se figurer les misères publiques, l'abrutissement de l'esprit et de la raison, vers le milieu du troisième siècle. Les plus violentes diatribes contre les écrits d'Aristote et de Pline, des disputes fort opiniâtres entre diverses sectes chrétiennes ramenaient les peuples à la plus affreuse barbarie. Sous le règne de Julien qui fit établir des bibliothèques à Constantinople et à Antioche, les sciences auraient pu recouvrer quelque splendeur, si ce prince eût été plus ferme et moins superstitieux.

Mais, sous Théodose, les temples les plus magnifiques sont détruits, les bibliothèques incendiées, et
les sciences tombent dans un néant affreux. Parmi
les médecins de ces temps désastreux, Marcellus,
de Sida en Pamphilie, se distingue dans le troisième siècle. On lui attribue quarante-deux livres
de médecine écrits en vers hexamètres principalement sur des maladies nerveuses. Les Sérénus
Sammonicus, père et fils, écrivent aussi en vers sur
la médecine; et l'on peut supposer, d'après les opinions de Sammonicus fils sur l'hydropisie, qu'il attribue aux engorgemens de la rate et du foie, qu'il
s'est occupé des causes et de la nature de certaines
maladies. Vindicien, médecin de Valentinien, fait
un poème sur la préparation de la thériaque et un
composé de soufre et d'axonge qu'il conseille contre
la toux opiniâtre. Théodore Priscius, son élève,
publie un ouvrage dans lequel il recommande un
très grand nombre de médicamens indigènes contre
toutes sortes de maladies, sans s'inquiéter de leurs
causes. Cependant il paraît être attaché aux principes
de l'école méthodique, et il se dirige le plus ordinairement dans sa pratique d'après l'espèce d'humeur
prédominante.

L'histoire des empiriques aveugles, des magiciens et des moines médecins du quatrième siècle
est remplie d'absurdités honteuses pour l'esprit
humain; on ne doit les tirer de l'oubli que pour
signaler leur influence fatale. Ainsi Marcellus de
Bordeaux, archiâtre sous le règne de Théodose Ier,

accumule une immense quantité de recettes et de moyens goétiques dans la première partie d'un ouvrage destiné à ses fils et aux personnes qui veulent se traiter elles-mêmes. Le reste de cet écrit est surchargé de compilations, d'additions diverses et de charmes absurdes comme celui-ci : quand vous aurez répété trois fois neuf fois *os gorgonis basio*, vous pourrez retirer un corps étranger introduit dans le pharynx. Il restreignait la préparation des médimens ordinaires à des jours déterminés et faisait tourner les malades vers l'Orient pour prendre leurs potions.

« Malgré les progrès effrayans du charlatanisme, il restait cependant quelques traces du dogmatisme dans les écoles des médecins. Le penchant de ces derniers pour l'éclectisme favorisa la réunion du dogmatisme sévère ou du système de Galien avec le méthodisme. On crut même pouvoir concilier l'aveugle empirisme avec les principes du médecin de Pergame, malgré leur entière opposition. De là naquit la singulière forme dogmatico-empirique que la médecine grecque conserva pendant près de mille ans, espace durant lequel on ne fit rien d'important pour les progrès de l'art. » Pendant ce long période, l'histoire de la médecine offre de temps à autre un homme d'un génie supérieur chez les sectateurs de Mahomet et rarement parmi les chrétiens.

Au quatrième siècle, Zenon de Chypre jouissait, dans l'école d'Alexandrie, d'une réputation extraordinaire qui lui mérita l'estime de l'empereur Julien et lui attira une foule de jeunes gens parmi lesquels Magnus d'Antioche et Oribase furent ses plus célèbres disciples. Le dernier fit des extraits de tous les ouvrages des anciens et il les réduisit ensuite en un seul livre sous le titre de *synopsis*. Il traça des préceptes sur le régime et les exercices gymnastiques, parmi lesquels il recommande surtout l'équitation. Ce qu'il dit de la saignée qu'il conseille de pratiquer dans les inflammations, même quand elles sont fort avancées ; ses principes sur l'éducation physique des enfans ; ses conseils sur le choix des nourrices ; sa méthode de traiter les fièvres exanthématiques ; ce qu'il écrit sur les maladies du foie ; ses remarques sur la suppuration, suite du rhumatisme, prouvent sa grande érudition, sa sagacité philosophique, son esprit observateur, son habileté dans la pratique, et montrent combien un homme laborieux peut tirer parti de ses moyens, de son travail et d'expériences bien faites, même quand il surgit dans les temps les plus défavorables. La chirurgie, la thérapeutique et l'anatomie furent aussi l'objet des recherches de ce savant, quoiqu'il ne s'en soit pas occupé aussi exclusivement ni avec un succès égal. Enfin Némésius, évêque d'Emèse, fit un traité sur la nature de l'homme, qui a joui d'une grande célébrité, parce que des auteurs ont prétendu y trouver une description claire de la circulation du sang découverte par Harvey. Némésius s'occupa beaucoup plus d'histoire naturelle et de physiologie que de pratique médicale. L'une des principales remarques qui lui sont attribuées, c'est d'avoir établi une distinction entre les nerfs et les tendons, en refusant à ceux-ci toute espèce de sensibilité.

Les monumens des arts, les bibliothèques devenaient la proie du pillage et de la dévastation, lorsque les Nestoriens, qui cultivèrent la philosophie et la médecine, se répandirent en Orient vers le cinquième siècle. Leur école à Edesse se distingua par les excellens maîtres qu'elle fournit, et les élèves y apprenaient la médecine pratique dans un hospice public. Mais les persécutions dirigées contre cette école savante obligèrent les Nestoriens à abandonner Edesse. Les derniers philosophes payens qui vivaient encore pendant le sixième siècle à Athènes, dans l'école de Platon, éprouvaient un sort moins rigoureux. Le gouvernement leur accordait un traitement et une tolérance exemplaire. Mais Justinien, voulant avoir des fonds pour bâtir un grand nombre d'églises, supprima la pension des philosophes et des professeurs d'Athènes. Ceux-ci, indignés de l'avarice et de l'intolérance de l'empereur, se réfugièrent en Perse, où ils trouvèrent moins de circonstances favorables et d'amour pour la philosophie qu'ils avaient imaginé. A mesure que l'ignorance prévalait en Orient et en Occident, les préjugés prenaient plus d'empire, et le flambeau des sciences jetait à peine quelques pâles lumières. Les invasions successives des Huns, des Hérules, des Goths, etc., détruisirent le germe de la pensée et le culte de la philosophie.

Pendant les cinquième et sixième siècles, l'Occident produit à peine quelque médecin digne d'être nommé dans l'histoire. En 541, une épidémie effroyable, survenue en Ethiopie ou en Egypte, ravage toute l'Italie, s'étend jusqu'à Constantinople où il mourait journellement, dit-on, de quatre à dix mille personnes. Les arts sont abandonnés, le commerce et l'industrie anéantis, les troupeaux errans dans les campagnes. L'abattement, la terreur, le désespoir, le fanatisme règnent partout. L'ignorance absolue des causes qui la déterminent la font attribuer à la colère céleste : les malades se croient entourés de fantômes, restent enfermés chez eux ; tous les moyens de guérison paraissent insuffisans. Cette peste reparut plusieurs fois dans l'espace de soixante ans et sous des formes différentes. Celle qui ravagea la France de 565 jusqu'à 568 était accompagnée d'exanthêmes qui ne sont pas sans analogie avec la variole et la rougeole.

La décadence des sciences ne fut pas aussi complète en Orient. Vers le milieu du cinquième siècle, un médecin nommé Jacques, jouissait d'une grande célébrité à Constantinople. Il avait des prétentions ridicules et il reprochait à ses confrères de proportionner leurs prescriptions à la richesse et au faste des malades. Il recommandait un régime sobre et délayant comme moyen principal de guérison des affections chroniques. Un autre médecin, Aétius,

sorti de l'école d'Alexandrie, devint ensuite médecin de la cour de Constantinople. Il suivit les traces
d'Oribase et de Galien dans ses écrits sur l'anatomie, la physiologie et la pathologie, surtout dans sa
doctrine des fièvres. Il fait jouer un très grand rôle
aux humeurs élémentaires sur la production des
maladies, et il est le premier qui ait fait mention des
calculs utérins. Des emplâtres, des onguens, d'autres
topiques dans l'application desquels les préjugés
jouent souvent un grand rôle, sont les principaux
moyens chirurgicaux dont il usait.

Après Aétius, vient Alexandre de Tralles, l'un
des plus estimables et peut-être le meilleur praticien de tous les médecins grecs du moyen âge. En
effet, il rapproche continuellement les observations
et les principes de ses prédécesseurs de ce qu'il voit
par lui-même, et rejette avec discernement toute
théorie erronnée, même la fausseté reconnue par
lui de certaines règles curatives tracées par Galien.
Ses écrits sont plus clairs, moins diffus que ceux
du médecin de Pergame, qui pourtant lui a servi de
guide dans l'étude de l'anatomie. Tantôt il fait l'exposé des maladies d'après le système des méthodistes;
tantôt d'après les pneumatistes, tantôt d'après les
humoristes; tantôt enfin d'après les empiriques.
Il s'est occupé plus particulièrement et avec succès
du diagnostic et il a très bien fait apercevoir la différence qui existe entre les symptômes de la pleurésie et ceux de l'hépatite. Voyez comme il indique
les signes propres à faire connaître la différence

de siége de la dysenterie. « Si les gros intestins sont lésés, le malade éprouve un violent ténesme et peu de difficulté à se débarrasser des matières fécales ; celles-ci sont rarement ou même jamais sanguino-lentes, mais presque toujours leur expulsion est suivie de quelques gouttes de sang ou de parcelles de graisse et de chair ; la douleur n'est presque jamais vive et aiguë, mais presque toujours sourde. Les accidens contraires ont lieu si la maladie a son siége dans les intestins grêles. La véritable dysen-terie est toujours accompagnée de l'ulcération des intestins. » Malheureusement des vérités si lumi-neuses sont mêlées à des erreurs grossières sur l'al-tération des esprits des humeurs, etc. Le médecin de Tralles recommande surtout de faire attention à l'âge, aux forces, à la constitution, au genre de vie des malades et d'observer soigneusement les efforts de la nature dans le cours des maladies ai-guës. A tout cela, on reconnaît un praticien judi-cieux. Il préfère les fondans, les légers laxatifs aux purgatifs plus violens, et il montre beaucoup de réserve dans l'emploi de l'opium dont on abusait tant alors. Il recommande l'usage des raisins dans la dysenterie et il paraît être le premier qui ait employé la rhubarbe contre cette maladie. Ce grand praticien, qui décèle tant de sagesse et de sagacité dans l'exercice de son art, n'a cepen-dant pu détruire bien des erreurs ni secouer les pré-jugés et la superstition de ses prédécesseurs. Le trai-tement étrange, les moyens théosophiques, l'amulette, qu'il conseille contre la goutte, la colique, les fièvres quotidiennes en fournissent des preuves sans réplique.

Les invasions répétées des Barbares ; la cruauté, la tyrannie des despotes dont l'un, Léon III, fit incendier un collège renfermant douze savans estimés et trente mille volumes, accéléraient la décadence des sciences, en Orient, pendant les septième et huitième siècles. Jusqu'à la prise d'Alexandrie par les Sarrasins, cette école, l'une des plus célèbres de l'antiquité, conserva toujours quelques traces de sa splendeur originelle. La plupart des médecins du septième siècle s'étaient formés dans son sein. Théophile, colonel de la garde impériale sous Héraclius, compila Galien et Ruffus dans son ouvrage sur l'usage des parties du corps. L'auteur fait des efforts continuels pour découvrir les motifs qui ont porté Dieu à donner aux membres et aux viscères leur forme, leur position et leurs rapports. Théophile est plus exact, plus méthodique que Galien dans plusieurs descriptions anatomiques, et il signale des découvertes restées inaperçues par le médecin de Pergame. Ce qu'il a écrit sur le pouls et les urines, pour servir au diagnostic des maladies, ne mérite pas qu'on en parle.

Etienne d'Athènes et deux autres commentateurs d'Hippocrate, Jean d'Alexandrie et Palladius ,succédèrent vraisemblablement à Théophile. Paul d'Egine, chirurgien et accoucheur très célèbre, avait aussi fait ses études à Alexandrie vers cette époque. Les

Arabes l'estimaient extrêmement et les sages-femmes le consultaient de toutes parts. Dans un écrit intitulé *Extrait des anciens ouvrages sur la médecine*, il assure avoir imité Oribase, et l'on y trouve effectivement des chapitres entiers tirés de cet auteur, d'Aétius et de Galien. Il signale les dépôts produits par la suppression du lait et il indique les moyens rationnels de les traiter. Ses opinions sur la goutte ont beaucoup de rapport avec les idées émises long-temps après par Cullen sur cette maladie. Il importe de connaître surtout ce qu'il a écrit sur la chirurgie. Il pratique la saignée le plus près possible de la partie malade, et l'artériotomie dans l'ophtalmie la plus aiguë. Il fait la bronchotomie sans intéresser les cerceaux cartilagineux de la trachée artère et il signale la différence des anévrismes vrais d'avec les anévrismes faux. Il ouvre les abcès internes au moyen des caustiques. Depuis lui, les Arabes en ont fait un usage très fréquent. Ce qu'on doit remarquer surtout, c'est la multiplicité d'affections des parties génitales signalées par Paul d'Egine et dont il fait connaître les moyens curatifs. Elles ont beaucoup d'analogie avec les maux vénériens auxquels bien des écrivains donnent une origine plus moderne. Paul d'Egine trace en outre plusieurs règles sur diverses opérations; le traitement des fractures et des luxations qu'il est inutile de faire connaître, ainsi que ses préceptes sur les accouchemens, dont plusieurs sont erronnés et dangereux.

Au commencement du neuvième siècle et dans

les suivans, l'Europe était aussi ignorante que barbare. Les rois étaient obligés de prendre pour leurs médecins des Juifs, des Arabes ou des Grecs de Constantinople. En 813, Charlemagne meurt d'une pleurésie dont il souffrait depuis sept jours, n'ayant pas de médecin qui sût ce qu'était une inflammation de poitrine. A cette époque, l'usage de faire crever les yeux était fort usité et il n'était pas rare qu'on en pérît. Bernard, petit-fils de Charlemagne, en mourut au bout de trois jours, et le pape Pascal faisait crever les yeux de ceux qui prêchaient l'obéissance aux empereurs.

§. II. *État de la Médecine depuis le neuvième siècle jusqu'à la destruction de l'empire d'Orient.*

Dans ce période de six à huit cents ans, si funeste à la liberté, aux sciences et aux arts, il s'est trouvé pourtant quelques princes d'Orient qui leur donnèrent appui. Bardas, Basile de Macédoine et Léon VI protégèrent les sciences, rétablirent des professeurs payés par l'état. Le règne de Constantin VII est une des brillantes époques dans l'histoire des sciences de l'empire d'Orient. Il donna aux savans des emplois honorables ; il établit des bibliothèques et fit faire des recueils d'extraits tirés des ouvrages anciens, peu intéressans, il est vrai, et souvent étrangers aux sciences médicales proprement dites. On y trouve quelques notions sur l'art vétérinaire dont on ne s'était presque point occupé jusqu'au septième siècle.

Après la mort de Constantin VII et jusqu'au milieu du onzième siècle, le zèle pour les sciences s'attiédit beaucoup en Orient. L'un des Comnènes, Alexis Ier, établit des maisons publiques pour les invalides et les orphelins. Malgré ses efforts pour améliorer l'instruction publique, il mourut, après de longues souffrances, d'une maladie exaspérée par des moyens incendiaires et même abandonné des ignorans, entre autres un eunuque, qui en avait entrepris le traitement.

Vers cette époque Siméon Seth, maître de garde-robe dans le palais d'Antiochus à Constantinople, fit un traité sur les alimens. Il écrivit aussi sur les médicamens dont il cherche à expliquer l'action, d'après les qualités élémentaires de Galien. Il dit, par exemple, que le camphre est froid et sec au troisième degré.

Manuel Comnène, successeur d'Alexis Ier, avait plusieurs médecins à sa cour qui traitèrent l'empereur Conrad II de sa blessure, ce prince n'en ayant pas un dans son armée. Manuel se vantait d'avoir des connaissances en médecine, et il en fit preuve en traitant lui-même la maladie de Baudouin III, roi de Jérusalem. Il établit de nombreux hôpitaux et inventa plusieurs onguens. Lucas, patriarche œcuménique, interdit alors l'exercice de la médecine aux diacres et aux prêtres de l'église grecque. Sous le règne de Manuel, au douzième siècle, un certain

Synesius, auteur d'une traduction du *Viaticum*, donne la description de la variole et de la rougeole d'après Rhazès.

Jean, surnommé Actuarius, auteur d'un traité de *l'action et des affections de l'esprit animal*, et d'un autre intitulé des *méthodes curatives*, n'a rien découvert de remarquable. Ce sont des compilations de Galien et de quelques auteurs arabes. Démétrius Pepagomenus, auteur d'un écrit estimé sur la goutte ; Nicolas d'Alexandrie, qui recommande l'arsenic comme épice propre à prévenir les funestes effets des poisons ; plusieurs autres médecins d'Orient prouvent par leurs écrits l'ignorance grossière et l'avilissement des sciences au treizième siècle.

§. III. *Examen de la Médecine des Arabes, des Persans et des premiers Espagnols.*

La destruction des monumens consacrés aux sciences et aux arts ; la préférence donnée aux productions de l'imagination sur celles du raisonnement et de la rigoureuse observation des faits ; les pratiques superstitieuses introduites en médecine ; la fatalité de l'islamisme et ses fantômes menaçans, avaient ramené l'art de guérir à l'imperfection de son origine, jusqu'à l'époque où les Arabes firent la conquête du monde. Ils étudièrent la philosophie et la médecine dans Alexandrie qui fut si long-temps le centre des sciences. La médecine fut d'abord pour

eux un pur empirisme surchargé de formules superstitieuses, auquel tous les moyens étaient indifférens pour guérir les maladies. D'un autre côté, les
Nestoriens, rejetés du sein de l'église orthodoxe et
refugiés en Orient, y fondèrent des écoles dans lesquelles les Perses et les Arabes vinrent puiser des
connaissances qu'ils rapportèrent à leurs compatriotes.

L'un des principaux établissemens des Nestoriens
fut un collége de médecine très célèbre dans
Dschondisabour, ville qui paraît avoir été bâtie par
Sapor II, après le concile de Nicée et la conquête
de la Syrie. Cette ville avait aussi un hôpital dans
lequel les jeunes médecins apprenaient à traiter les
malades et où ils n'étaient admis qu'après avoir
subi des examens. Ces établissemens ne commencèrent à être connus qu'après le septième siècle. La
dispersion des savans de l'école d'Edesse et l'expulsion des Platoniciens d'Athènes, contribuèrent également à propager l'étude de la médecine chez les
Arabes. Du temps de Mahomet, il y avait aussi dans
la Mecque des médecins qui s'étaient formés dans les
écoles grecques. On cite surtout Hhareth-Ebn-Kal-
doht, contemporain du prophète et médecin d'Abu-
Bekr, qui avait étudié à Dschondisabour.

Devenus possesseurs de l'Égypte, les Arabes s'a-
donnèrent davantage à l'étude des sciences. Les chrétiens grecs, qui étaient pour la plupart Syriens, devinrent leurs maîtres ainsi que les Juifs, et firent de
nombreuses traductions en arabe, des écrits des

médecins, des philosophes et des naturalistes de la Grèce; mais on ne traduisit pas les meilleurs auteurs, et le texte fut souvent altéré dans la traduction ou par les commentaires qui l'accompagnaient. Ce fut cependant la source dans laquelle les Arabes puisaient leur instruction, et ils montrèrent peu de zèle pour les sciences jusqu'au huitième siècle. Mais elles brillèrent d'un nouvel éclat, quand Almansor fonda la ville de Bagdad et l'académie qui devint si célèbre. Il y avait un collége de médecine tellement fréquenté par les professeurs et les élèves, qu'il fut un temps où l'on en comptait jusqu'à six mille. Dans le treizième siècle, des hôpitaux, des pharmacies publiques et une grande bibliothèque furent aussi établis à Bagdad par les soins des califes. L'un d'eux, Mostanser, salaria généreusement les professeurs aux leçons desquels il assistait souvent. Son successeur, non moins ami des sciences, fit preuve d'une plus grande tolérance en attirant des savans qui étaient chrétiens.

« Parmi tous ces princes, le plus éclairé fut Almamon, qui rendit son nom immortel par tout ce qu'il fit en faveur des sciences. » Son exemple fut suivi dans divers états mahométans. Le commerce, l'industrie et les sciences florissaient à Tunis, à Fez, à Maroc, mais surtout en Espagne, à Cordoue. Alkakem établit dans cette ville une académie qui, pendant plusieurs siècles, a été la plus célèbre du monde entier. Elle a fourni des savans distingués. Les chrétiens d'Occident qui cherchaient à s'instruire

s'y rendaient en foule, et l'on assure qu'elle avait, au
dixième siècle, une bibliothèque renfermant deux
cent quatre-vingt-quatre mille volumes. Séville, To-
lède, Murcie avaient aussi des écoles savantes qui
conservèrent une grande renommée jusques après
la domination des Arabes. L'Orient possédait aussi
quelques écoles célèbres et des bibliothèques nombreuses sous des princes protecteurs des sciences.
Les savans et les écrivains se multipliaient parmi les
Arabes sans avantage marqué pour les sciences.

Pour juger plus exactement la médecine des Arabes, il faut connaître un peu leur philosophie, et
savoir que celle des Grecs fut long-temps odieuse
aux Musulmans, parce qu'elle était opposée aux
principes de l'islamisme. Les vrais croyans regardent
la volonté absolue de Dieu comme la cause de tous
les phénomènes de la nature, de toutes les actions
de l'homme, et celle enfin de tous les mouvemens et
changemens de la matière. Suivant eux, tous les corps
de la nature ont les trois dimensions des qualités
accessoires, comme la légèreté ou la pesanteur, et
les quatre qualités élémentaires ou quelques-unes
d'elles. Mais les plantes ont de plus une autre force,
celle de l'accroissement et de la nutrition; et les
animaux en possèdent encore une autre en vertu de
laquelle ils sentent et se meuvent. Cette doctrine,
comme on voit, est tirée en grande partie de celle
des philosophes d'Alexandrie et de celle des péripatéticiens. Suivant eux encore, l'esprit ou principe
vital se développe dans l'acte de la génération, par

la fermentation des quatre élémens. Il réside surtout dans les ventricules du cerveau où il fermente avec la chaleur intégrante de l'agent principal de la circulation, auquel le foie fournit le sang qui est son principe nutritif. « La chaleur doit être sentie et la sensation dérive du cerveau. Les organes ne peuvent agir si la faculté ne leur en est donnée par l'esprit qui s'y insinue par le moyen des artères qui le transportent partout. »

Les préjugés et surtout les dogmes religieux des mahométans leur interdisaient expréssement toute investigation cadavérique. D'après leur opinion, l'ame n'abandonnant pas le corps subitement, mais passant peu-à-peu d'un membre dans un autre, et delà dans la poitrine, ce serait martyriser cruellement le corps d'un mort, si on le disséquait. L'étude pratique de l'anatomie étant donc impossible, les médecins arabes tâchèrent de l'apprendre dans les écrits des Grecs, spécialement dans ceux de Galien. Ils profitèrent toutefois des occasions favorables pour bien connaître les os humains découverts dans les cimetières, tant ils sentaient l'inconvénient d'apprendre l'anatomie dans des livres seulement.

La chimie et la pharmacie furent mieux étudiées et portées à un plus haut degré de perfection par les arabes. Dans un ouvrage écrit au huitième siècle, un d'eux fait déjà mention de plusieurs préparations mercurielles et autres, telles que le sublimé corrosif, le précipité rouge, l'acide nitrique, l'acide nitro-muriatique, le nitrate d'argent, etc. Les mots alco-

hol , julep , looch , bézoard , usités de nos jours , ont
été créés par eux , pour désigner divers remèdes de
leur composition. « Il paraît même qu'ils ont introduit l'usage de formulaires sanctionnés par le gouvernement pour la préparation des médicamens.
Sabor-Ebn-Sahel , directeur de l'école de Dschondisabour, a publié, dans la seconde moitié du neuvième
siècle , sous le titre de *Krabadin* , le premier dispensaire qui ait paru. » Les pharmacies étaient alors
sous la surveillance immédiate du gouvernement ,
afin que les médicamens ne fussent ni altérés ni
vendus trop cher ; et le général Afschin s'assurait
par lui-même si les pharmacies de son armée étaient
pourvues de tous les médicamens désignés dans ses
dispensaires.

Trop enclins au merveilleux , dépourvus de l'esprit d'observation si nécessaire en médecine, les
Arabes avancèrent peu dans la pratique de cette
science. L'astrologie, l'uroscopie et des compositions pharmaceutiques souvent absurdes étaient
fort en vogue parmi eux. Ils aimaient singulièrement
à se livrer aux subtilités de la dialectique et vous
seriez bientôt dégoûté de la lecture des faits qui décèlent l'effronterie et l'ignorance de plusieurs de ces
uroscopes. Voyons plutôt suivant l'ordre des temps,
quels furent les médecins et chirurgiens arabes qui
méritent bien de la science et de l'humanité.

Ahrun , prêtre d'Alexandrie , a publié le plus
ancien traité , sous le titre de *pandectes*, que les
Arabes aient possédé. Cet ouvrage a disparu. Rhazès

en a conservé quelques fragmens, et il paraît que
l'auteur, qui avait beaucoup observé la variole,
donna le premier une description très détaillée de
cette maladie. Ahrun prédisait les épidémies d'après
les observations météorologiques. Il regardait
comme symptôme mortel l'apparition de certaines
taches analogues aux pétéchies, quand elles se dé-
veloppaient dans les maladies épidémiques. Il était
très versé dans l'art du pronostic; mais il ne portait
son jugement que quand la maladie avait atteint
son plus haut degré d'intensité. Il attribuait les
scrophules au mauvais régime ou au défaut de nourriture, et il avait, sur les causes des divers types des
fièvres intermittentes, sur celles d'une espèce particulière d'ophtalmie et sur celle de l'hystérie, des opinions qui ne méritent pas que l'on en fasse mention,
non plus que des principes qui le dirigeaient dans
le traitement des abcès au foie, dans celui de la fièvre
hectique, de la jaunisse, des plaies, etc. Plus tard, une
famille de médecins nestoriens se rendit célèbre à la
cour des califes de Bagdad. L'un des plus heureux de
cette famille fut Dschibrail, qui guérit Haroun-Al-Ra-
schid d'une apoplexie et sa favorite d'une paralysie.

Au neuvième siècle, Mésué l'ancien enseigna la
médecine aux Arabes. Il fut malheureux en pratique
et il avait une aversion marquée pour les purgatifs
drastiques. L'un de ses disciples, Hhonain-Ebn-Yzhak,
se distingua par d'excellentes traductions en arabe
des ouvrages d'Hippocrate, Galien, Pline, Paul
d'Egine, etc. Dans l'un de ses écrits, qui a pour

titre : *Introduction à la médecine*, il multiplie
singulièrement les puissances dont dépendent les
diverses fonctions; il admet cinq espèces de bile
et il discute longuement sur l'action des dissolvans. Ses fils, Yzhak et David, et son neveu
parvinrent aussi à une certaine célébrité comme
traducteurs et auteurs d'observations en médecine.

Jahiah-Eb-Serapion, Syrien d'origine, écrivit
dans son idiôme un ouvrage qui fut traduit en
arabe et dans lequel on trouve la description d'une
espèce particulière de céphalalgie; des opinions bizarres sur la nature de plusieurs maladies, quelques
moyens curatifs non moins ridicules, et au milieu de
tout cela une assertion très judicieuse; « il déclare
positivement qu'on ne doit pas croire les médecins
qui prétendent traiter toutes les hydropisies par
les échauffans et assure avoir connu plusieurs personnes qui furent guéries d'hydropisies aigües par
les antiphlogistiques. » Ses bons préceptes sur la
préparation des médicamens prouvent combien les
Arabes s'occupaient de la pharmacie.

A cette époque, vivait un Arabe nommé Alkhendi,
l'un des plus célèbres auteurs de sa nation et fort habile, dit-on, en philosophie, en mathématiques, en
médecine et en astrologie. Averrhoës lui reproche de
fonder ses principes sur de pures subtilités. C'est
une inculpation applicable à presque tous les Arabes. Alkhendi a établi l'action des médicamens composés d'après des proportions géométriques et l'harmonie musicale : doctrine étrange qui se propagea

presque jusqu'au dix-septième siècle, parmi les
Arabistes. Aben-Guefith, dans un traité sur les vertus
des médicamens simples, décèle parfaitement l'esprit qui dominait alors; et pour connaître la valeur
des règles dont il fait mention il faut en lire l'énumération dans K. Sprengel.

Un médecin arabe, très connu sous le nom de
Rhazès, fut l'un des plus célèbres professeurs de
Bagdad et directeur de l'hôpital de cette ville : on dit
qu'étant atteint de la cataracte, il refusa de se laisser
opérer, le chirurgien n'ayant pu lui dire combien de
membranes entrent dans la composition de l'œil.

Il mourut en 923. Parmi les ouvrages qui portent son nom, il en est un intitulé le *Hhawi*, qui
lui est faussement attribué, mais dont les propositions principales lui appartiennent vraisemblablement. Rhazès adopta la doctrine de Galien : il ne
dissimule pas que c'est à cause de la confusion que
les opinions des anciens mettent dans ses idées. Sa
Théorie de la fièvre est absolument conforme à celle
du médecin de Pergame. Toutefois, il fait remarquer
que la fièvre ne constitue pas une véritable crise,
mais indique que la nature travaille à opérer la
solution de la maladie. Il donne aussi une description
exacte des fièvres subintrantes. Il signale, à la manière
d'Hippocrate, l'influence de la saison, des vents, du
climat et de la constitution atmosphérique sur les
maladies; et il parle enfin, d'après ses propres observations, des fièvres irrégulières causées par l'ulcération des reins.

(116)

Les médecins arabes passaient pour très habiles en séméiotique. Rhazès surtout était fort estimé des Grecs pour la justesse de son pronostic sur les maladies aigües et chroniques. De son temps, on s'arrêtait beaucoup trop à des signes superstitieux. Il suit les principes d'Hippocrate sur la coction, les crises, les jours critiques, et sur le régime qu'il faut suivre dans les maladies aigües. Il traite la fièvre ardente par l'eau froide, à l'instar des Grecs. Il retrace les règles du vieillard de Cos, relativement à l'emploi des évacuans, et il veut que l'on soit très réservé sur celui des purgatifs dont il explique l'action nuisible par l'irritation qu'ils produisent sur le canal intestinal.

On voit aussi que Rhazès traite les affections chirurgicales d'après la théorie des qualités élémentaires. De son temps, on s'appliquait à rechercher si le corps était sec et la partie humide, ou celle-ci sèche et le corps humide, avant de déterminer l'onguent ou l'emplâtre auquel il fallait recourir. On réduisait les fractures et les luxations avec des machines qui prouvent combien l'anatomie et la thérapeutique chirurgicale étaient imparfaites. Rhazès reproche même à ses contemporains de chercher le siége de la luxation dans la continuité de l'os et non dans l'articulation. Il rejette l'opération du cancer et ne dément pas l'opinion qui faisait croire à l'existence de moyens propres à régénérer les chairs. Il attribue les ulcères du gland à une cause interne et il donne des conseils horribles pour terminer l'accouchement. Mais il donne l'excellent précepte de cautériser la plaie faite par la morsure d'un animal enragé, et il ajoute que l'on doit aussi faire prendre un vomitif.

Ce qui a le plus illustré ce médecin, c'est son traité de la variole et de la rougeole, dans lequel on trouve à la fois l'esprit de la théorie régnante et les méthodes les plus en vogue. Il pense, avec bien d'autres depuis lui, que le principe de la petite-vérole réside dans le sang de l'embryon. Ce qui vaut mieux que cette opinion paradoxale, c'est sa recommandation de traiter cette maladie par des moyens diététiques, à l'exclusion des médicamens irritans. Il prescrit de l'eau froide, des bains de vapeur et fort peu de purgatifs dans le premier période. Si la diarrhée existe, il recommande de ne la pas faire cessser intempestivement; il indique les bains vaporeux pour favoriser la maturation des boutons et un mélange actuellement inusité pour favoriser leur dessiccation.

« Les dix livres que Rhazès à dédiés au calife Almansor contiennent en abrégé tout le système médical des Arabes et surtout un traité spécial sur les qualités indispensables au médecin et sur l'érudition qu'il doit avoir. Bien des médecins, dit-il, ont travaillé, peut-être depuis des milliers d'années, au perfectionnement de l'art de guérir; par conséquent, celui qui lit attentivement et médite leurs écrits acquiert, dans le court espace de sa vie, plus de connaissances qu'il ne pourrait en rassembler en

soignant pendant plusieurs siècles des malades : car
il est impossible à un seul homme, quelque longue
que soit sa carrière, de parvenir, par ses propres
observations, à découvrir la plus grande partie des
vérités médicales, s'il ne met pas à profit l'expérience
de ses prédécesseurs : mais ce n'est pas seulement
la lecture qui forme le médecin ; il faut encore qu'il
soit doué d'un jugement sain, qu'il sache appliquer
les vérités reconnues aux cas particuliers. On trouve
encore, dans l'ouvrage qui nous occupe, un traité
fort curieux sur les manœuvres des charlatans qui y
sont dépeints avec les couleurs les plus vives. C'est
aussi le premier livre de médecine qui fasse mention de l'eau-de-vie. Strabon parle déjà de l'Abrack
dont les Arabes connaissaient la préparation au
neuvième siècle ; cependant aucun médecin avant
Rhazès n'a cité cette liqueur. Il indique aussi différentes espèces de bières faites avec l'orge, le riz
et le seigle. »

Les aphorismes de Rhazès, quoique exposés
d'après les principes d'Hippocrate, sont pourtant fort
inférieurs à ceux de cet incomparable modèle. Il
présente, avec une emphase toute orientale et dans
un style mystique, ses découvertes et ses pronostics.
Cela devait être ainsi chez un peuple qui voyait tout
à travers le prisme de la superstition et d'une imagination ardente. Il reste encore à faire mention de
l'antidotaire de Rhazès, espèce de catalogue de
médicamens simples et composés, dans lequel on
trouve les traces d'un oxide de mercure employé en

frictions contre la gale; diverses préparations arse‑
nicales; du corail, des pierres précieuses et surtout
l'huile de fourmis, conseillés pour l'usage intérieur
contre diverses maladies.

Ali, surnommé le magicien, suivit Rhazès de fort
près. Il est auteur d'un ouvrage regardé comme le
chef‑d'œuvre de l'érudition arabe, dans lequel cet
écrivain affirme ne s'être écarté des opinions des
médecins grecs qu'à l'égard de la matière médicale
fort enrichie par les travaux des médecins arabes
et persans. Il déclare avoir recueilli la plupart de
ses observations dans les hôpitaux, et il regarde
comme le premier devoir d'un jeune praticien d'é‑
tudier dans ces grandes écoles les maladies trop
souvent décrites incomplétement dans les livres.
On sait pour quels motifs son anatomie et sa phy‑
siologie devaient être conformes à celles des Grecs;
pourquoi il traite la séméiotique plus en détail et avec
plus de succès. Il fait la remarque judicieuse que les
jeunes gens deviennent ordinairement mélancoliques
à l'approche de la puberté. Le traducteur d'Ali
donne le nom de *pulsus inclinus* à un pouls élevé,
plein et dur dans son milieu, petit et faible sur les
deux côtés. Son traité de la diététique est extrême‑
ment remarquable pour l'époque où il vivait. Il y
présente le sucre comme une nourriture excellente
pour les nouveaux‑nés, et il se borne à peu près à
prescrire le sucre et le lait aux phthisiques, comme
Avicenne l'a fait depuis en y ajoutant la saignée.
Du reste, Ali se conforme aux préceptes d'Hippo‑

crate sur le régime, d'après le climat, les habitudes, etc. Il s'écarte fort peu des principes de Rhazès,
quant au traitement des maladies.

Un Arabe surnommé le Prince des médecins,
très connu sous le nom d'Avicenne, est auteur d'un
système très célèbre qui a dominé pendant plus de
six cents ans. Son père n'épargna ni soins, ni dépenses,
pour son éducation, et il avait des dispositions tellement heureuses, qu'il se vante d'avoir su tout l'alco-
ran par cœur à dix ans. Il fit sa philosophie et il
étudia la médecine à Bagdad. Il se livrait si ardemment à l'étude des sciences, qu'il prenait pendant la
nuit d'abondantes boissons pour se soustraire au sommeil et il lui est arrivé souvent de trouver en dor-
mant la solution des problèmes qu'il n'avait pu
résoudre étant éveillé. Ce génie ardent fit une cure
brillante dès l'âge de dix-huit ans. Il fut recherché,
comblé d'honneurs par des califes ou des princes
dont il était médecin : il fut même élevé à la dignité de vizir. Puis, il fut destitué, incarcéré deux
fois. Cet homme, usé par une activité d'esprit excessive, par le vin et par les femmes, mourut âgé
de 58 ans, en 1036.

Il donna le titre de *canon* au traité complet qu'il
composa sur l'art de guérir, à une époque où toute
innovation était très mal accueillie et où l'on avait
perdu, pour ainsi dire, l'habitude de réfléchir. Cet
immense ouvrage, écrit avec un ordre qui s'accom-
modait parfaitement à l'esprit scolastique du moyen
âge, dispensait les médecins d'alors de consulter

d'autres auteurs et surtout les originaux grecs que bien peu de personnes étaient à portée de comprendre, tant l'ignorance était générale. Ses principes étaient conformes à l'esprit de la philosophie dominante dans laquelle les préjugés et la superstition jouaient un si grand rôle. Il raisonne très peu d'après les faits qu'il a observés : c'est presque toujours d'après Galien, Aetius, Rhazès ou autres. Il introduit en médecine les quatre causes de l'école péripatéticienne : la matérielle, la formelle, l'agissante et la finale. « Les causes matérielles résident dans les viscères, les esprits et les humeurs, mais seulement d'une manière éloignée dans ces dernières. » Les agissantes sont les causes occasionnelles qui se rapportent aux matériaux de l'hygiène (choses non naturelles), etc. Il multiplie les facultés du corps bien plus qu'on ne l'avait fait avant lui ; mais il serait trop fastidieux de redire ces divisions et sur quoi il les établit. Il reproduit la doctrine de Galien touchant les humeurs du corps, à la seule différence près qu'il distingue des humeurs nutritives qui ne sont pas, comme la bile, la pituite et l'atrabile, destinées à être expulsées.

Quant à l'anatomie, à la physiologie et à l'histoire naturelle, Avicenne a copié ses prédécesseurs, surtout Aristote et Galien. Sa pathologie est pleine de subtilités outrées comme celles-ci, quand il compte quinze espèces de douleurs, et quand il émet ses idées bizarres sur les esprits vitaux. Cependant il montre quelque scepticisme sur les causes de l'hypochondrie. « Quelques-uns, dit-il, ont attribué diverses espèces de mélancolie à l'influence des démons, mais je ne partage pas leur avis. » Du reste, son traité sur la mélancolie produite par un violent amour, est assez intéressant. Ce médecin persan soutient avec raison, contrairement à Galien, que l'apoplexie est souvent produite par la pléthore ; qu'elle est curable dans plusieurs cas, et que l'on doit différer de trois jours l'enterrement des apoplectiques, leur mort pouvant bien ne pas être réelle. Sa distinction de la pleurésie suivant que l'inflammation a son siége dans la plèvre ou dans les muscles intercostaux, ou dans le médiastin, est aussi fort remarquable. Il trace l'histoire de la scarlatine, qu'il range entre la variole et la rougeole ; et il décrit le *spina ventosa*, dont Rhazès avait parlé avant lui.

La matière médicale d'Avicenne était fort étendue. Plusieurs des compositions médicamenteuses qu'elle comprend, peuvent bien être les mêmes que celles désignées par d'autres auteurs sous des noms différens. Il signale plusieurs espèces de camphre ; trois espèces différentes de fer. Il prescrit l'or, l'argent à l'intérieur pour purifier le sang ; et c'est de son temps que l'usage s'est introduit en pharmacie de dorer et d'argenter les pilules. Il regarde le sublimé corrosif comme le plus violent des poisons, et il est fort peu partisan de l'opium. D'ailleurs il ne s'écarte presque aucunement de ses prédécesseurs sous le rapport des règles d'après lesquelles on peut juger l'effet des médicamens et de leurs préparations.

En résumé, l'immense ouvrage d'Avicenne offre très peu de principes qui lui sont propres. Il est partisan de la saignée, surtout au début de la frénésie et dans les inflammations. « Au début de la maladie, il choisit les veines les plus éloignées pour déterminer la révulsion ; et quand elle est à un période plus avancé, il préfère les plus voisines, afin d'opérer la dérivation. Enfin, il recommande avec raison de combattre les fièvres intermittentes par des moyens très doux. Vous ne regretterez pas d'ignorer ce qu'il a écrit sur la lèpre qui a disparu presque entièrement d'Europe. Quant à la chirurgie, il faut noter surtout ce qu'il dit des maladies des paupières, et des hernies. Il n'opérait pas les hernies étranglées.

Parmi les écrivains du dixième siècle, on compte encore Al-Hanisi, auteur d'un traité de matière médicale ; Yzhak-Ben-Soleiman, auteur d'un bon ouvrage sur la diététique, dans lequel on trouve une instruction sur l'art de préparer le pain ; Sérapion le jeune, auteur d'un écrit estimé sur les médicamens, dans lequel se trouvent plusieurs idées neuves et des traits caractéristiques de son penchant au merveilleux ; Mésué le jeune, qui était, dit-on, chrétien et disciple d'Avicenne, et qui vint au Caire auprès du calife Alhaken. Ce Mésué établit de bonnes distinctions dans les purgatifs ; il en admet de particuliers pour chaque viscère, et il prétend que les amers fortifient l'estomac, que les sels accélèrent l'action des remèdes, que les mucilagineux la tempèrent, que les acides diminuent la chaleur et l'inflammation.

Plus tard un médecin espagnol, né à Zahera, près
de Cordoue, et bien connu sous le nom d'Albucasis,
fit un très bon ouvrage sur les opérations de chirur
gie, cette branche de l'art de guérir étant alors fort
peu avancée parmi les Espagnols, très ignorans en
anatomie. De son temps, l'usage des caustiques était
extrêmement répandu ; c'est au point qu'il conseille
d'appliquer le feu sur la tête, pour guérir la cata
racte. Il ne faut pas omettre de dire qu'il conseille
la ligature comme un des moyens capables d'arrêter
l'hémorrhagie provenant de la blessure d'une artère
qu'il n'a rencontré l'hydrocéphale que chez les en
fans pour qui elle a toujours été mortelle. « L'art
des accouchemens devait être alors dans un
bien triste état, si nous en jugeons par ce que dit
Albucasis. La nécessité de retourner l'enfant lors
qu'il affecte une mauvaise position, lui était connue
mais il y procède d'une manière si grossière, et
quand on ne peut réussir, il conseille si sérieuse
ment d'arracher le fœtus par lambeaux, qu'on s'a
perçoit sans peine combien l'existence du nouvel
être était peu importante aux yeux des chirurgiens
de ces temps barbares. »

De tous les médecins arabes précités, aucun n'a
le mérite d'originalité ni l'esprit observateur d'Ebn
Zohr, plus connu sous le nom d'Avenzoar, né à
Séville, où son père exerçait aussi l'art de guérir
Avenzoar et son successeur Averrhoës brillèrent
par leurs idées philosophiques et une certaine indé
pendance d'esprit. Avenzoar distingue judicieuse

ment les laxatifs des purgatifs. Il attaque quelques
opinions de Galien. Il refuse la suprématie du cœur
ou du cerveau sur d'autres viscères, et il soutient
qu'il existe une connexion intime entre tous les organes. Ses écrits contiennent des observations nouvelles et d'un haut intérêt. C'est surtout comme
praticien habile, judicieux, qu'Avenzoar figure dans
l'histoire de la médecine. Il fit plusieurs opérations
chirurgicales, celle de la taille exceptée, parce qu'elle
déshonorait un médecin à une époque où de ridicules préjugés établissaient une différence très marquée entre les médecins et les chirurgiens. Ceux-ci
étaient généralement fort ignorans.

Averrhoës, fils du grand-justicier et grand-prêtre
d'Andalousie, s'occupa beaucoup plus de philosophie que de médecine. Il était disciple d'Avenzoar
péripatéticien très partisan de la dialectique. Il
fit une foi robuste dans le récit d'une femme
adroite touchant sa grossesse survenue à la suite
d'un bain pris dans l'eau où un homme s'était baigné
précédemment.

Un autre Espagnol, Ebn-Beithar, de Malaga, était
naturaliste et botaniste très célèbre. Il fit de longs
voyages, reçut le titre de maître à l'académie du
Caire et fut élevé au rang de vizir par Malek-Alka-
mel. Il mourut en 1248. Il est auteur de plusieurs
écrits sur les médicamens simples, spécialement sur
les plantes, et d'un traité élémentaire de médecine
vétérinaire.

Nous terminerons ici l'histoire de la médecine des

Arabes, Persans et Espagnols du moyen âge. Vain-
cus par les Turcs et soumis à leur gouvernement
despotique, dès le onzième siècle, les Arabes perdirent le goût des sciences bien plus tôt en Orient
qu'en Espagne, où les Maures resserrés de plus en
plus, et chassés de toutes parts par les Espagnols,
cessèrent d'avoir des médecins distingués dès le quatorzième siècle. En définitif, les Arabes ne firent
faire presque aucun progrès aux sciences, si ce n'est
à la matière médicale et à la chimie. Ils se bornèrent
à traduire et à commenter les écrits des Grecs.

CHAPITRE III.

**Histoire de la médecine depuis les écoles arabes jusqu'au retablisse-
ment de la médecine grecque et des écoles hippocratiques.**

§ I. *De l'exercice de la médecine par les moines*
de l'école de Salerne.

Les causes qui amenèrent la décadence des sciences en Orient ont une analogie frappante avec celles
qui l'occasionnèrent en Occident. La superstition se
trouve en première ligne. Des papes et des princes
de l'Église affectaient le plus profond mépris pour

es sciences et les arts : des moines et des prêtres
s'arrogeaient le droit d'exercer la médecine par les
prières et les conjurations à l'imitation des Esséniens,
des Thérapeutes et des anciens prêtres d'Esculape.
Ces moines, au lieu de rechercher les causes des
maladies, et d'employer les remèdes ordinaires,
avaient recours aux prières, aux reliques des martyrs, à l'eau bénite, etc., pour guérir les malades;
et, quand ils n'y parvenaient pas, ce qui était fort
ordinaire, ils se tiraient d'embarras en affirmant que
le malade n'avait pas la foi nécessaire, ou que son
mal était une punition du ciel. Quelques-uns d'eux
écrivirent qu'Édouard le saint ou le confesseur fut
le premier roi qui eut le don de guérir les écrouelles.
Il avait déjà rendu la vue à sept ou huit aveugles,
quand une pauvre femme attaquée d'une humeur
froide se présenta devant lui. Il la guérit incontinent
en faisant, dit-on, le signe de la croix, et la rendit
féconde, de stérile qu'elle était. Dès lors les rois
d'Angleterre s'attribuèrent le privilége, non pas de
guérir les aveugles, mais de toucher les écrouelles
qu'ils ne guérissaient pas. Saint Louis en France,
comme suzerain des rois d'Angleterre, toucha les
écrouelles, et ses successeurs l'imitèrent jusqu'à
Louis XVI inclusivement (1).

Quoi qu'il en soit, des missionnaires envoyés en
Angleterre y fondèrent des colléges d'où sortirent
quelques professeurs distingués qui furent attirés en

____

(1) Voltaire, t. XVII, p. 255.

Allemagne. L'archevêque de Cantorbéry, Théodore, se montra zélé partisan des sciences. On croit même qu'il donna des instructions médicales aux moines, celle entr'autres de ne pas saigner dans le premier quartier de la lune. Les écoles ecclésiastiques étaient très fréquentées par les étrangers. Charlemagne, secondé par l'Anglais Alcuin, son précepteur, répandit les lumières chez les peuples soumis à son empire. Parmi les écoles instituées par son ordre, nous citerons surtout celles de Lyon et de Metz, où l'on enseignait les lettres, les sciences et la médecine depuis 805. Des ecclésiastiques, qui ne pratiquaient point l'art de guérir, en étudiaient pourtant la théorie comme branche de la philosophie. Celse et Coelius Aurélianus étaient leurs guides pour la pratique.

Ces médicastres n'avaient pas le droit de se plaindre du peu de considération dont ils jouissaient. Jugez-en par les lois de Théodoric, roi des Visigoths, qui furent suivies jusqu'au onzième siècle dans une grande partie de l'Occident. « Aucun médecin ne » doit saigner une femme ou une fille noble, sans » qu'un parent ou un domestique ne soit présent à » l'opération, et dans le cas de contravention à la loi, » il paiera une amende de dix sous, *quia difficillimum* » *non est, ut in tali occasione ludibrium interdum* » *adhærescat.* Lorsqu'un médecin est appelé pour » traiter une maladie ou panser une plaie, il faut » qu'aussitôt après avoir vu le malade, il fournisse » une caution, et convienne du prix dont on paiera » ses soins...... prix qu'il ne pourra exiger dans le

» cas où le malade viendrait à mourir...... Pour la
» guérison de la cataracte, hypocysma, il recevra
» cinq sous. Si un médecin vient à blesser un gentil-
» homme, il paiera une amende de cent sous, et si
» le gentilhomme meurt des suites de l'opération,
» il sera livré aux parens du mort, qui pourront le
» traiter comme bon leur semblera ; mais s'il a d'une
» manière quelconque estropié un serf, ou causé sa
» mort, il sera tenu d'en restituer un autre au sei-
» gneur... Lorsqu'un médecin se charge d'un élève,
» celui-ci doit lui donner douze sous pour son ap-
» prentissage. »

C'est tout au plus si l'exercice de la médecine au
moyen âge n'était pas déshonorant. Ce mépris, dont
les ecclésiastiques, étaient en partie la cause et l'objet
blessait l'Église qui fit défendre expressément aux
membres du haut clergé, les archidiacres et les pré-
ats, d'exercer la médecine sous peine d'excomunica-
ion ; les diacres et sous-diacres ne devant se livrer
à aucune des opérations qui nécessitent l'usage du
feu ou d'un instrument tranchant. Thieddeg, ecclé-
iastique de Prague, médecin de Boleslas, roi de
Bohême ; Hugues, abbé de Saint-Denis et médecin
du roi de France ; Milon, archevêque de Bénévent,
et plusieurs autres moines ou ecclésiastiques qui ne
firent pas davantage pour la médecine, furent pour-
ant renommés pour leurs cures depuis le neuvième
jusqu'au onzième siècle. A cette époque, les religieuses faisaient elles-mêmes de la médecine. Hildegarde,
abbesse du couvent de Rupertsberg, fut très célèbre

parmi ces nonnes savantes , et canonisée. Elle composa une matière médicale très digne de ces temps d'ignorance et de superstition, dans laquelle elle conseille la fougère commune contre toutes les diableries.

Cependant les bénédictins se montrèrent plus dignes de la reconnaissance de l'art de guérir , par l'établissement de deux écoles célèbres , celles de Monte-Cassino et de Salerne, dans lesquelles on fit des cours et des ouvrages de médecine. La première fondée dans le sixième siècle , acquit par la suite une très grande réputation : on s'y rendait de toutes parts. Un empereur et un pape entre autres, vinrent s'y faire traiter.

L'école de Salerne, déjà en grande réputation au huitième siècle, recevait des malades qui y venaient en pélerinage de très loin et pour la guérison desquels les reliques et bien d'autres moyens superstitieux n'étaient point épargnés. Les moines de cette école allièrent ensuite l'étude des sciences et l'emploi des moyens pharmaceutiques aux méthodes superstitieuses de traitement si usitées d'abord. Les croisades eurent une grande influence sur la célébrité de l'école de Salerne, dont la position très salubre et fort commode pour les croisés, attirait tant d'étrangers. Dans la première année du douzième siècle, Robert, revenant de Palestine, débarqua à Salerne où il se fit guérir d'une plaie au bras qui avait été mal traitée d'abord.

Au milieu du onzième siècle, un compilateur de

cette école , Gariopontus , fit un recueil de moyens contre toutes les maladies du corps, intitulé *Passionarius Galeni*, et qui porte l'empreinte du temps , ainsi que la thérapeutique de Cophon, qui paraît avoir soupçonné l'existence du système lymphatique. Nicolas, directeur de l'école de Salerne, et auteur d'*Antidotaires*; l'évêque Romuald, ainsi que OEgide de Corbeil, près Paris, et un certain Éros qui écrivit sur les maladies des femmes, sont aussi des médecins de Salerne, distingués par des cures brillantes.

Au douzième siècle, l'empereur Fréderic II rendit des ordonnances conformes à celles de Roger, son grand père. Elle contribuèrent d'une manière particulière à l'illustration de l'école de Salerne, en obligeant tous ceux qui exerçaient la médecine à Naples, à suivre préalablement les cours, à se soumettre aux examens divers de cette école , où l'on n'était admis qu'à de certaines conditions. Cette faculté conférait le titre de *magister*, maître, celui de *magister artium et physices*, à ceux qu'elle en jugeait dignes. Le titre de docteur s'employait déjà pour désigner un professeur, ou bien il était pris dans la même acception que celui de maître. Il fallait étudier pendant cinq années consécutives la médecine et la chirurgie, avant d'être admis aux examens ; prêter le serment de se conformer aux règles observées jusqu'alors, et pratiquer pendant un an, sous les yeux d'un médecin ancien et expérimenté, avant d'exercer soi-même. Par une loi postérieure, les villes de Salerne et de

Naples furent les seules universités de ce royaume.
Les droguistes étaient obligés de se pourvoir d'une
attestation de la faculté de médecine, constatant leur
capacité. Les honoraires des médecins et le prix des
remèdes étaient réglés par des tarifs. Les chirurgiens
étaient assujettis à un examen à la suite duquel on
leur délivrait une attestation constatant qu'ils s'é-
taient livrés à l'étude de l'anatomie « sans la connaissance de laquelle on ne peut pratiquer une opération chirurgicale , ni traiter une plaie ou un ulcère. » On étudiait alors l'anatomie sur des cochons,
d'après la méthode et le conseil de Cophon. L'école
de Salerne , comme tant d'autres , perdit enfin son
éclat; et elle fut éclipsée dès le quatorzième siècle
par celles de Bologne et de Paris.

§ II. *Résumé historique de l'influence des croisades
et de la philosophie scolastique sur la médecine,
vers la fin du moyen âge.*

La médecine repose aujourdhui sur des bases
plus solides qu'autrefois. Personne ne le conteste ni
que l'esprit d'observation et de raisonnement fut
très heureusement substitué aux théories hypothétiques, aux arguties scolastiques , aux prétendues
influences sidérales , démoniaques, etc., si nuisibles
aux progrès de cette science. L'anatomie et la physiologie lui prêtent un flambeau à l'aide duquel elle
fait voir très clairement la nature d'un très grand

nombre de maladies et la thérapeutique la plus efficace à leur appliquer. Quoiqu'elle n'ait point tout
découvert, il s'en faut, elle est en bon chemin.

Mais la plupart de ceux qui l'étudient ou l'exercent actuellement ne savent pas assez combien cette
belle science a rencontré d'obstacles à son développement. C'est pour mieux faire apprécier le grand
essor qu'elle a pris récemment et par suite des découvertes importantes des seizième, dix-septième et
dix-huitième siècles que je présente le résumé ci
dessous.

Si vous vous rappelez ce que fut la médecine en
Orient, après la chute de l'Empire Romain ; si vous
réfléchissez sur la composition des hordes ignorantes
qui firent les croisades, vous ne pourrez leur attribuer le retour des lumières et des sciences en Occident. Ce sont l'affranchissement du tiers état, le
nouvel essor du commerce, l'augmentation du
nombre des hommes tirés de la servitude par des
chefs de l'église, et de nouveaux besoins qui ont
opéré les heureux changemens que nous examinerons plus tard. Les dixième, onzième et douzième
siècles sont ceux des ténèbres, l'âge d'or des reliques et des miracles. Les peuples gémissaient sous
le joug des préjugés, en attendant la fin du monde.
Les médecins se dirigeaient d'après l'astrologie ou
les principes, superstitieux dominans. Les rois de
France et d'Angleterre se croyaient investis du privilége de guérir le goître et les écrouelles. Les hôpitaux se multipliaient, soit à l'imitation de ceux

qu'on voyait en si grand nombre en Orient, soit
parce que la lèpre prenait une extension considérable dans tout l'Occident. Louis VIII, dans son testament, lègue cent sous à chacune des deux mille
léproseries de son royaume, les chrétiens ayant
beaucoup propagé cette hideuse maladie à leur
retour des croisades. On la regardait comme un
don de Dieu. On croyait ne pouvoir mieux faire
pour se sanctifier que de soigner des lépreux. Saint
Louis et Henri III, roi d'Angleterre, n'hésitaient
point à servir les lépreux pour l'expiation de leurs
péchés.

Ces préjugés donnèrent une grande extension
à cette maladie, ainsi que la malpropreté du peuple et
le défaut de linge suffisamment renouvelé, les vêtemens de laine portés trop long-temps et l'usage d'aller aux mêmes bains. Plusieurs congrégations s'établirent alors, notamment celle de sainte Marie, de
saint Lazare et des templiers qui devinrent riches
et puissantes, traitaient les malades, recevaient les
enfans illégitimes, etc.

On s'aperçut enfin des inconveniens résultant du
contact habituel des lépreux. Mais on ne sut les
apprécier, et l'on employa des moyens ridicules et
barbares, pour isoler les lépreux et les mettre hors
d'état de communiquer une maladie regardée comme incurable.

A cette époque et plus tard se multiplièrent les
maux des parties génitales. K. Sprengel les attribue
en partie à la disproportion entre les deux sexes,

puisqu'on comptait généralement sept femmes pour un homme. La plupart des couvens renfermaient des femmes nullement disposées à la chasteté. Nous ne rappelerons pourtant pas ce que fit à cet égard Robert d'Arbrissel, prédicateur célèbre et fondateur de l'ordre de Fontevraud, ni les preuves d'une dissolution de mœurs telle que beaucoup de villes d'Europe avaient presque autant de maisons de prostitution qu'il y eut d'auberges au commencement du dix-neuvième siècle.

Jusqu'au onzième siècle, la grammaire, la dialectique, les sciences mathématiques et physiques furent les seules enseignées dans les écoles des moines. Un bénédictin d'Angleterre, Adélard, qui vécut longtemps parmi les Sarrasins espagnols paraît être le premier qui ait traduit des ouvrages grecs et arabes sur la physique et la médecine. Les dominicains, en envoyant chez les Sarrasins des missionnaires qui se livraient à l'étude de la langue et des sciences arabes, contribuèrent aussi à répandre l'histoire naturelle d'Aristote. Ces traductions donnèrent beaucoup d'extension à la dialectique : celles d'Aristote, quoique extrêmement infidèles, étaient cependant l'objet de la persécution de l'église, et Grégoire IX ne permit aux professeurs d'exposer la doctrine d'Aristote qu'à la condition expresse qu'ils réfuteraient les principes qui passaient pour contraires à la religion.

On se perdait en discussions stériles sur l'existence des universaux : ceux *ante rem* qui sont les idées de

Platon, ceux *in re* qui sont les antéléchies d'Aristote
et enfin les universaux *post rem* qui sont les images
des stoïciens. Alexandre de Hales, Anselme et Abé-
lard fondèrent cette scolastique pédantesque, qui
fut accueillie de la plupart des médecins et naturalistes des douzième et treizième siècles. Disons cependant pour l'honneur de la science, que d'autres médecins s'élevèrent contre ce nominalisme et qu'à
leur instigation Louis XI rendit contre eux un édit
de proscription qui fut ensuite révoqué. L'observation et l'expérience rétrogradaient au lieu de s'enri-
chir de faits nouveaux. Peut-il en être autrement
quand la raison est enchaînée par une imagination
en délire qui enfante des chimères. La théologie et la
dialectique se trouvaient partout, défigurant la physiologie et les sciences naturelles. Je vous épargne
le dégoût que vous auriez à la lecture des mille et
une absurdités de ces dialecticiens nominaux plus
nombreux en Allemagne, et la manière dont ils expliquent le gouvernement despotique de l'âme sur le
corps, son influence sur les sensations. Cette esquisse
vous suffit pour juger la scolastique et son influence
sur les sciences.

§ III. *Premières traces du rétablissement des sciences
dans le treizième siècle.*

Des circonstances plus heureuses favorisèrent les
sciences au treizième siècle. Les rois de France et

d'Angleterre, les empereurs et des papes se montrèrent partisans de l'instruction publique et protecteurs des savans. Vous savez que Fréderic II, naturaliste distingué et savant très érudit, fit beaucoup
pour les sciences et la médecine. Il attira tous les
savans de la chrétienté à sa cour et dans ses universités. Il défendit d'abord aux professeurs de Bologne de faire des cours publics, dans l'espoir de les
attirer à Naples, et il offrit à Pierre d'Yvernois un traitement annuel de quinze cent quarante francs pour
l'engager à y enseigner les sciences. Mais n'ayant pu
retirer les savans de Bologne, il protégea leur université, et il en établit une autre à Messine.

Les sciences furent encouragées par la protection
les rois de France accordée aux universités de Paris
et de Montpellier. Au douzième siècle, l'académie
appelée l'école ou le collége de Paris avait un chancelier et un doyen. Elle jouissait de quelques priviléges qui augmentèrent par l'effet des bienveillantes
dispositions de plusieurs papes qui avaient fait leurs
études à Paris. Hugues, surnommé le physicien ;
Albizo, médecin de Louis-le-Gros, furent les premiers
professeurs de cette école, qui reçut le titre d'université au treizième siècle. Le nombre des étudians
surpassait alors celui des habitans, dit-on. L'école
métropolitaine, la première de celles dont l'ensemble constituait l'université, donnait au clergé une
influence supérieure. Les professeurs de philosophie
et de médecine, considérés comme clercs, furent
contraints de vivre dans le célibat, jusqu'au qua-

torzième siècle. On conférait le titre de bachelier après trois années d'étude; et il fallait trois années de plus pour avoir celui de maître et le droit d'exercer. Les professeurs étaient obligés de se conformer strictement aux principes d'Hippocrate et de Galien.

Montpellier avait une école célèbre dès le douzième siècle. Le cardinal Conrad lui accorda les priviléges qu'avait celle de Paris. L'Italie comptait les écoles de Bologne, Ferrare, Padoue, Pavie, Milan, Plaisance. De grandes bibliothèques s'établissaient de toutes parts, à Paris surtout. L'Angleterre produisait R. Bacon, qui, par sa vaste érudition, ses profondes connaissances en physique, son étude de la médecine, son zèle investigateur, se plaça fort au dessus de ses contemporains.

L'esprit de méditation, l'amour des sciences, commençaient à sortir d'un trop long engourdissement; la liberté de penser reparaissait. Alors les découvertes du télescope, du microscope, de la boussole, et surtout les voyages lointains entrepris dans le cours du treizième siècle firent faire des progrès aux sciences naturelles, et favorisèrent la diffusion des lumières.

§ IV. *Etat de la médecine et de la chirurgie pendant les treizième, quatorzième et quinzième siècles.*

L'étude de la médecine au treizième siècle con-

sistait encore en des discussions oiseuses et des subtilités, souvent même contradictoires, sur les écrits
d'Aristote, Averrhoës, Galien et Avicenne. On s'attachait à la forme; l'observation et l'expérience
étant entièrement négligées. Croiriez-vous qu'on
consultait les astres avant de recourir à l'emploi de
la saignée ou d'un purgatif et que l'on soutenait
que la tisane d'orge ne pouvait être bonne pour les
fébricitans, sous prétexte que cette décoction était
substantielle, tandis que la fièvre n'était qu'un accident.

Gilbert d'Angleterre, dans son *compendium* de
médecine, développe une théorie fondée sur les
qualités élémentaires, les quatre humeurs cardinales
et leur saveur. Il divise et subdivise à l'infini les
maladies. Il fait dériver la fièvre quotidienne de la
pituite et il la divise en plusieurs espèces, suivant
que cette pituite est acide, douce, austère, amère
ou salée; d'après lui, les esprits vitaux ont une direction rectiligne, tandis que les esprits animaux
en ont une circulaire. Il rapporte fort peu d'observations à l'appui de ses opinions. Son ouvrage contient en outre quelques données sur la préparation
de l'onguent mercuriel et de quelques autres médicamens.

Un médecin de Padoue, Pierre d'Abano, grand
partisan d'Averrhoës, vécut à Constantinople et à
Paris, et devint très célèbre parmi ses contemporains. Il fit un ouvrage sous le titre de *Conciliator
differentium*, dans lequel il pose une question, rap-

porte la solution de ses adversaires et leurs raisonnemens avant d'en faire la réfutation. Il se donne
beaucoup de peine pour découvrir si la douleur est
une maladie ou un accident, et, entre autres ques-
tions futiles qui composent cet ouvrage, on trouve
celle-ci : une grosse tête vaut-elle mieux qu'une
petite ? Il prétend en outre que les jours critiques
sont déterminés par l'influence de la lune; Taddœus de Florence, praticien distingué et zélé partisan des préceptes d'Hippocrate; Simon de Cordo,
Génois et médecin du pape Nicolas IV, qui rendit
d'importans services à la matière médicale et à
l'histoire naturelle; Pierre d'Espagne, fils du médecin Julien, d'abord archevêque, puis cardinal et
pape sous le nom de Jean XXI, auteur d'un recueil
de recettes de la valeur desquelles vous pouvez juger par celle-ci : « Si l'on veut provoquer une diarrhée, on n'a qu'à remplir un os humain avec les
excrémens du malade; et le jeter dans un fleuve :
tant qu'il y demeurera, le malade aura le cours de
ventre. Tous ces auteurs passèrent pour habiles
médecins !

Jean de Saint-Amand, chanoine de Tournay, publia un ouvrage estimé sur la thérapeutique générale. Ses préceptes sur les indications décèlent son
esprit observateur et sa sagacité. Dans son exposé
sur les indications, les contre indications et les
précautions qui se rattachent à l'usage des vomitifs
et des purgatifs, on voit qu'il écrivait sous l'empire
des subtilités et des préjugés du temps. D'après lui,

les vertus des remèdes sont essentielles, accidentelles ou réelles.

Quelques-uns de ces auteurs s'occupèrent aussi
de chirurgie. Toutefois les préceptes de Gilbert sur
le traitement des fractures du crâne sont dangereux. Les chirurgiens italiens se dirigeaient d'après
deux principes opposés de Galien, en traitant les
plaies et les ulcères par les émolliens ou par les
dessicatifs, suivant qu'ils en attribuaient la cause
à la sécheresse ou à l'humidité. Il faut distinguer
cependant Roger de Parme, qui devint chancelier
de l'université de Montpellier et qui conseilla le premier l'éponge contre les scrophules; Guillaume de
Salicet, professeur à Bologne, qui recueillit plusieurs
observations intéressantes parmi lesquelles il faut
citer celle d'une plaie de tête énorme avec perte de
la substance cérébrale, et qu'il guérit. L'un des plus
célèbres auteurs de la fin du treizième siècle, Lanfranc de Milan, élève de Guillaume Salicet, se réfu-
gia en France, où il fit au collège de chirurgie à Paris
des cours qui attirèrent une foule de jeunes gens
français et étrangers. Il pansait les plaies récentes,
de manière à les guérir par première intention, à
l'exception des plaies de tête pour le traitement desquelles on lui reproche d'avoir montré de la pusil-
lanimité. Il donne une description remarquable des
chancres et autres maux vénériens, et il propose le
vinaigre comme moyen préservatif de l'infection.

D'autres chirurgiens, parmi les partisans des dessicatifs, se distinguèrent encore en Italie, nommé-

ment Théodoric et Hugues de Lucques, son maître.
Celui-ci traita et guérit un homme qui avait perdu
une portion du cerveau, dans laquelle se trouvait
comprise *la cellule de la mémoire*, selon l'assertion
de l'auteur; et une autre plaie avec perte de substance du poumon. On commençait à recourir aux
sangsues pour guérir des ulcères et à rejeter les
effrayantes machines de bois employées pour réduire
les fractures.

La lutte entre la superstition et les préjugés d'un
côté, l'esprit d'observation et le raisonnement de
l'autre, devenait plus forte au quatorzième siècle.
On cherchait partout à secouer le joug du despotisme monacal, à perfectionner l'instruction publique. L'anglais Duns dérogea le premier au système
scolastique. Lui et Durand de Saint Pourçain rejetèrent l'influence immédiate de Dieu sur les actions
de l'homme; déclarèrent sa volonté libre et opposè-
rent la raison au mysticisme. Ensuite Occam, père
du nominalisme moderne, s'éleva contre l'autorité
et l'infaillibilité des papes. L'immortel François Pétrarque vint réhabiliter la véritable érudition et
donner un nouvel essor à la critique. Il eut la gloire
de reduire les Arabes, Averrhoës surtout, à leur
juste valeur et de convaincre les philosophes et les
médecins qu'ils agissaient moins comme penseurs
que comme esclaves, en considérant les Arabes et
les Grecs comme des guides infaillibles. Malheureusement les médecins n'apprécièrent point assez les
excellentes observations et la critique de Pétrarque

pour faire subir à l'art de guérir l'importante réforme dont il était susceptible.

Toutefois les préjugés des écoles furent attaqués
plus hardiment. Celle de Vienne décida la première
que les hôpitaux seraient administrés et surveillés par
des laïques; mais par contre des prêtres d'Italie ob-
tinrent du pape que les médecins ne pourraient visiter
deux fois un malade sans appeler un prêtre chargé
de veiller au salut de son âme. Les cures miraculeuses étaient encore en honneur. Saint Roch passe pour
en avoir fait beaucoup à Montpellier et les saints
médecins étaient si nombreux qu'on fit des lois pour
statuer sur les cures miraculeuses. On considérait encore comme magiciens et sorciers des savans distingués qui se livraient à l'étude des sciences. La danse
de Saint-Guy devenue épidémique en Allemagne,
était traitée par des exorcismes et le récit de quelques
versets de la Bible.

Au milieu du quatorzième siècle (en 1347 et 1348),
une peste affreuse, originaire du Levant, désola l'Italie, l'Espagne et la France ; puis, l'Angleterre, l'Allemagne et la Hollande, dans le cours de l'année suivante. Elle avait été précédée par des tremblemens
de terre et par une pluie qni dura, dit-on, six mois
sans interruption. On assure que Venise seule perdit
cent mille habitans et que dans certaines contrées
les neuf dixièmes de la population succombèrent.
La mort avait souvent lieu dès le premier jour ou
même dès l'invasion de la maladie. Elle débutait
par une fièvre violente avec délire, stupeur, état

comateux et insensibilité. Quelques signes décélaient un danger imminent; d'autres, tels que les abcès extérieurs, annonçaient une solution heureuse. Les médicamens ordinaires restaient sans effet. Des indulgences plénières étaient accordées à ceux qui se consacraient au service des malades et l'absolution à ceux-ci. Ils se résignaient aux approches de la mort et donnaient leurs biens aux prêtres, ce qui ne contribua pas peu à rendre le clergé immensément riche. On avait donné une origine fabuleuse à cette peste qui fit le tour du monde et qui, après avoir dépeuplé l'Asie et l'Afrique, vint ravager l'Europe, surtout la France et l'Angleterre.

Le retour à l'étude de l'anatomie eut une influence heureuse sur la direction nouvelle que prenait la médecine. Le préjugé qui faisait regarder les cadavres humains comme des objets sacrés, s'affaiblissait de plus en plus. En 1315, Mondini de Luzzi, professeur de Bologne, dissèque publiquement, pour la première fois deux cadavres de femmes. Il fait un traité d'anatomie d'après nature, qui servit long-temps de guide à ceux qui se livrèrent aux dissections, après lui. Cet ouvrage consacre encore des erreurs grossières, des faussetés évidentes. Les descriptions anatomiques sont accompagnées de considérations physiologiques sur les fonctions et de remarques sur les maladies des viscères. L'auteur admet pour le cerveau l'existence de cellules dont chacune est le siége de l'une des facultés de l'âme.

L'heureuse innovation de Mondini, se propagea

dans les autres universités. Un garçon barbier faisait les dissections très grossièrement avec un rasoir, et le professeur démontrait d'après l'ouvrage de Mondini. Nicolas Bertrucci, Henri de Hermondaville et Pierre de la Cerlata s'occupèrent également de l'anatomie.

Les Grecs et les Arabes continuaient à faire loi pour ce qui était de l'histoire naturelle et de la matière médicale. Jacques et Jean de Dondis, père et fils, professeurs à Padoue, publièrent un recueil de presque tous les médicamens simples décrits par les Grecs et les Arabes, et un traité de botanique dans lequel on trouve quelques bonnes descriptions sur des plantes indigènes. D'autres médecins enseignaient aussi à préparer les médicamens tirés du règne minéral, d'après les principes de l'alchimie.

Raimond Lulle, l'un des plus célèbres alchimistes de ce temps, ne fut pas moins fameux par son charlatanisme philosophique que par ses efforts pour convertir les païens. Ce docteur *illuminatissimus*, regardé comme un savant universel par les Musulmans, donna à chaque chose un attribut positif ou négatif et il choisit la mort des martyrs. On prétend que, pendant son séjour à Londres, il avait converti pour le roi Edouard une masse de cinquante mille livres de mercure en or, dont on frappa les premières roses nobles, ou guinées, suivant d'autres. Arnaud Bachuone, persécuté à raison de ses opinions paradoxales, publia quelques écrits sur l'alchimie et la matière médicale, dans lesquels sont consignés des préceptes inintélligibles ou absolument erronnés. Ce qu'il dit de la séméiotique fourmille également de subtilités ridicules ainsi que son traité sur l'humide radical. En pratique il n'est pas plus heureux, quand il cherche surtout à rétablir la mémoire par des médicamens qui changent la constitution du cerveau, et quand il divise la fièvre demi-tierce en trois espèces. L'astrologie formait de son temps une branche essentielle de l'art de guérir. Il attribue à chaque heure une force particulière qui, suivant la décision de l'horoscope, influe sur les diverses parties du corps. Les instructions mystiques qu'il donne aux médecins pour en faire des charlatans prouvent qu'il sentait l'insuffisance de ses moyens et combien Pétrarque avait raison de déplorer que les sciences fussent livrées si long-temps à dé pareils charlatans.

Le cardinal Vitalis du Four, auteur d'une compilation sur des sujets divers de médecine et de physique empruntés des Arabes; le chartreux Torrigiano, qui étudia la médecine à Bologne et à Paris et publia des recherches scolastiques des plus subtiles sur tous les objets de la médecine; Dinus de Garbo, Thomas son fils, commentateurs d'Avicenne et d'Hippocrate, grands partisans de l'astrologie; François de Piémont, qui ajouta un supplément aux écrits de Mésué; Bernard de Gordon, qui fit des cours publics à Montpellier; J. Gaddesden, professeur de médecine à Oxford, très soigneux de faire beaucoup payer ses visites; Guillaume Varignana, professeur à Bologne, qui fit une collection de recettes absurdes contre toutes les maladies; Gentilis de Foligno, médecin très célèbre de son siècle, auteur d'un recueil de consultations et d'un traité sur les doses et les proportions des médicamens, sont autant de compilateurs du quatorzième siècle qui écrivirent sous l'influence de la superstition, de l'astrologie et des préjugés qui dominaient encore.

Gui de Cauliac, homme d'un grand génie, né dans le Gévaudan, élève de Montpellier et médecin du pape Urbain V à Avignon, doit être regardé comme le restaurateur de la chirurgie. Il repousse avec dédain les charmes usités de son temps et il simplifie singulièrement le traitement des tumeurs inflammatoires et celui des plaies. Pierre de la Cerlata ou Argelata, professeur à Bologne, fut aussi un chirurgien distingué qui décrivit les diverses loupes de la tête dont il recommande l'extirpation. C'est aussi dans le quatorzième siècle que commencèrent les disputes scandaleuses qui semèrent si long-temps la discorde entre la faculté de médecine de Paris et le collége de chirurgie fondé peu avant Lanfranc. C'est aussi l'époque de l'invention des armes à feu et d'une ère nouvelle pour la chirurgie.

Parmi les causes qui favorisèrent davantage le développement des sciences, au quinzième siècle, on doit ranger l'impulsion donnée à la philosophie et aux arts par les Grecs réfugiés en Occident pour se soustraire au despotisme et à la barbarie des Turcs,

10.

ainsi que les relations qu'établirent entre elles diverses nations d'Europe pour se garantir des invasions des Musulmans. L'étude de la langue grecque, plus généralement repandue, fit abandonner les commentateurs qui avaient tant défiguré les sciences et la philosophie. Platon et Aristote furent consultés dans leur idiôme. On tâchait de penser plus juste, de mieux exprimer ses idées. L'Allemagne produisait alors des savans bienfaiteurs de l'humanité et des défenseurs des droits de l'homme. Néanmoins la funeste influence de la théosophie et de l'astrologie sur la théorie et la pratique des sciences médicales était trop invétérée pour qu'il fût possible de la bannir tout-à-fait. Jacques Ganivet soutient que la cause des épidémies réside dans la conjonction des planètes, et celle des maladies de chaque individu dans la constellation qui l'a vu naître.

Des souverains même adoptaient et protégeaient encore cette théosophie absurde contre laquelle s'élevaient hardiment des savans très judicieux, nommément Pic de la Mirandole et le chancelier Gerson.

La découverte de l'imprimerie par Jean Guttenberg de Mayence, et le premier essai qu'il en fit à Strasbourg, en 1435, ainsi que la découverte de la gravure, exercèrent une influence heureuse sur la civilisation, et donnèrent aux sciences une impulsion toute nouvelle. Les ouvrages de médecine devinrent plus communs. Ceux d'anatomie et de botanique présentaient des gravures qui, quoique fort imparfaites, facilitaient l'intelligence des descriptions.

Ainsi le retour à l'étude de la langue grecque et la découverte de l'imprimerie contribuèrent beaucoup au perfectionnement de la médecine au quinzième siècle.

Ne croyez pourtant pas que tous les médecins rejetèrent à l'envi de ridicules préjugés et apprécièrent les découvertes nouvelles. La plupart imitèrent leurs prédécesseurs superstitieux et ignorans. Parmi les compilateurs de cette époque, remarquez surtout le Portugais Valescus, qui exerça la médecine à Montpellier, où il fit paraître un ouvrage dans lequel sont consignées quelques observations intéressantes. Il regarde l'écume de la bouche et le râle comme des signes précurseurs de la mort, dans l'apoplexie. Il dit avoir guéri de violentes convulsions par des affusions répétées d'eau froide, suivies de frictions huileuses. Jean Platearius, présumé professeur à Pise, fit un compendium pratique, qui paraît n'être autre chose qu'une édition refondue de l'ancien ouvrage de Mathieu Platearius. Il rejette avec raison les remèdes âcres et caustiques usités dans la plupart des maladies des yeux. Jacques de Forli, professeur à Padoue, fit, sur le traité de la génération d'Avicenne, un commentaire plein d'absurdités, parmi lesquelles les motifs qu'il expose pour prouver que l'enfant n'est pas viable à huit mois, ne sont pas des moins ridicules. Pierre de Tussignana, professeur à Bologne ; Hugues Bunio, qui professa la médecine dans plusieurs universités d'Italie ; Mathieu Ferrari de Gradi, Sigismond Polcastre ; Antoine Cermisone que Savonarola appelle son père, par reconnaissance sans doute ; Mengo Bianchelli, Jean Concoreggio, Jean Arculanus furent tous médecins scolastiques, astrologues, commentateurs à la manière des Arabes, auteurs d'ouvrages divers, de consultations prolixes et absurdes, qui ne méritent pas d'être tirés de l'oubli.

Ant. Guainer, professeur de médecine à Pavie et à Padoue, doit être distingué de tous ces arabistes ignorans. Il dédaigne les préjugés, les charmes et l'alchimie, sans pourtant abjurer une foi trop aveugle dans les chimères de l'astrologie. Il rejette les fumigations employées contre la frénésie, et il rapporte l'observation d'une perte de mémoire si complète, que le malade se rappelait seulement quelques paroles exprimant des idées générales. Il indique en outre la préparation des eaux minérales artificielles. Bartholomée Montagnana, professeur à Padoue, mérite également d'être distingué dans les fastes de l'art, malgré la prolixité de ses conseils, et bien qu'il recommande les médicamens à raison de la prédominance d'une humeur cardinale ou d'une température particulière. Il assure avoir fait quatorze ouvertures de cadavres, ce qui est admirable pour cette époque ; mais malheureusement ses recherches anatomiques sont faites dans la seule intention de voir d'après Galien, et non dans celle de faire des découvertes nouvelles, ou de rectifier les erreurs du médecin de Pergame, ce qui eût été bien plus louable. Il donne sur les maladies lépreuses une description qui n'est pas complète, au dire de K. Sprengel, qui fait remarquer que cette maladie était devenue plus bénigne alors.

Michel Savonarola se rendit célèbre par son indépendance pour les opinions scolastiques de cette époque, et par son esprit observateur. Il avoue ingénuement avoir peu de confiance dans les principes d'Averrhoës, et il dit, au sujet de la théorie de la frénésie basée sur les qualités élémentaires. « Je ne m'arrêterai pas plus long-temps à discuter cette théorie, parce qu'elle n'a pas la moindre influence sur la pratique. » Son abrégé de médecine pratique renferme des observations importantes, mêlées à d'autres qui sont oiseuses, ou tout-à-fait erronnées.

Deux ouvrages sur la matière médicale et la pharmacie parurent aussi pendant le quinzième siècle. Saladin d'Asculo en fit un, dans lequel on trouve des renseignemens précieux sur les connaissances pharmaceutiques de ce temps-là, des instructions morales et de bons conseils pour les apothicaires. Les officines, en France, commençaient à être soumises à la surveillance des facultés et des médecins rétribués par l'état, tandis qu'en Allemagne, les apothicaires n'étaient, à vrai dire, que des droguistes, des confiseurs ou épiciers qui ne préparaient pas les médicamens. La première pharmacie de Halle fut établie en 1493 ; et, suivant l'usage du temps, l'apothicaire était tenu d'envoyer annuellement une certaine quantité de sucre, confitures, etc., aux magistrats qui l'avaient autorisé à exercer. L'autre ouvrage sur la matière médicale et les poisons est de saint Ardouin de Pescaro.

Toute cette époque est déplorable pour la chirurgie qui était livrée presque entièrement aux barbiers et aux baigneurs. Les médecins, étrangement abusés, craignaient de déroger en faisant des opérations. L'Europe avait à peine un chirurgien célèbre, et il fallait aller en Asie pour avoir un oculiste habile. En France, un arrêt du parlement, rendu en 1425, interdit aux barbiers la pratique des opérations. Ce fut un sujet de nouvelles disputes entre la faculté de médecine et le collége Saint-Côme. Bertapaglia, professeur à Padoue, négligeait la pratique des opérations, quoiqu'il se fût occupé de maladies chirurgicales et qu'il eût disséqué plusieurs cadavres. Ce fut pourtant à cette époque qu'on imagina, en Calabre, des moyens de réparer la perte de certaines parties, surtout celle du nez.

Deux Italiens, Antoine Bénivieni et Alexandre Benedetti, praticiens formés sur le modèle des anciens Grecs, prouvèrent, le premier par de bonnes remarques sur les opérations de la taille et de la cataracte, le second par ses services comme chirurgien militaire dans l'armée des Vénitiens, qu'ils avaient étudié et exercé la chirurgie avec distinction.

§ V. *Maladies nouvelles.*

Les médecins suivaient aveuglément les préceptes

de Galien et d'Avicenne, sans oser s'écarter de leurs méthodes, soit en théorie, soit en pratique. Il fallait encore l'apparition de maladies épidémiques dont on ne trouvait aucune trace dans les écrits des anciens pour désiller les yeux des superstitieux et des routiniers, pour faire sentir enfin que Galien et Avicenne n'avaient pas tout vu, n'étaient pas des oracles infaillibles.

La coqueluche parut la première fois en 1414, et elle fit périr beaucoup de monde en France. La suette, qui se manifesta d'abord en Angleterre, en 1486, et reparut en 1514 et 1518, fut aussi très meurtrière. Les malades succombaient fréquemment dès le premier jour; et dans beaucoup de villes, cette cruelle épidémie enlevait plus d'un tiers de la population. Elle fut précédée par des pluies abondantes et un vent de Sud presque continuel, lors de sa troisième apparition, et elle se propagea dans plusieurs contrées d'Europe. Ce fléau revint encore désoler l'Angleterre, en 1551.

La durée extrêmement courte de cette maladie est tout-à-fait caractéristique. Rarement elle excédait quarante-huit heures. Une prostration extraordinaire et la défaillance annonçaient son début auquel succédait parfois un violent tremblement, puis une soif inextinguible, une ardeur brûlante, une anxiété extraordinaire, des spasmes d'estomac et presque toujours le déséspoir causé par l'appréhension d'une fin prochaine; puis une céphalalgie atroce, le délire, l'état comateux et la mort. Ajoutez à

cela des sueurs excessives et d'autres symptômes qui
décelaient plus ou moins de danger , ou le retour à
la santé, quand il y avait du soulagement à la fin du
premier jour. Cette maladie régna plus particulièrement en été et en automne. Elle fit plus de victimes
parmi les sujets jeunes et robustes et les personnes
riches. Le traitement le plus généralement suivi avait
pour objet de favoriser légèrement la transpiration
et de relever les forces.

Le scorbut fut aussi regardé comme maladie nouvelle. Mais cette assertion est au moins contestable ;
car il paraît évident que le scorbut, en 1250, décima
l'armée de saint Louis en Palestine. Les voyages lointains sur mer, en rendant cette maladie plus commune , devaient nécessairement la faire juger nouvelle par ceux qui l'observaient pour la première fois.
Pierre Quirino , marchand vénitien de Candie, et
surtout Vasco de Gama virent leurs équipages presque entièrement détruits par le scorbut qui fit tant
de ravages dans l'escadre de Cartier. Ce fut aussi,
dit-on, l'époque de l'apparition de la plique polonaise.

La syphilis, qui avait , lors de son grand développement, beaucoup de rapports avec la lèpre, affli-
geait honteusement l'espèce humaine. On crut que
c'était une maladie nouvelle, parce qu'elle éclatait
presque en même temps dans toute l'Europe. Elle
occasionna une révolution dans les écoles de médecine, et les plus vives contestations à l'égard de
son origine, et sur les lieux qui en offrirent les pre-

mières traces. Vous vous rappelez sans doute ce qui a été dit à cet égard, et vous lirez avec intérêt l'opinion de K. Sprengel, savant très érudit, qui a beaucoup approfondi le sujet de l'origine de la syphilis. Les preuves données à l'appui de son importation d'Amérique lui semblent insuffisantes et dénuées de fondement. Il fait observer très judicieusement qu'il est bien difficile que cette maladie soit née chez un peuple aussi sobre, aussi peu corrompu que l'étaient les Américains. D'ailleurs, les maux vénériens se multiplièrent vers la fin du quinzième siècle, en raison de l'affaiblissement de la constitution lépreuse. La rapidité de leur développement dans l'Europe entière, pendant l'été de 1493, s'accorde peu avec l'origine américaine. Enfin, des astrologues regardaient ce mal comme provenant d'une certaine conjonction des astres, tandis que les Espagnols en accusaient alternativement les Américains, leurs victimes, et les Juifs ou Marannes vivant parmi eux, et dont ils se montrèrent ennemis aussi barbares que persécuteurs implacables.

L'histoire des maladies épidémiques et contagieuses de cette époque ne décèle pas moins d'ignorance que celle de la plupart des maladies sporadiques et intercurrentes. En 1483, Louis XI supplie l'ermite saint François de Paule d'intercéder auprès de Dieu et de lui prolonger la vie, en même temps qu'il croit en ranimer les restes en s'abreuvant du sang qu'on tire à des enfans, dans la fausse espérance de corriger l'âcreté du sien ; « car, dit Voltaire, l'ignorante

médecine du temps conseillait de faire boire du sang
d'un enfant aux vieillards apoplectiques, aux lépreux, aux épileptiques (1). »

(1) Voltaire, t. xviii. p. 390.

SECTION TROISIÈME.

HISTOIRE DE LA MÉDECINE AU SEIZIÈME SIÈCLE ET DES DÉCOUVERTES ANATOMIQUES QUI ONT PRÉCÉDÉ ET SUIVI CELLE DE HARVEY.

CHAPITRE PREMIER.

Résumé historique des écoles hippocratiques du seizième siècle.

Le seizième siècle est fort remarquable dans l'histoire de la médecine, et par la dépréciation des théories absurdes du moyen âge, et par la tendance des esprits vers l'observation des faits et le raisonnement. On commence à ne plus écrire pour expliquer Rhazès, Avicenne et les sentences des Arabes, ou pour faire des commentaires. Les discussions sur la saignée pour savoir si elle doit être faite largement ou près du siége de l'inflammation, ou si on doit tirer le sang goutte à goutte et le plus loin possible de la partie enflammée, font mieux apprécier un moyen thérapeutique d'une haute valeur. Toutes imparfaites et rares qu'elles sont, les recherches anatomiques contribuent à mieux faire connaître les épidémies règnantes, et jamais on n'avait signalé autant de maladies pestilentielles. L'anatomie jette quelque lueur sur la pathologie, lueur bien faible, il est vrai ; et les résultats nécroscopiques sont enregistrés avec quelque soin. Les recherches sur la séméiotique, les opinions émises sur la théorie des crises et des jours critiques soulèvent des discussions favorables au retour de la médecine d'observation.

En d'autres termes, c'est une répugnance caractéristique pour les erremens du moyen âge ; c'est la tendance des esprits vers le positif en médecine et l'observation des faits ; ce sont les recherches et les travaux du seizième siècle qu'il s'agit d'exposer.

§ I. *Des humoristes et de l'influence de la philosophie de Ramus sur la médecine.*

La lutte engagée au quinzième siècle, entre l'ignorance superstitieuse et la liberté de penser, se décide en faveur de celle-ci dans le siècle suivant. La bienveillante protection des papes et des princes d'Italie pour les savans de tout genre donne une impulsion nouvelle aux lettres, aux sciences et aux arts; impulsion qui à la vérité aurait eu les plus grands résultats, si elle n'avait été dirigée presque entièrement par les Grecs réfugiés en Italie. Ils crurent ne pouvoir mieux faire que de ramener les esprits à l'étude d'Aristote, de Platon, d'Hippocrate et de Galien, qu'ils regardaient comme des modèles inimitables et des oracles infaillibles.

Toutefois, par l'étude grammaticale des anciens, si profonds observateurs de la nature, on revenait indirectement à la méthode expérimentale, en se dégageant de la dialectique des scolastiques. La renaissance des lettres et des sciences en Italie se propagea par les relations commerciales et par l'ascendant de quelques génies de cette époque en Allemagne, en France et en Angleterre.

L'enseignement médical roulait sur l'explication des ouvrages des anciens avec cette grande différence qu'au lieu de les faire connaître par des traductions barbares, on expliquait Hippocrate et Galien dans la langue originale. Grégoire Volpi, le premier de cette époque, est auteur d'un recueil intitulé *Articella*, dans lequel on trouve une traduction assez exacte de plusieurs écrits d'Hippocrate et des observations qui ne sont pas dénuées de tout intérêt.

N. Leonicenus, restaurateur de la médecine hippocratique, s'éloigne le premier de la barbarie scolastique et montre beaucoup d'indépendance dans ses écrits sur les anciens, principalement sur ceux de Pline et d'Avicenne dont il fait ressortir les inexactitudes. Th. Linacer, disciple de l'école d'Oxford et médecin d'Henri VIII, fit d'heureux efforts pour épurer le goût des Anglais dans les sciences. Ses compatriotes lui sont redevables en outre du collége

de médecine qu'il fonda à Londres ; Le Bâlois Guillaume Roch, docteur de la faculté de Paris, imite
Leonicenus et Linacer par sa pureté de goût pour
les anciens et la critique. Jean Gonthier, professeur
de médecine et d'anatomie à Paris, publie de bonnes
traductions des écrits de Galien et de plusieurs
autres médecins de l'antiquité. Jean Haguebut ou
Hayupol fait mieux encore pour répandre en Allemagne le goût de l'étude et de la critique d'Hippocrate ; et Fuchs ne laisse échapper aucune occasion de démasquer les Arabes, de rappeler ses
contemporains aux sources des vraies connaissances
médicales, et de rétablir la médecine hippocratique.

Jean de Gorris ou Gorrœus fait preuve de connaissances solides dans son édition de quelques
livres d'Hippocrate et dans ses propres observations.
Houllier ou Hollerius se distingue par une critique savante, de judicieuses remarques, dans sa traduction des prénotions coaques, et ses commentaires
sur les aphorismes. Mais L. Duret, excellent médecin,
porte l'école hippocratique au plus haut point de
splendeur et surpasse de beaucoup Houllier, son
maître.

Anuce Foës de Metz, condisciple et heureux
émule de Duret, a donné de tous les écrits d'Hippocrate la traduction la plus estimée de celles que
nous connaissons. J. Manard s'attache dans ses
lettres à expliquer les passages obscurs des médecins
grecs et à rappeler l'attention sur la marche de la
nature. L'Allemand J. Lange s'élève aussi dans un

style très correct contre les erreurs de son temps,
et en particulier contre l'uromancie.

Tandis qu'on mettait tant de zèle, au seizième
siècle, à ramener à l'étude des médecins de l'antiquité, on cherchait aussi à distinguer les écrits authentiques d'Hippocrate de ceux qui sont apocryphes. Tant d'efforts de la part des critiques n'eurent
pas le succès désirable. Mercurialis, qui fit une édition des œuvres d'Hippocrate bien inférieure à celle
de Foës, mérite une place distinguée parmi les médecins humanistes, quoique ses ouvrages portent
l'empreinte de l'esprit d'imitation servile. Deux de
ses compatriotes, Montanus et Marsille Cagnati,
se rendirent encore célèbres par leur érudition,
leurs traductions d'ouvrages anciens et par la publication de leurs observations particulières.

Le goût de la critique, né en Italie et en France,
se développa, ainsi que l'esprit d'observation, en Allemagne, en Angleterre et en Espagne. Mais dans
cette dernière contrée, la médecine hippocratique
rencontra de puissans obstacles, tant les Espagnols
étaient attachés au système des Arabes. L. Mercado,
médecin de Philippe II, en fournit une preuve incontestable dans ses écrits. Il n'est question que de subtilités scolastiques traitées par fois dans un style
très bizarre.

Ramus ou Pierre de la Ramée, professeur à Paris,
se déclare antagoniste des scolastiques, vers le
milieu du seizième siècle. Il introduit une meilleure
méthode dans la manière d'écrire, et fait sentir com-

bien il importe de bien établir la définition et la division des sujets que l'on se propose de traiter.

Jean Fernel d'Amiens fait application de cette méthode à la médecine qui l'a inscrit parmi ses réformateurs. Il le mérite par ses grandes connaissances et pour avoir rétabli la liberté de penser; car il rejette tout ce qui lui paraît faux, même dans Galien, Hippocrate et Aristote. Dans sa physiologie, il prouve par ses recherches anatomiques, contre l'opinion de Galien que le péritoine ne fait que s'allonger sans se déchirer, lors du passage des testicules par les anneaux inguinaux; et il soutient, contre Aristote, que l'âme a son siége dans le cerveau. En pathologie il considère les solides, les fluides et les fonctions. La cause éloignée réside dans les humeurs, la maladie dans les solides, et les symptômes dans les fonctions. On doit, suivant lui, chercher la cause du mal dans le corps et non dans les humeurs altérées par l'affection. Fernel, qui accepta à regret la place de médecin du roi dans la crainte qu'elle l'éloignât trop de ses études, rendit de très grands services à la science et recueillit plusieurs observations intéressantes.

Duret, Foës, Ramus, Fernel, Brissot, sont des médecins du seizième siècle qui font honneur à la France. On est heureux d'inscrire ses compatriotes parmi les premiers savans du monde. Puisqu'une si belle réputation se reflète sur le corps des médecins, chacun doit y contribuer.

§ II. *Influence des écoles Hippocratiques, des conciliateurs et des disputes scolastiques sur la médecine.*

Les contestations animées qui s'étaient élevées sur le mérite des doctrines des anciens médecins comparées à celles des Arabes et l'abandon de celles-ci firent sentir leur heureuse influence dans la pratique de l'art. Des médecins conciliateurs vinrent avec l'intention d'expliquer la discordance signalée entre les principes des Arabes, et ceux des anciens Grecs. Symphorien Champier; Rorarius; Vallesius; Alexandrin de Neustain; J-B. Sylvaticus publièrent des commentaires dans lesquels ils s'efforcèrent de juger, d'expliquer, de rapprocher même forcément les idées disparates ou absolument contradictoires des médecins grecs et arabes. Le livre de Sylvaticus est remarquable surtout en ce que l'auteur s'efforce de faire disparaître les contradictions que l'on rencontre dans les écrits des anciens Grecs, et parce qu'il veut que l'on fasse usage du raisonnement et de l'expérience.

Cette comparaison de principes divers; ce libre examen des opinions dominantes, allumèrent peut être le fatal bûcher qui dévora Michel Servet, trop grand philosophe pour être apprécié de ses contemporains superstitieux. Il naquit en 1509, en Aragon, fit ses humanités à Toulouse, et ses études médicales à Paris, où il se rendit en 1534. Il exerça la médecine dans plusieurs villes de France et fut en butte à l'implacable inimitié de Calvin, qui parvint à le faire périr dans les flammes à Genève, en 1553. Vous verrez reparaître ce savant martyr de la liberté de penser, quand nous examinerons les découvertes anatomiques de cette époque. Servet fit des cours publics à Paris et un ouvrage célèbre et extrêmement rare sur la nature des sirops dont les Arabes, comme vous savez, étaient très grands partisans, puisqu'ils les employaient dans toutes les maladies aiguës pour favoriser la coction. On les rejetait alors à mesure que la médecine hippocratique reprenait l'ascendant; et c'est là ce qui suggéra à Servet l'idée d'écrire ce livre dans lequel il s'attache surtout à l'examen de la doctrine de la coction.

Pour se faire une idée plus exacte de l'époque que nous étudions, il faut s'arrêter aux disputes qui s'élevèrent à l'égard du lieu où l'on doit faire la saignée dans la pleurésie. Jusque là, dès le début de la maladie, on avait ouvert la veine la plus éloignée, celle du côté opposé au point douloureux, et on laissait couler le moins de sang possible, dans la crainte qu'au commencement de la maladie, au moment de l'afflux des humeurs dans la partie affectée, la saignée faite dans son voisinage ne les attirât davantage et qu'en évacuant trop de sang il ne s'ensuivît une trop grande faiblesse. On croyait en outre que le moyen le plus sûr de guérir les inflammations était de ramener les humeurs vers le lieu d'où elles provenaient. Quand la maladie était plus ancienne et s'il n'existait aucune affection locale, on faisait la saignée du côté souffrant, mais avec beaucoup de réserve. Le précepte en avait été donné par Oribase et l'on avait fini par ne plus saigner que du pied, en laissant suinter le sang goutte à goutte dans les pleurésies, même les plus aiguës.

Pierre Brissot, médecin de Paris très versé dans l'étude de la littérature grecque, osa le premier combattre ce préjugé, l'expérience lui ayant appris, en 1514, dans le cours d'une pleurésie épidémique, combien la saignée lui avait été utile. Villeneuve et Helin se rangèrent à son opinion ; mais de nombreux antagonistes, partisans aveugles des Arabes, s'élevèrent contre lui, et furent en partie cause de son émigration en Portugal où les succès incontestables qu'il obtint de la saignée faite largement dans les fluxions de poitrine lui suscitèrent de nouveaux ennemis. Il composa alors son apologie qui immortalisa son nom. Il enseigne que toutes les inflammations n'exigent pas que l'on fasse la saignée dans un lieu éloigné de leur siége ; que la différence de distance entre le point douloureux dans la pleurésie et le bras droit ou gauche, n'est pas aussi considérable qu'on pourrait le croire d'abord. Il donne ensuite d'autres raisons moins bonnes ou tout à fait hypothétiques à l'appui de son principe très judicieux. Il mourut de la dysenterie, en 1522; son ouvrage fut publié, trois ans après sa mort, par son ami Luceus d'Ebora. Cet écrit polémique, marqué

au coin du génie, fut le sujet de contestations tellement vives et acharnées que l'empereur Charles
Quint fut supplié de rendre un décret portant défense de saigner à la manière des Grecs et de Brissot.
Mais on n'y parvint pas, et il ne fallut peut-être pas
moins que la mort de Charles III ou celle de son
fils aîné, à la suite d'une pleurésie contre laquelle
on avait fait la saignée suivant le précepte des Arabes,
pour discréditer leur méthode, et donner plus d'appui aux opinions de Brissot.

A. Thurinus, de Pescia, médecin des papes Clé-
ment VII et Paul III, s'éleva le premier en Italie,
contre l'illustre praticien français, par de vains argumens ; L. Panizza ; César Optatus ; B. Victorius ; Mariano Santo de Barletta, chirurgien lithotomiste ;
Donat Antoine d'Altomari, attaquèrent l'excellent
principe de Brissot par des argumens rebattus ou
dénués de toute justesse et par fois dans un très
mauvais style. J. Argentier le combattit violemment
et s'attacha surtout à refuter l'opinion que la révulsion et la dérivation peuvent être déterminées
par la saignée d'un seul et même vaisseau.

N. Manard, de Séville, admit le principe du
médecin français avec quelques restrictions ; cependant Horace Augenius ; Gonthier d'Andernach ;
Thomas Eraste, antagoniste célèbre de Paracelse ;
Victor Trincavelli ; J-B. Sylvaticus, le conciliateur ;
sont autant d'apologistes plus ou moins diffus et
subtils du procédé arabe, se donnant beaucoup de
peine pour prouver qu'on ne peut opérer la déri-

vation et la révulsion en ouvrant la même veine.

La secte des Arabistes outrés se discréditait, et les partisans de Brissot se montraient moins exclusifs. Mathieu Curtius, qui se fit pourtant saigner dans un cas de pleurésie d'après la méthode des Arabes, contre sa propre opinion; J. Manard; Léonhard Fuchs, qui s'appuie sur une prétendue direction des fibres dans les veines, sur les qualités bonne et mauvaise du sang dans la pleurésie; Taddœus Dumus qui fit ressortir l'absurdité du raisonnement de Fuchs sur les fonctions des fibres longitudinales dans les veines; François Cassani; étaient partisans des principes des Grecs et de Brissot au sujet de la saignée dans la pleurésie. Jérémie Drivère adopta une opinion mixte entre celle des Arabes et de Brissot.

Les démonstrations d'André Vésale, sur la naissance et la terminaison de la veine azygos, donnèrent une autre tournure aux discussions très animées de ce temps là. Mais en 1547, Amatus Lusitanus, confirma, par l'ouverture de douze cadavres, l'existence des valvules, que J.-B. Cannani lui avait indiquées à l'orifice de la veine azygos; et cette importante découverte, qui pouvait mettre sur la voie de la circulation, quoique mal appréciée, influa puissamment sur la célèbre dispute qui nous occupe. La doctrine de Brissot comptait tous les jours de nouveaux partisans qui se vantaient d'être de vrais médecins hippocratiques. Christophe de Vega et surtout Botal; l'immortel A-Paré, Jérôme Mercurialis; François Vallesius, Valleriola, Alexandre Massarin, etc., appli-

quèrent les principes de Brissot à d'autres inflammations que celles de la poitrine, particulièrement
aux plaies de tête, et les bons effets qu'ils en obtin-
rent valurent à cette méthode un suffrage bien légitime.

§ III. *Des maladies et des médecins principaux du
seizième siècle.*

Le rétablissement des grands principes d'Hippocrate ramenait l'attention des praticiens sur la marche de la nature, sur l'observation des faits. Le modèle des observateurs trouve de dignes interprètes
dans quelques grands génies du seizième siècle, qui
tâchent d'observer avec autant de justesse, et de
recueillir des observations aussi excellentes que les
siennes. On s'affranchit des préjugés dominans : on
cesse d'écrire dans l'unique intention d'expliquer
Rhazès, Avicenne et les sentences arabes. « L'observateur, dit Zimmermann, ne doit expliquer la
nature que par la nature elle-même, et celui qui
veut en sonder les mystères avec des hypothèses, la
distingue au travers de ses opinions, comme un icté-
rique voit tout l'univers au travers de la bile qui
colore ses yeux. Aussi les idées arbitraires et les
théories adoptées sans examen produisent-elles chez
le médecin le même effet que les passions chez l'historien. Elles couvrent d'épaisses ténèbres les yeux les
plus clairvoyans; elles anéantissent les facultés de
l'esprit le plus brillant; elles font disparaître l'exac-

titude de toutes les observations ; elles confondent ensemble la folie et la raison. Ce sont des tyrans contre lesquels on doit se révolter. »

Les signes des maladies étant mieux appréciés , la sémiotique se perfectionne. Les Grecs de l'antiquité, pris pour modèles dans l'étude des maladies décrites par eux, servent encore de guides quand on s'occupe de celles dont ils n'ont rien dit.

La lèpre, plus connue et mieux traitée, semble devenir moins commune et disparaître à mesure que la syphilis se propage. Ph. Schropff, de Strasbourg, prétend que la syphilis invétérée ou mal traitée dégénère en affection lépreuse. Fernel se livre à des recherches sur ses propriétés contagieuses qui prouvent son savoir et son tact médical. Beaucoup d'autres médecins d'Europe font connaître les résultats de leurs travaux et surtout les succès qu'il doivent à une méthode plus rationnelle appliquée au traitement des espèces différentes de maladies lépreuses.

La syphilis se montre sous des formes hideuses, en faisant des ravages horribles. Sa manifestation favorise même la méthode expérimentale et l'esprit d'observation caractéristiques du seizième siècle. J. Vigo , chirurgien du pape Jules II , fait remarquer la différence notable de la syphilis commençante et de celle qui est complète ou invétérée. A. Paré découvre la vraie cause des dysuries chroniques qui sont l'effet d'urétrites (blennorrhagies) invétérées. Paracelse, qui l'attribue uniquement à la débauche si commune de son temps, fait voir l'influence fâcheuse de la maladie vénérienne sur toutes les autres, les changemens qu'elle y occasionne et les affections chroniques qui en sont la suite. Je vous épargne les contes ridicules qui ont été inventés sur son origine, sa propagation par cent moyens divers, autres que ceux qui la communiquent en effet.

Le traitement de la syphilis fut, ce qu'il devait être, modifié suivant les principes et la manière de voir de chaque médecin. Le mercure, fort usité contre la lèpre, le fut aussi contre la syphilis qui avait beaucoup d'analogie avec elle. Mais Fernel prétend que ce remède est une invention du charlatanisme et que ses avantages sont fort incertains. Quoi qu'il en soit, le mercure en fumigations, en frictions, à l'intérieur, fort usité parmi les chirurgiens de cette époque est aussi administré par beaucoup de médecins. Le célèbre botaniste P-A-Mathiole, paraît être le premier qui ait prescrit le mercure à l'intérieur, et Paracelse, qui le recommande de préférence à tous les autres moyens, indique le précipité rouge, le nitrate de mercure, le mercure doux et le sublimé comme les préparations qu'il faisait prendre par la bouche. Le gaïac dès 1517, la squine, la salsepareille, le sassafras et une foule d'autres végétaux sudorifiques; les bains de vapeur et autres; divers opiats; l'eau de chaux comme topique; un mélange d'or et de sublimé de l'invention de Paracelse, furent employés avec des succès variés contre la syphilis.

Vous avez dû remarquer, dans l'histoire de la

médecine au quinzième siècle, que le scorbut fut aussi regardé comme maladie nouvelle. Il serait possible que la même dénomination ait été imposée à des maladies bien différentes, notamment à des épidémies de fièvres dites adynamiques, à raison de l'esprit d'innovation qui dominait alors. J. Echt fait savoir à J. Lange que le scorbut règne épidémiquement à Cologne, vers le milieu du seizième siècle, et ce dernier n'épargne aucun soin pour découvrir des traces de la maladie dans les écrits des anciens. Baudouin Rouss croit en apercevoir dans quelques écrits d'Hippocrate et de Pline. J. Wyer fait des observations pleines de justesse et d'intérêt sur cette maladie contre laquelle Dodoens, professeur à Leyde, recommande le cochléaria. Le flamand H. Brucaens la regarde comme héréditaire. Il fait remarquer que les fièvres intermittentes, les hydropisies et le marasme prennent quelquefois un caractère scorbutique. B. Brunner et S. Alberti en parlent plutôt sur les témoignages d'autrui que d'après leurs propres observations. Beaucoup d'autres médecins européens parlent aussi du scorbut et de plusieurs autres maladies avec lesquelles ils lui trouvaient une analogie frappante.

La coqueluche devint aussi tellement fréquente au seizième siècle que beaucoup de médecins la regardaient comme une maladie nouvelle, quoiqu'elle eût régné épidémiquement en France, dans le siècle précédent. On n'est pas d'accord sur le motif qui lui a valu sa dénomination et l'on pourrait bien avoir pris le croup pour la coqueluche, d'après les assertions d'écrivains divers, d'après celle-ci surtout : « La coqueluche moissonna un nombre prodigieux d'enfans, et on lui donna le nom de mal de poule (hühnerweh), parce que les malades, en respirant, rendaient un son analogue à la voix d'un jeune coq. » La différence très notable de mortalité entre les épidémies désignées sous le nom de coqueluche fortifie notre opinion.

Pendant le seizième siècle, on observa en outre des pneumonites et des pleurites épidémiques ou compliquées qui furent mieux caractérisées. Les ouvertures de cadavres apprirent pour la première fois que l'inflammation du parenchyme pulmonaire se joint facilement à celle de sa membrane séreuse. On signala celles de ces épidémies dans lesquelles la saignée n'avait pas d'heureux effets, et l'on proposa des remèdes végétaux ou minéraux pour les combattre.

Deux autres maladies différentes, quoique désignées par la dénomination commune de maladie hongroise et qui paraissent être deux espèces de typhus, fixèrent encore l'attention. Th. Jordan, chirurgien en chef de l'armée impériale de Maximilien II, fit mieux connaître qu'aucun autre de ses contemporains les symptômes qui la caractérisent. « Une violente céphalalgie et des spasmes très douloureux de l'estomac étaient les premiers symptômes par lesquels débutait l'affection. Le visage devenait blême, les traits se décomposaient, la langue se couvrait d'une couche noire et sèche, le malade était privé du sommeil, et avait la voix tremblante. Les spasmes de l'estomac dégénéraient souvent en coliques insupportables. La fièvre s'annonçait par un froid suivi d'une chaleur dévorante, et dès le premier accès, le malade tombait dans une prostration extrême, signe certain de la malignité du mal. Un délire tranquille ou furieux alternait avec l'état comateux, ou dégénérait en léthargie, souvent même en dysenterie ou en angine gangréneuse. » Les remèdes violens, que l'on opposa à la maladie hongroise, étaient peu propres à soulager et guérir les malheureux qui s'en trouvèrent atteints.

K. Sprengel fait encore mention d'une autre maladie désignée sous le nom de raphanie et qui fixa d'une manière particulière l'attention des médecins du seizième siècle, bien qu'elle ne dût pas être nouvelle, puisqu'il paraît qu'elle provenait de la mauvaise qualité des grains. J. César parle d'une maladie dangereuse survenue à Marseille par la mauvaise qualité des grains et la disette de bon blé. Galien dit aussi que la rouille, la gangrène et l'altération du blé donnent naissance à des maladies pestilentielles. Quoi qu'il en soit, c'est en 1556, 1581, 1588, 1593 et 1596, qu'elle se manifesta sous des formes diverses dans le nord de l'Europe. L'histoire de la raphanie présente des symptômes trop insolites, des remèdes trop bizarres, pour que leur examen puisse faire juger de sa nature.

Parmi les maladies pestilentielles d'alors, il faut

mentionner la fièvre pétéchiale, quoiqu'elle ait été signalée bien évidemment par divers écrivains de l'antiquité. Ce qui contribua peut être à la faire croire nouvelle, c'est que les médecins considéraient alors les pétéchies comme une affection essentielle. En 1505, elle régna épidémiquement dans la Haute-Italie, où elle fut très meurtrière. Elle débutait par des accidens peu graves à la suite desquels se montrait une prostration extrême, la pesanteur de tête avec affaiblissement des sensations; délire et rougeur des yeux; puis l'apparition des taches cutanées, du quatrième au septième jour. Le malade tombait dans l'état comateux ou dans une insomnie absolue. Il y avait rétention d'urine et des hémorrhagies qui épuisaient les forces et hâtaient la mort.

Cette maladie reparut dans l'hiver de 1527 à 1528, à la suite d'inondations, de vents du sud et d'une saison nébuleuse et humide qui favorisèrent sans doute son développement. Celle qui ravagea l'ouest de la France, et particulièrement les villes de Poitiers, Angoulême, La Rochelle et Bordeaux, en 1557, survint en mai, et se prolongea jusqu'à la fin de l'automne. Coyttarus en trace un tableau fidèle, et il s'efforce de démontrer que cette fièvre pétéchiale n'était pas la même que la peste, bien qu'elle offrît une malignité très prononcée. Une épidémie nouvelle de fièvre pétéchiale ravagea aussi la Lombardie pendant l'hiver de 1587 et enfin, la ville de Trente, en 1591.

Des écrivains prétendirent que les pétéchies étaient

un des caractères spéciaux de la vraie peste, dont le nom était généralement appliqué à bien des maladies épidémiques; car il n'y a pas d'époque où l'on signale autant de maladies pestilentielles que durant le seizième siècle. L'extension générale et le fréquent retour de la peste ainsi que l'esprit de l'école hippocratique, qui présidait aux recherches sur la nature de cette maladie, permirent aux observateurs d'en donner une meilleure description et d'en développer plus exactement les causes et le traitement.

Pendant l'épidémie pestilentielle de 1528, les malades mouraient communément vers le sixième jour.

En 1534, elle fut tellement violente dans le midi de la France, que ceux qui en furent atteints succombaient presque subitement sans laisser apercevoir la plus légère trace d'une affection quelconque. Il serait trop long de relater ici les ravages des maladies pestilentielles chez presque tous les peuples d'Europe et d'Afrique; leurs symptômes, leurs complications et tous les moyens curatifs qu'on leur opposa. Entre autres observations très judicieuses de l'excellent A. Paré sur la peste de Paris, on trouve que l'épidémie s'aggravait toujours après un grand orage et que l'apparition des bubons après la fièvre était bien plus dangereuse que dans le cas contraire. Il finit par conclure que le diagnostic de cette maladie présente beaucoup d'incertitude. Il en donne pour preuve le fait suivant (1) : « Quelquefois aussi

(1) OEuvres, liv. xxir, p. 548.

les accidens se relaschent, et il semble que le malade se doive bien porter, faisant bonne chère : ce
qui advint à vne des damoiselles de la reyne, nom-
mée la Mare, le roy estant au chasteau de Rous-
sillon, laquelle fut frappée de cette peste, ayant vn
bubon en l'aîne, qui s'en retourna au-dedans, et le
troisième jour disait ne sentir aucun mal, fors qu'une
difficulté d'urine (à cause de l'inflammation qui
occupait les parties dédiées à l'urine), se pourme-
nant par la chambre, avec bonne ratiocination,
toutes fois ce jour mesme rendit l'esprit à Dieu :
qui fut cause de nous faire promptement débusquer
du dit lieu. »

Les opinions furent très divergentes sur la nature
des maladies pestilentielles. Les uns en cherchaient
la cause prochaine dans l'air, la constitution atmosphérique, les émanations malfaisantes des matières
animales et végétales en putréfaction. On considérait la putrescence des humeurs comme la cause
interne. Mais Fernel fut un de ceux qui s'élevèrent
contre cette opinion et prétendirent que la maladie
provenait d'une cause occulte, vénéneuse, inexpli-
cable, ou qu'elle était un effet immédiat de la puissance divine. Le bon Paré lui-même y croyait. Ce
fut pis encore au sujet de sa propriété contagieuse
et sur la prédisposition à contracter cette maladie.
Quant au traitement, le but principal des médecins
d'alors paraît avoir été de régler scrupuleusement
le régime, de proposer des antidotes et des préser-
vatifs plus ou moins inefficaces. Ceci suffit pour ca-

ractériser les opinions dominantes sur les maladies épidémiques ou pestilentielles du seizième siècle : de plus longues élucubrations intéresseraient seulement ceux qui se proposent d'en faire une étude spéciale.

Après avoir donné des preuves du retour à la médecine d'observation par l'examen des maladies du seizième siècle, il convient d'énumérer succinctement les praticiens les plus distingués. Le Vénitien N. Massa est un des premiers observateurs de cette époque. Indépendamment de ses réflexions sur la syphilis et la peste, il en fait qui sont tout-à-fait neuves sur le tic douloureux. Il rapporte l'histoire d'une femme de soixante ans que l'on croyait hydropique et qui accoucha d'une fille sans yeux ni bras. L'auteur attribue cette monstruosité à l'âge avancé de la mère. Souvent il fait plier les faits sous un système préconçu. On s'en aperçoit dans ses lettres surtout.

Le Portugais Amatus fit un volumineux recueil d'observations parmi lesquelles il s'en trouve de judicieuses et beaucoup qui décèlent trop de crédulité et l'envie d'étaler une vaine érudition. Il soutient qu'il n'existe point de signes à l'aide desquels on puisse reconnaître le sexe du fœtus. Il rapporte le cas d'une aphonie produite par l'abus du sublimé qui avait corrodé les nerfs récurrens : celui d'une dysenterie guérie par la cohabitation et plusieurs autres qui ne sont pas dépourvus d'intérêt.

J. Crato de Craftheim, qui devint médecin de trois empereurs, jouissait de la plus haute réputation. Ses productions les plus remarquables sont une

12

courte thérapeutique, à l'imitation des Grecs, et son introduction à l'art médical. Nous avons de lui l'observation d'une guérison complète et très remarquable d'une goutte confirmée, par la diète lactée et un régime très sévère. Il rejette les substances styptiques tant vantées contre la dysenterie, et il recommande le mithridate, la gomme adragant et la terre sigillée. Aloysius Mundella, médecin célèbre et auteur d'un écrit intitulé les *Dialogues* et de lettres sur l'histoire de la matière médicale; Taddaeus Dunus, auteur des mélanges de médecine; V. Trincavella, auteur d'un recueil d'observations nombreuses, firent d'heureux efforts pour le rétablissement de la médecine grecque et du bon goût. Ils eurent surtout le mérite d'avoir discrédité la confiance aveugle que l'on avait dans les pierres précieuses, les émeraudes, les amulettes, etc.

F. Valleriola, médecin de Valence et ensuite professeur à Turin, recueillit aussi de nombreuses observations dont plusieurs sont fort intéressantes et d'autres surchargées d'érudition. On distingue, parmi les cas les plus remarquables, celui d'hydatides volumineuses simulant une grossesse : celui de la guérison d'une gangrène du scrotum, et enfin il parle de l'inflammation de la colonne vertébrale. Regnier Solenander, médecin du duc de Clèves, est auteur d'un recueil d'observations surchargées d'érudition et de faits extraordinaires. Diomède Cornarus, professeur à Vienne et médecin de Maximilien II, montre une prédilection non moins grande pour les cas merveil-

leux et les observations triviales. Les qualités essentielles pour être bon observateur étaient alors trop
peu connues. Il faut dire cependant que D. Cornarus
donne la première observation connue d'une fièvre
dysentérique intermittente ou mieux d'une dysenterie ayant le type intermittent.

Pour bien connaître les maladies, il faut les observer attentivement et en étudier les effets sur
les cadavres, sans abuser cependant de l'anatomie
et sans confondre l'effet avec la cause de la maladie. On s'en aperçut au seizième siècle. L'anatomie renaissante eut une influence marquée sur la
pathologie. Les résultats des nécroscopies furent
recueillis avec soin. On appela l'attention des magistrats sur les avantages que la médecine retirerait
de leur fréquente répétition. Bartholomée Eustache
apprécia, l'un des premiers, les secours importans
que les ouvertures de cadavres promettaient à l'art
de guérir. Volcher Coyter désirait qu'il fût permis
aux médecins d'ouvrir les cadavres des personnes
mortes de maladies graves et occultes. Marcellus
Donatus reproche à ses confrères d'être retenus par
le dégoût, et de croupir dans l'ignorance plutôt que
de scruter péniblement la vérité. Cette heureuse
direction des praticiens vers l'étude de l'anatomie
pathologique et les faits qu'ils y découvrent ébranlent
une trop longue confiance en des préjugés funestes
et dans l'autorité de Galien. J. Kentmann, médecin
célèbre de Dresde, fait un recueil précieux d'observations sur les pierres trouvées ailleurs que dans les

voies urinaires regardées jusque là comme les seules parties du corps susceptibles d'en offrir. En même temps Marcellus Donatus, Schenck, Forestus, prouvent par leurs recherches d'anatomie pathologique et contradictoirement à Galien que le cœur est susceptible de s'enflammer, de suppurer, de s'ulcérer même sans que la mort s'en suive immédiatement.

Nons devons à Rembert Dodoens des travaux précieux sur l'anatomie pathologique et la révélation de faits très intéressans dont quelques-uns repandirent la première lueur de vérité sur la théorie des commotions du cerveau. J. Schenck de Graffenberg, médecin à Fribourg, se distingue surtout par la publication impartiale de nombreuses observations manuscrites qui lui sont envoyées par des médecins allemands. Félix Plater, professeur à Bâle et médecin du Margrave, se distingue également par un recueil d'une multitude d'observations dont plusieurs sont accompagnées de la description des altérations pathologiques découvertes après la mort.

P. Foreest, plus communément appelé Forestus, avait étudié dans plusieurs académies célèbres et fréquenté de grands hôpitaux. Cet écrivain classique est remarquable par l'exactitude historique de ses observations et le soin qu'il prend d'exposer les phénomènes les plus ordinaires des maladies, avec la fidélité et la simplicité d'un praticien très-éclairé. Son ouvrage est très-remarquable par rapport aux faits qui révèlent les sympathies, et aux recherches nombreuses d'anatomie pathologique auxquelles il a dû se livrer. P. Salius Diversus paraît avoir signalé le premier l'inflammation de la substance corticale du cerveau, et fait voir en quoi elle différait de la frénésie, et celle-ci de l'apoplexie. Suivant lui, la goutte n'est pas produite par un principe morbifique unique, et la cause en réside non dans le cerveau, mais dans l'estomac. Marcellus Donatus, trop crédule sur des récits qu'il adopte sans critique, s'affranchit cependant de l'autorité des anciens. Il réfute les écrivains grecs qui regardaient la goutte comme incurable chez les personnes avancées en âge. Il fait remarquer que les plaies de tête sont suivies quelquefois de la disparition de l'épilepsie, et que l'apoplexie peut être provoquée par la vapeur du charbon. Vers cette époque, plusieurs médecins, nommément Fernel, Donatus, Codronchi signalèrent les symptômes et les altérations pathologiques d'une maladie chronique de l'estomac qui affecte plus particulièrement le cardia, et pourrait bien être de nature squirrheuse.

Remarquez enfin que les observateurs du seizième siècle s'attachèrent à l'étude des cas extraordinaires, préférablement à celle des plus communs; que l'influence de la constitution atmosphérique n'était point assez appréciée par eux qui s'attachaient encore aux qualités élémentaires dans l'emploi des moyens curatifs.

§ IV. *Des travaux sur la sémiotique et des ouvrages de médecine.*

De tout temps la science qui traite des signes des maladies a été considérée comme indispensable à celui qui veut exercer l'art de guérir. Mais pendant un trop long intervalle, les principes si bien tracés par Hippocrate et les anciens Grecs furent mal appliqués ou faussés; et les médecins du seizième siècle commirent eux-mêmes la faute grave de les croire d'une application générale. La doctrine des jours critiques appelle l'attention des médecins de cette époque. Amatus de Portugal adopte entièrement l'opinion que les nombres possèdent une force, en vertu de laquelle certains jours sont critiques. Il regarde le septième comme l'étant par excellence. C'est un ultrà-pythagoricien.

Presque tous les médecins d'alors rejetèrent cette théorie, en essayant d'expliquer les jours critiques par des raisons astrologiques; et comme le nombre sept joue un grand rôle dans le calcul des jours, ils y virent une analogie frappante avec les phases de la lune qui se renouvellent aussi tous les sept jours. D'autres raisons moins plausibles encore furent alléguées par ces astrologues péripatéticiens très-nombreux, et qu'il est inutile de nommer.

J. Fracastor, praticien distingué et excellent écrivain, imagine une théorie des jours critiques que l'auteur de l'Histoire de la Médecine qualifie de fort ingénieuse, mais qui vous paraîtrait mieux placée dans les *Contes arabes*, si l'on vous en faisait l'exposition. L. Lemos, dans son Traité du Pronostic, attribue l'intensité de la maladie à la différence du principe morbifique, ainsi que P. Alpin qui a aussi égard à la prédominance de l'humeur élémentaire. Jodoc Lomm paraît être du même avis, contrairement à Joubert.

La doctrine des signes de l'état morbide fournis par l'urine est aussi un sujet de sémiotique qui occupe beaucoup les médecins d'alors, car les arabistes prédisaient d'après l'inspection des urines, et il fallait le retour à la médecine d'Hippocrate pour opérer une salutaire réforme à cet égard. C. Clémentinus, Ch. Clausa, Euricius Cordus s'élevèrent des premiers contre l'ouroscopie. F. Emeric démontre combien les signes tirés du pouls sont préférables à ceux qu'on prétend tirer de l'urine, et Bruno Seidel fait voir qu'une foule de circonstances accidentelles modifient l'état des urines. G.-Ad. Scribonius, J. Lange, P. Forestus, S. Koelreuter, L. Botal prouvent, chacun à sa manière, qu'on ne peut reconnaître les maladies par l'inspection des urines, et que leur examen dans quelques cas seulement peut en aider le diagnostic. Leurs réflexions judicieuses trouvèrent cependant de nombreux contradicteurs et des partisans entêtés de l'ouroscopie.

Les signes tirés du pouls sont aussi examinés avec une attention nouvelle. J. Struthius, médecin du

roi de Pologne, traite de l'art sphygmique d'une manière trop subtile pour parler de ses écrits, ni de
ceux de L. Rogani, qui reproduit les opinions de ce
médecin dans son commentaire sur les livres du
pouls de Galien. Fyens fait des remarques intéressantes sur la sphygmomancie; mais il avoue n'avoir
pu saisir la différence établie par Galien entre le
pouls fréquent et le pouls vîte, et il trouve trop
subtile la distinction du pouls caprisant qui est l'opposé du pouls dicrote.

P. Alpin, observateur fidèle de la nature, aug-
menta ses connaissances médicales par de longs et
utiles voyages. Il composa sur la sémiotique un ouvrage fort estimé par l'indépendance de son esprit,
pour les opinions dominantes et l'autorité des anciens écrivains, Hippocrate excepté. Les observations
de J. Lonim, élève de Fernel, et médecin à Tournay,
puis à Bruxelles, presque aussi estimées que la sémiotique de P. Alpin, contiennent le précis des
signes propres à faire reconnaître chaque maladie et
ses terminaisons diverses. La méthode synthétique
dont il use, lui fait déterminer les signes avec plus
de précision, ainsi que les circonstances dans lesquelles ils indiquent un changement; mais cette
méthode n'est pas sans inconvénient. Cet excellent
observateur écrivit aussi sur les fièvres à la manière
d'Hippocrate. Th. Fyens, disciple de Mercurialis,
médecin et professeur à Louvain, fait preuve d'érudition et d'une sagacité rare dans sa sémiotique. Il
allie heureusement la synthèse et l'analyse. En par-

lant des signes anamnestiques, il enseigne comment on peut déterminer après la mort d'un blessé, si la plaie était ou non mortelle. Tels sont les auteurs principaux qui, par leurs écrits ou l'enseignement public, ont rendu des services à la sémiotique qu'ils ont créée, pour ainsi dire.

Voyons maintenant quels furent les écrivains du seizième siècle qui s'occupèrent spécialement de la pratique de l'art, et sur l'esprit desquels le génie d'Hippocrate eut une influence plus ou moins heureuse. Cl. Clémentinus publie des lucubrations dans lesquelles il expose la théorie et le **traitement** de la plupart des maladies aiguës, et une foule de préparations et de sirops composés. Il croit à la putréfaction du sang, et il s'efforce de la prouver par de longs raisonnemens. P. Bairo de Turin publie un compendium sous le titre de *Veni mecum*, dans lequel on ne trouve ni preuve de goût, ni trace de la médecine grecque, tandis que l'influence fâcheuse d'un empirisme outré et de la superstition arabique s'y décèlent à tout moment. Jason de Pratis écrit sur les maladies du cerveau dans un style incorrect et ampoulé, à la manière des Arabes et de Bairo. B. Veltori publie un abrégé de médecine incomplet sur le régime, les bains, etc. Cet ouvrage, qui ne vaut guère mieux que les deux précédens, est d'une prolixité insupportable.

Dubois ou Sylvius, savant fort érudit, qui professa la médecine à Paris, dans un âge avancé, fit aussi un abrégé de médecine. Sa grande habileté en anatomie lui donna une célébrité si considérable, que l'on venait de toutes les parties de l'Europe, pour entendre ses leçons. D.-A. Altomar, professeur à Naples, puis à Rome, expose quelques principes qui lui sont propres, à l'égard des fièvres, et il adopte l'usage reçu, en décrivant les maladies depuis la tête jusqu'aux pieds. Ch. de Vega écrivit un abrégé de médecine théorique et pratique, dans lequel il se montre grand partisan de Galien. J. Fyens, médecin à Anvers, fit un traité sur les flatuosités. H. Augenius fit un abrégé de médecine bien supérieur aux précédens, dans lequel il se livre à de fort longues discussions sur la fièvre. Il se montre zélé partisan de Fernel, et il préfère se servir de sa raison plutôt que de suivre aveuglément les autorités médicales. J. Riolan d'Amiens, professeur à Paris, fit un abrégé de thérapeutique générale, et un autre sur presque tous les sujets de médecine. N. Le Pois fit un abrégé de médecine dont le mérite est fort exagéré par Boerhaave, et qui n'est à vrai dire qu'une compilation.

Félix Plater est auteur d'un abrégé de médecine intéressant, puisqu'il offre le premier essai de classification dans lequel il divise les maladies en genres et en espèces. Quoique sa méthode de classification soit extrêmement vicieuse, ce médecin suisse n'en a pas moins l'incontestable mérite de l'invention. J.-C. Claudini, professeur à 'Bologne, fit une introduction à la pratique qui n'est qu'une compilation sur la matière médicale et la chirurgie. J. Hurnius, disciple de Duret et de Ramus, publia divers ouvrages qui se distinguent par une érudition classique, un jugement sain et un très bon style. Les deux Vidus Vidius, oncle et neveu, composèrent un abrégé de médecine que l'on estime beaucoup. Guidi l'ancien, anatomiste distingué, composa aussi une introduction à l'art médical, ouvrage dans lequel l'auteur ne se montre pas toujours au niveau des connaissances de ses contemporains et fait preuve d'inexactitude. L. Settala ou Septacius composa divers traités dans lesquels on trouve des principes fort sages et la réfutation des opinions scolastiques. Ses idées sur le régime convenable dans les maladies aiguës lui sont tout-à-fait personnelles. Elles roulent sur le choix des tisanes et il blâme hautement l'emploi du vin dans les maladies aiguës.

La plupart des *Abrégés du seizième siècle,* à quelques exceptions près, sont bien préférables à ceux du siècle précédent. Remarquez que Plater fit le premier essai d'une classification des maladies et que les médecins qui adoptèrent le plus généralement les principes d'Hippocrate étaient Français et Italiens. L'Allemagne, quoique la moins ignorante des contrées du nord de l'Europe, n'avait point encore de médecins comparables à ceux de ces deux peuples.

CHAPITRE II.

Examen de la réforme de Paracelse ; et de la chirurgie du seizième siècle.

§ Ier. *Causes préparatoires. Des écoles d'Argentier et de Botal, ou des systèmes cabalistique et théosophique.*

Les révolutions dans les sciences sont toujours précédées par des idées nouvelles et fécondes dont s'empare et que développe un génie supérieur qui sape les fondemens d'une théorie plus ancienne. On s'étonne de la hardiesse du novateur, ses partisans admirent l'originalité de son génie, ses antagonistes défendent mal les principes de l'ancien système ; les nouveaux dogmes attirent chaque jour un plus grand nombre de partisans enthousiastes. Ceux-ci révèrent, ceux-là détestent le novateur.

Tel a été l'effet de l'école créée par Paracelse ; avant lui, l'infaillibilité d'Avicenne, de Galien, d'Hippocrate même avait été mise en doute. Deux sectes s'étaient formées dans l'école hippocratique. Dans l'une, on examinait avec la plus grande liberté tous les points de la théorie médicale et l'on ne reconnaissait d'autre autorité que celle de la raison, en voulant paraître fidèle cependant aux anciens principes. Dans l'autre, on s'occupait exclusivement de la pratique et l'on s'attachait à régler d'une manière différente le traitement des maladies aiguës. Les sectateurs de ces deux écoles, quoique contemporains de Paracelse, ne firent pas naître sa réformation, mais ils en favorisèrent le développement ainsi que le goût des visions et de l'enthousiasme si dominant au seizième siècle.

Le Piémontais J. Argentier, professeur à Pise, à Naples et enfin à Turin où il avait fait ses études, attaque le système de Galien dans ses conclusions pratiques et dans ses principes théoriques. Dans son commentaire sur *l'articella* de Galien, il préfère la méthode analytique à la synthétique. Il veut que l'on considère la médecine comme une science d'observation et d'expérience. Il soutient contre Galien que toutes les parties du corps sont nourries par le sang et qu'il ne faut point admettre les esprits jugés indispensables par son école pour expliquer les fonctions du corps.

Il conteste l'opinion généralement reçue que chaque force de l'âme ou faculté intellectuelle réside dans telle ou telle partie de l'encéphale et que le foie soit l'organe d'où les veines tirent leur origine. Ses opinions sur le sommeil, sur la putridité, sur la coction, sur les qualités élémentaires comme causes de maladie, sur les devoirs du médecin, etc., ne méritent pas d'être reproduites, malgré toute la célébrité qu'elles ont valu à son auteur. Il eut de zélés partisans : entre autres, Regnier Solenander, L. Joubert et G. Rondelet; et de violens antagonistes, nommément Jules Alexandrin de Neustain ; Remigius Megliorati et G. Bertini, qui le critiquèrent amèrement en faisant l'apologie de Galien.

Joubert, élève de Dubois et d'Argentier, professeur à Montpellier, puis conseiller et médecin du roi de France, fit un traité des erreurs populaires qui eut une très grande vogue et dans lequel il réfute l'opinion vulgaire que l'on peut apprécier les connaissances et l'habileté du médecin d'après l'issue des affections dont il entreprend la cure. Le même auteur, dans ses paradoxes, attaque hardiment différens points du système de Galien. Ses idées sur les forces médicatrices de la nature sont intéressantes et originales. Il nie avec raison les qualités vénéneuses du sang menstruel, l'horreur du vide de la physique et de la physiologie, et la putréfaction susceptible de s'effectuer dans le corps de l'homme vivant, assertion qui fut vivement contestée. Dans ses annotations aux livres de Galien sur les forces naturelles, Joubert ne veut pas que l'on établisse de différence entre ces forces et les vitales, et il ne reconnaît qu'une seule chaleur intégrante et qu'un seul esprit.

J. Capivacci, dont la pyréthologie diffère peu de celle d'Avicenne, adopte cependant les principes du médecin piémontais. Il s'attache surtout aux définitions; et, dans sa thérapeutique générale, il s'éloigne de ses contemporains, en admettant seulement trois indications, l'une se rapportant à la maladie, l'autre à la cause et la dernière aux forces. A. Dudith, Hongrois d'un grand génie, contribue beaucoup au rétablissement de la liberté de penser en Allemagne. Il attaque victorieusement la doctrine subtile de Galien sur le pouls, la méthode expectante des Italiens, l'usage des onguens dans la peste et l'importance ridicule que l'on attachait de son temps aux amulettes et au nombre trois.

Un autre Piémontais, L. Botal, élève de Fallope, donne une direction nouvelle au traitement des maladies. Il considère la saignée comme très propre à favoriser la coction et il la recommande contre presque toutes les affections morbides en la faisant même renouveler jusqu'à quatre et cinq fois. Quoique condamnée par la faculté de Paris, comme très dangereuse, cette méthode ne s'en propage pas moins dans toute la France et en Italie.

Comme tous ses contemporains, Botal dans ses écrits cite Hippocrate et les Grecs à l'appui de ses assertions. Il interprète favorablement ceux de leurs principes qui ont la plus légère ressemblance aux siens et il trouve de nombreux imitateurs. Il prétend que la saignée est indiquée dans tous les cas où les humeurs sont altérées ou trop abondantes, et que les laxatifs sont bien plus à redouter que la saignée. L'âge le plus avancé et la plus tendre enfance ne la contre-indiquent point. Elle lui paraît indispensable dans la dysenterie, dans les fièvres malignes compliquées d'hémorrhagie nasale. Enfin il n'est pas moins hardi sur l'évacuation d'une grande quantité de sang que pour reitérer la phlébotomie. Comme les Espagnols en usaient très largement alors, on serait plus tenté de croire que Botal leur emprunta sa méthode, que de croire l'assertion contraire.

Quoiqu'il en soit, l'usage de la saignée fut très généralement répandu du temps de Botal ; on abusa par enthousiasme d'un moyen thérapeutique fort efficace : la saignée fut trop prônée et beaucoup trop décriée au seizième siècle par des partisans et des antagonistes outrés.

Les idées nouvelles, les modifications importantes qui venaient d'être introduites dans la théorie et la pratique de la médecine, le goût général pour les visions, les progrès de l'astrologie et de l'alchimie, et enfin la croyance aux maladies démoniaques disposaient les esprits à accueillir favorablement le système de Paracelse. Tandis que le rétablissement des sciences soulevait bien des hommes contre la superstition, celle-ci d'un autre côté comptait des partisans qui la soutenaient de tous leurs efforts. Fracastor fait un traité sur la sympathie et l'antipathie dans lequel il explique ces deux phénomènes, à l'imitation des éléatiques, par le passage des atômes indivisibles d'un corps dans un autre. Les atômes de Démocrite et la cabale sont introduits dans la physique. Le mysticisme trouve de nombreux partisans en Allemagne ; et les idées de J. Reuchlin, qui avait une grande prédilection pour la fausse philosophie des Juifs, sont adoptées avec enthousiasme.

J-F. Pic de la Mirandole, neveu de celui dont il a été parlé précédemment, s'efforce d'allier les chimères du nouveau platonicisme et de la cabale avec la philosophie dominante. H-C. Agrippa, médecin de la mère de François Ier, et qui fut destitué pour avoir refusé à la reine de lui tirer son horoscope d'après les astres, avait associé la cabale à la médecine. Les trois mondes, l'intellectuel, le céleste et l'élémentaire, sont les objets de la théologie, de la métaphysique et de la physique. Il défend fort au long la génération spontanée des animaux par l'union de choses hétérogènes. Il compose enfin une échelle du septénaire pour faciliter l'intelligence de sa théorie tout à la fois mystique, magique et cabalistique, et qui ne mérite vraiment pas une attention sérieuse. Agrippa sentit lui même l'absurdité de son système ; car, dans son livre sur la vanité des sciences humaines, il rejette l'astrologie et la cabale comme des préjugés.

Toutefois, ce dangereux système trouva des partisans nombreux. Il n'y eut peut-être jamais tant de sorciers et de possédés que dans le seizième siècle, malgré les bulles et les inquisiteurs. Les personnes accusées de sorcellerie s'avouaient elles-mêmes coupables, et ceci ne peut s'expliquer que par les tourmens des épreuves cruelles auxquelles on les soumettait. Les possédés se multipliaient. Luther attribuait le plus grand nombre des maladies au diable, et il s'emportait contre ceux des médecins qui les rattachaient à des causes naturelles.

J. Wyer oppose hardiment la supériorité de sa raison aux préjugés destructeurs de son siècle. Ses relations avec Agrippa, dont il connaissait les prétendus secrets; les grands voyages qui formèrent son jugement; les supercheries, par lui reconnues, des magiciens de Fez et de Tunis, et celles d'une jeune fille d'Unna, qui prétendait ne jamais prendre d'alimens, le déterminèrent à écrire, sur les prestiges des démons, un livre précieux dans lequel il signale les mensonges et les cruautés auxquels les ouvrages des inquisiteurs avaient donné lieu. Dans son épître dédicatoire, il supplie l'empereur de ne point faire couler le sang innocent des sorciers. Il ne croit point aux cures opérées par les saints, et il annonce que les possédés sont ordinairement des femmes hystériques ou mélancoliques, dont l'esprit est aliéné. Il réfute les métamorphoses fabuleuses, la théorie de la génération spontanée, et il démontre que les onguens magiques sont des moyens narcotiques, stupéfians, enivrans. Wyer est d'autant plus digne de la reconnaissance de la postérité, qu'une foule de médecins et de juristes soutenaient l'existence des maladies démoniaques, et condamnaient les sorciers comme instrumens du diable.

G. Pictorius, médecin à Ensisheim, actuellement petite ville dans le département du Haut-Rhin, et auteur d'un livre détestable sur la nécromancie; G-A-

Scribonius, qui recommande l'épreuve de l'eau pour reconnaître si un homme est ou n'est par sorcier; Th. Éraste, antagoniste célèbre de Paracelse, quoiqu'il pense comme lui à l'égard des sorciers, écrivirent tous trois contre Wyer, et montrèrent une crédulité honteuse dans la magie et la sorcellerie. J-M. Durastante, médecin à Macerata, s'efforce de concilier les opinions de Wyer avec celles de ses adversaires.

P. Zacchias, le premier qui écrivit sur la médecine légale, publie que les possédés ne sont, à vrai dire, que des mélancoliques. On doit toujours soupçonner chez eux une cause naturelle et des congestions atrabilaires, et c'est aussi par des moyens naturels qu'on parvient à les guérir. « La harpe de David délivre Saül de sa mélancolie par la puissance de la musique et d'une manière tout-à-fait naturelle. » J-B. Porta fait aussi de longs voyages et de grands efforts pour dissiper les prestiges des diableries. Il institue dans sa propre maison *une académie des secrets*, dont on ne peut devenir membre qu'après avoir inventé un procédé nouveau, ou découvert un médicament inusité. Toutefois il est obligé d'aller à Rome se disculper de l'accusation de magie faite contre lui d'après les opinions émises dans sa théorie de la magie naturelle, et dans laquelle il développe toutes les anciennes chimères théosophiques.

D'autres auteurs, presque complètement oubliés, croyaient à l'influence des démons sur les maladies. Le bon et trop crédule A. Paré subit lui-même la fâcheuse influence de son siècle. J. Lauge, si instruit d'ailleurs, est, comme ses contemporains, imbu de préjugés sur les maladies démoniaques. F. Plater paie son tribut à la faiblesse humaine, en introduisant dans son système les maladies démoniaques et la mélancolie, et en refusant de donner ses soins à un cataleptique qu'il croit possédé du diable. L. Lemnius, médecin zélandais, dans son ouvrage intitulé *de Miraculis occultis naturæ*, explique tous les miracles par la sympathie et l'antipathie des émanations. J. Bodin, favori de Henri III, roi de France, défenseur ardent de l'influence des démons et de la réalité des ensorcellemens, expose sa doctrine d'après l'ancien système cabalistique et passe lui-même pour sorcier.

Les médecins d'alors s'occupent aussi très sérieusement de la nécromancie ou de l'évocation des ombres. Agrippa, Pictorius de Villengen, R. Argentinus, soutiennent par leurs écrits l'apparition possible de personnes mortes ; et Cardan, professeur de chiromancie, assure que de son temps même la nécromancie était encore enseignée dans l'université de Salamanque.

Parmi les contestations absurdes qui signalèrent ces temps de superstition et de préjugés, il faut revenir aux cures merveilleuses attribuées aux rois de France et d'Angleterre. A. du Laurent, chancelier de Montpellier, consacre un ouvrage tout entier à établir la prérogative des rois de France, et dans lequel il prétend que le don est inhérent au trône et non à la famille régnante. L'Anglais G.

Tooker soutient au contraire les droits du roi d'Angleterre comme ayant opéré les premières cures merveilleuses. Pour caractériser enfin la crédulité de cette époque, il faut bien rappeler l'histoire de la dent d'or qui fit tant de bruit en Allemagne.

Jamais on n'entendit autant de prédictions par les astres, les signes du zodiaque et les songes; jamais l'astrologie ne fut plus généralement étudiée qu'à cette époque où le mysticisme et la superstition étaient en si grande vogue. Stœfler de Tubingue et Stiéfel de Wittemberg répandent la terreur en Europe : le premier en annonçant un déluge universel pour 1524; et le second, la fin du monde pour le 3 obtobre 1533. Ce qui contribua malheureusement à associer l'astrologie à l'art de guérir, ce fut l'usage de faire écrire par des médecins les calendriers contenant l'annonce du temps et l'interprétation des constellations. Les médecins allemands firent considérablement de ces almanachs contre l'abus desquels J. Lange s'éleva avec beaucoup de raison, puisque de son temps on laissa périr un jeune homme qu'une saignée pouvait guérir, mais qu'on n'osa faire parce qu'on ne trouvait pas dans le calendrier les signes qui l'indiquaient. Cette critique des médecins qui s'occupent tant de calendriers doit être suivie de la révélation de l'importante découverte faite par l'un d'eux, pour tirer l'auteur de l'injuste oubli dans lequel il est tombé. Je laisse parler Voltaire qui nous l'apprend. « Il ne s'agissait pas, du temps de Grégoire XIII, de songer à deviner la cause de cette précession des équinoxes, mais de mettre ordre à la confusion qui commençait à troubler sensiblement l'année civile. Grégoire fit consulter tous les célèbres astronomes de l'Europe. Un médecin nommé Lilio, né à Rouen, eut l'honneur de fournir la manière la plus simple et la plus facile de rétablir l'ordre de l'année, telle qu'on la voit dans le nouveau calendrier ; il ne fallait que retrancher dix jours de l'année 1582, où l'on était pour lors, et prévenir le dérangement dans les siècles à venir par une précaution aisée. Ce Lilio a été depuis ignoré ; et le calendrier porte le nom du pape Grégoire, ainsi que le nom de Sosigènes fut couvert par celui de César. Il n'en était pas ainsi chez les anciens Grecs : la gloire de l'invention demeurait aux artistes. »

Les savans les plus célèbres du seizième siècle cédèrent plus ou moins à l'influence fâcheuse de l'astrologie sur leurs opinions médicales. C. Clémentinus range les organes génitaux sous l'influence de Vénus et du scorpion et regarde celui-ci comme cause de la maladie syphilitique. Ph. Mélanchthon, élève de Stœfler, horoscope fameux, avoue pourtant que les médecins vont un peu trop loin quand ils prétendent expliquer tous les changemens du corps par la constellation, mais il n'en vante pas moins un de ses amis, J. Milich, professeur de médecine à Wittemberg, qui cherche à unir l'art de guérir à l'astrologie et regarde celle-ci comme infaillible. Il y a vraiment de quoi s'étonner à la vue de tant de médecins astrologues qui surgissent de toutes les contrées du nord de l'Europe et de l'Allemagne surtout.

La France, l'Italie et l'Espagne n'en manquent pas non plus. Vous savez que M. Nostradamus, né a Saint-Remy en Provence, et docteur de Montpellier, fut regardé comme un prophète, tant ses prédictions firent de bruit en Europe. Le plus célèbre des devins astrologues est donc aussi un Français.

J. Cardan publie de nombreux ouvrages d'astrologie et il établit une grande connexion entre cette science et la médecine. Lui et Th. Giannovi se montrent en Italie zélés défenseurs de l'astrologie et tâchent d'unir la cabale à la médecine. Settala, dans son traité sur les taches de naissance, *nævi materni*, explique ce phénomène par les lois de l'astrologie. Il suppose une harmonie parfaite entre les parties de la face et celles du corps, notamment entre le nez et le penis. Il prétend que les planètes ont de l'influence sur les forces du corps : le Soleil agit sur la force vitale; Mercure sur l'imagination ; Vénus sur le désir ; etc. Les signes du visage et les rides du front ; les organes des sens et les autres parties du corps sont comparés aux sept planètes.

P. de Peramado et M. Ledesma furent les médecins astrologues le plus en réputation en Espagne. Quoiqu'il y eût beaucoup de médecins distingués en opposition aux préjugés et à l'astrologie médicale, cette science absurde fut singulièrement ac-

créditée dans toute l'Europe pendant le seizième
siècle.

La philosophie hermétique, plus généralement
connue sous le nom d'alchimie, déjà fort à la mode
à la fin du quinzième siècle, fait encore sentir
son influence ruineuse sur les sciences dans le siècle suivant. « Les fabriques, les mines et les fonde-
» ries s'étaient multipliées à l'infini ; et, sans avoir
» aucune connaissance théorique, on y tentait une
» foule d'essais qui avaient quelquefois des résultats
» utiles, ou au moins étonnans. Qu'on se figure la
» surprise d'un fondeur ignorant du quinzième siè-
» cle, qui, après avoir par hasard dissous du borax
» et de la crème de tartre ensemble, avoir mêlé
» cette dissolution avec du sublimé corrosif et avoir
» fait sublimer le sel qui en résultait sur la surface
» d'une plaque d'argent, voyait cette dernière pren-
» dre l'aspect et la couleur de l'or ! Il n'en fallait
» pas davantage pour faire croire qu'on avait décou-
» vert le grand secret, qu'on avait trouvé la pierre
» philosophale, et qu'on était sur le point de fabri-
» quer l'or à volonté. Cependant les opérations n'a-
» vaient eu pour résultat que de procurer à l'ar-
» gent une teinte jaune, que l'acide nitrique étendu
» d'eau faisait disparaître à l'instant même ; ou bien,
» s'il se manifestait réellement de l'or, c'était pro-
» bablement une portion de ce métal qui s'était glis-
» sée à l'insu du préparateur : en un mot, ce der-
» nier, ignorant la nature des substances dont il
» avait fait usage, croyait fermement avoir fait de

» l'or, et se remettait de suite au travail sans être
» en état d'indiquer les moyens dont il se servait
» pour atteindre son but, ni de dire pourquoi il les
» mettait en usage. »

Si l'école d'Aristote avait continué de dominer, la chimère de la transmutation des métaux n'aurait jamais pris une telle extension, puisque le philosophe de Stagyre et les péripatéticiens enseignaient qu'une espèce ne peut jamais se convertir en une autre. Mais le système des théosophes permettait d'expliquer les plus grandes absurdités, et l'alchimie en était une fameuse. Les moines oisifs, les scolastiques ambulans faisaient de grands voyages en Orient dans l'espoir d'approfondir les secrets de l'alchimie qu'ils se gardaient bien de divulguer. Les princes même avaient un engouement extraordinaire pour cette science. Ils entretenaient des alchimistes qui leur promettaient beaucoup et les trompaient de même. Les rois d'Angleterre, des souverains d'Allemagne furent trop souvent abusés par ces fourbes, et cependant la fureur pour l'alchimie était telle que chaque prince cherchait à enlever aux autres les fabricans d'or; et les alchimistes, extraordinairement rétribués, avaient le rang d'officiers du souverain à la cour des princes allemands.

Comme les alchimistes des premiers siècles de l'ère vulgaire, ceux du seizième, pour donner plus d'importance à leur art détestable, abusèrent des grands noms de l'antiquité; ils en attribuèrent la découverte à Salomon, Pythagore, Hippocrate, etc., et placèrent ces autorités imposantes à la tête de leurs pitoyables écrits. Beaucoup d'ouvrages alchimiques parurent sous le nom supposé de Basile Valentin. Guainer dit que l'auteur véritable de ces écrits, un bénédictin du couvent de Saint-Pierre à Erford, contempteur des savans qui se livrent aux sciences vulgaires, ne pouvant faire fortune avec son alchimie, s'adonna à la médecine et découvrit plusieurs médicamens utiles. « L'auteur cherche dans tous les métaux et dans toutes les plantes, des esprits élémentaires de qui dépendent leurs vertus et leurs effets, qui ont une vie occulte, et qu'on peut attirer à volonté lorsqu'on s'entend avec Vulcain. Ce qu'il y a de remarquable, et même de caractéristique dans cet ouvrage, c'est que Basile recommande très sérieusement de ne jamais dévoiler le secret, et qu'il rapporte plusieurs exemples de la vengeance effrayante que le diable tire de ceux qui commettent la moindre indiscrétion. »

D'autres ouvrages de B. Valentin, présumés d'origine postérieure, renferment un grand nombre de découvertes importantes. On y trouve clairement indiquées les préparations du régule et du beurre d'antimoine, du précipité rouge, de l'alcali volatil fluor, etc.; celles de l'acide nitrique, de l'acide muriatique, de l'éther sulfurique, etc. Ainsi cette théosophie alchimique, toute absurde qu'elle était, contribua cependant à agrandir le cercle des sciences. L'histoire de l'art fournit ici même une preuve nouvelle que le perfectionnement des sciences tire tou-

jours quelque profit des travaux de l'esprit humain
et même de ses écarts d'imagination les plus grossiers.

Parmi les alchimistes prédécesseurs de Paracelse,
ou qui n'adoptèreut pas son système, on compte
Quirinus Apollinaris, médecin de la cour de Bay-
reuth, qui fut alternativement et très pauvre et très
riche; Isaac Hollandus et vraisemblablement són
fils Jean Isaac dont les travaux profitèrent beaucoup
à Paracelse; N. Barnaud, qui passe pour avoir fabri-
qué des masses énormes d'or ; J. Aurelius Augurelli,
de Rimini. Celui-ci ayant dédié son ouvrage au pape,
le saint père lui envoya, dit-on, une bourse de soie
vide, pour qu'il la remplît d'or.

J.-B. Porta ne doit pourtant pas être confondu
avec les vulgaires fabricateurs d'or. Il est trop sin-
cère pour s'abaisser à ce genre de charlatanisme : il
condamne même l'ineptie et l'impudence des alchimistes de son temps et il indique la manière de
préparer l'arbre de Diane et de réduire les oxides
métalliques.

« La théorie de toutes ces branches de la théosophie fut développée de la manière la plus circon-
stanciée par un homme que ses immenses connaissances, sa sagacité extraordinaire, sa grande liberté
de pensée, et son style, en général noble et relevé,
placent au nombre des écrivains les plus justement
célèbres du seizième siècle, mais auquel un goût
décidé pour les paradoxes et le merveilleux, une
crédulité enfantine, une superstition peu conceva-

ble, une vanité insupportable et une jactance sans exemple attirèrent les sarcasmes et le mépris de ses contemporains et de la postérité ; un homme enfin dont un écrivain marquant dit avec beaucoup de vérité : *Nemo eo sapientius desipuisse, nemo stultius sapuisse videtur*. Je veux parler de Jérôme Cardan, qui n'est pas moins important dans l'histoire de la philosophie et des mathématiques que dans celle de la médecine. Cet homme, auquel on ne peut refuser la justice de dire qu'il a rendu d'éminens services à plusieurs branches des connaissances humaines, quoique dans bien des endroits ses ouvrages renferment des principes évidemment contraires à la saine raison, a lui-même écrit sa vie d'une manière fort singulière ». Comme il importe peu de savoir qu'une antipathie formelle divisait son père et sa mère et s'il n'est pas le fruit d'un adultère, nous dirons que dès son plus bas âge, il eut à supporter les rudes assauts de la peste et de plusieurs maladies très graves ; que son père l'accabla de mauvais traitemens jusqu'à dix-neuf ans, époque à laquelle il l'envoya dans un gymnase où il apprit avec beaucoup de peine les premiers élémens de la langue latine, de la grammaire et de la dialectique.

A vingt-trois ans, il se rendit à Padoue, où les étudians le choisirent pour leur recteur, et il acquit assez d'habileté au jeu d'échecs pour subvenir à ses dépenses et écrire les règles du jeu. A vingt-quatre ans, il prit le titre de docteur, puis il se rendit à Sacco, où il exerça la médecine. Cet homme remuant fit de fréquens voyages, changea souvent de résidence, fut emprisonné pendant six mois par ses créanciers, et mourut en 1576, à Rome, où le pape lui faisait une pension.

Les contradictions fourmillent dans les écrits de Cardan, l'un des magiciens les plus superstitieux de son temps. Il attribue aux constellations qui l'ont vu naître tous les défauts de son caractère et les vices qu'on lui impute. Pour juger des préjugés dont il était imbus, sachez qu'il explique les phénomènes morbides d'après les astres et qu'il veut qu'on règle l'emploi des purgatifs et de la saignée d'après les phases de la lune. Cardan, comme son père et plusieurs philosophes de l'antiquité, avait son génie familier, et il prétend qu'il tombait à volonté dans une extase pendant laquelle il voyait et entendait tout ce qu'il lui plaisait. Il ne peut vivre sans souffrir, et il assure qu'on ne voit paraître de grand médecin que tous les mille ans et qu'il est le septième depuis la création du monde. A tout moment il entretient le public de lui-même et il présente les succès de sa pratique comme autant de cures miraculeuses.

Toutefois, J. Cardan donne aussi des preuves irrécusables de son dégoût pour de grands préjugés. Il affirme n'avoir jamais estimé ni pratiqué la chiromancie ni la magie. Il regarde les fantômes et les spectres comme les fruits d'une imagination exaltée. Quel contraste dans les idées d'un écrivain si bizarre!

Dans sa théorie de la physique générale, Cardan

s'applique à développer les dogmes des nouveaux platoniciens et à les concilier avec sa philosophie. Le principe d'une sympathie générale entre les corps célestes et les parties du corps humain font la base de cette doctrine. Le soleil est en harmonie avec le cœur et l'air ; la lune avec les humeurs du corps et de l'eau. Il ne connaît que deux qualités, la chaude et l'humide : la première est la cause formelle et la seconde la cause matérielle de la production de tous les corps.

Dans sa théorie médicale, il s'écarte des principes de Galien et d'Avicenne. Il parle judicieusement des signes que l'on peut tirer de l'urine et prétend, contre le médecin de Pergame, que le sédiment de l'urine n'est pas, à proprement parler, le produit immédiat de la coction. Il avoue s'être fort peu occupé d'anatomie, et ses assertions en font preuve. Il fait une remarque bien importante quand il soutient que le mucus des fosses nasales ne provient pas immédiatement de la tête, mais bien des organes sécréteurs du nez, vérité qui depuis a été si parfaitement démontrée par C-V. Schneider. Suivant lui, la fièvre putride provient de l'échauffement du sang et de l'altération des humeurs qui s'en séparent, car ce fluide lui-même ne saurait jamais tomber en putréfaction. Le sang est préparé imparfaitement dans le foie et parfaitement dans le cœur. Ses observations décèlent sa vanité et son extrême prétention à la supériorité sur ses confrères. Ainsi, parmi douze médecins, lui seul parvient à découvrir

la maladie d'une comtesse affectée d'hydropisie d'u-
térus et que tous ses confrères croyaient enceinte.
Il combat vivement l'indication galénique, *contra-
a contrariis opponenda*, prétendant avec beaucoup
de raison qu'elle n'est point d'une application générale. Il blâme l'usage que l'on faisait de son temps
des eaux distillées ; le retard que l'on mettait à recourir à la saignée ; et l'usage des purgatifs que l'on
croyait toujours indispensables après le premier
période de la maladie.

En terminant l'exposé des principes de Cardan,
il faut ajouter que ses commentaires sur Hippocrate
sont d'autant plus estimables qu'il y montre une
certaine indépendance d'esprit et rien de servile pour
les écrits des anciens Grecs.

Tel est le résumé des causes principales des recherches et des travaux qui ont précédé l'époque
de l'un des plus fameux réformateurs en médecine,
époque presque honteuse que l'histoire couvrirait
du voile de l'oubli si une rigoureuse impartialité
n'obligeait à faire connaître toutes les phases de
cette belle science. A la fin du seizième siècle, les
sciences étaient tellement inconnues en Suède, que,
quand le roi Jean tomba malade, en 1592, il mourut
sans qu'on pût lui trouver un médecin. Quelques
épiciers vendaient alors des drogues médicinales que
l'on prenait au hasard.

§ II. *Vie et opinions de Paracelse. Propagation de son système.*

Après avoir considéré le développement des sciences et surtout la propagation de la théosophie et des fausses doctrines qui en découlaient; après avoir étudié les principaux écrivains du seizième siècle et réfléchi sur l'esprit dominant alors, vous êtes à portée de connaître Paracelse et de bien juger la réforme opérée par lui. Il paraissait avoir en vue de populariser la cabale et de l'unir étroitement à la médecine. Gonthier d'Andernach est de cet avis, et il ajoute que le célèbre réformateur écrivit plutôt pour le peuple que pour les gens instruits, qu'il introduisit la cabale en médecine parce qu'elle dispensait de l'étude des langues et même de celle des sciences. Paracelse prédit hardiment que sa pratique sera confirmée par des signes et des miracles qui contribueront à la faire concevoir au vulgaire. Sa vie a été l'objet de récits contradictoires. On ne sait même pas quel est son véritable nom, et il fut l'objet d'éloges et de mépris outrés.

Haller et d'autres écrivains prétendent que Hœchner est son nom, tandis que lui, Paracelse, se fait appeler Philippe-Auréole-Théophraste Bombast de Hohenheim. Son testament et des témoignages authentiques font croire effectivement que ce réformateur, né à la fin du quinzième siècle, était de la fa-

mille très distinguée des Bombast de Hohenheim.
Dès sa jeunesse, il erra de pays en pays, comme la
plupart des scolastiques de son temps, en prédisant
l'avenir d'après les astres et les signes de la main.
Son père l'instruisit dans l'alchimie, l'astrologie et la
médecine. Quelques ecclésiastiques le perfectionnèrent dans l'étude de ces sciences et il servit enfin
comme chirurgien militaire.

On doute qu'il ait fréquenté de bonnes écoles et
on lui reproche d'avoir usurpé le titre de docteur
avant d'avoir puisé aux sources de la science, puisqu'il soutient que le médecin doit tenir sa science de
dieu. Cependant il parle des universités d'Allemagne
et d'Italie en homme qui les a fréquentées, et de son
serment, quand il se fit graduer. Il donne des détails
circonstanciés sur ses voyages en Bohême, en Orient,
en Suède, pour se perfectionner en alchimie, voir
de plus près les merveilles de la nature et la célèbre
montagne d'aimant. Dans ses écrits, particulièrement dans la préface de sa grande chirurgie, il
parle de ses voyages en Espagne, en Portugal, en
Transylvanie, en diverses contrées d'Europe, d'Asie
et d'Afrique, pour connaître de nouveaux secrets.
Pour sûr, il ne consulta et ne posséda jamais que
fort peu de livres.

A trente-trois ans, il jouissait d'une célébrité
extraordinaire comme heureux praticien. Il était
l'objet de l'admiration des peuples et de la jalousie
des médecins galénistes. Il fut nommé professeur
de physique et de chirurgie, en 1526, à l'université

de Bâle. La méthode nouvelle qu'il suivait dans l'exposition de la théorie et de la pratique de l'art, sa hardiesse prétentieuse en parlant de lui et de ses arcanes pour prolonger la vie, l'emphase avec laquelle il racontait ses cures extraordinaires, l'habitude qu'il avait de faire ses leçons en langue vulgaire, lui attirèrent une foule de disciples et de gens oisifs. Il se donne pour le plus illustre médecin de son pays. Il brûle devant son auditoire les ouvrages d'Avicenne et de Galien, assurant que ceux-ci étaient fort ignorans et que d'ailleurs les principes des plus grands médecins ne sont applicables qu'aux contrées qui les ont vus naître. Ainsi ce fanatique a plus d'un trait de ressemblance avec J. Cardan et même avec Asclépiade de Bithynie auquel Ramus le compare. Paracelse était dissolu, fort intempérant, et l'on assure que la bassesse de ses sentimens aurait suffi pour ternir la plus belle célébrité.

Obligé de s'enfuir de Bâle, il se réfugie en Alsace, séjourne quelque temps à Colmar, en 1528; reprend sa vie aventureuse et de théosophe ambulant; publie divers ouvrages, entre autres sa grande chirurgie qu'il dédie, en 1536, à Thalhausen; entreprend la guérison de très grands personnages qui le font appeler sur le bruit de sa renommée ou qui profitent de son séjour dans les villes qu'il visite; et va mourir, en 1541, à Strasbourg, dans l'hôpital de Saint-Etienne qui n'existe plus.

Paracelse assurait qu'il lui était impossible de séjourner long-temps dans le même lieu, tant il était

passionné pour les voyages. Il était presque constamment accompagné par des disciples dévoués que
son ivrognerie, ses sottises, sa pauvreté même n'é-
loignaient pas de sa personne. Oporin, savant impri-
meur de Bâle; François; G. Vetter; le docteur Cor-
nelius et plusieurs autres de l'infidélité desquels il
se plaint, s'attachèrent plus particulièrement à son
sort. A vrai dire, l'inattention et l'état précaire de
ses copistes sont en partie cause des difficultés qu'on
éprouve à se former une idée nette du système philosophique et médical de ce fanatique. Son style
entortillé, mystique, surchargé de mots nouveaux;
ses expressions obscures, inintelligibles, rendent encore ce travail plus difficile.

Son mépris pour les connaissances acquises à
force de travail; son orgueil qui le portait à dire
qu'il tirait toute sa sagesse de Dieu, le caractérisent
plus spécialement. « La lumière intérieure qui nous
communique la sagesse et la connaissance de la médecine, enflamme en nous l'esprit sacré sans notre
participation. La bible avec ses paraphrases est la
clef de la théorie des maladies. Apprends enfin, dit-
il, l'art cabalistique, qui renferme en lui-même tous
les autres. » Il serait fastidieux d'insister davantage
sur les erreurs de ce théosophe. Il soutient que tous
les corps, notamment celui de l'homme, sont doubles, l'un matériel, l'autre spirituel ou sydérique.
Cette division de l'homme en corporel et spirituel
et des choses en visibles et invisibles a été adoptée de
tout temps par les fanatiques. Elle leur servait à

expliquer les histoires des revenans et une infinité de préjugés. La volonté et l'imagination de l'homme agissent principalement au moyen de l'esprit, ce qui permet de se rendre compte des ensorcellemens et des effets magiques.

D'après cette ébauche du système physique, vous pouvez préjuger la valeur de son système médical. Il explique les fonctions par les lois de la cabale, en établissant l'harmonie des membres et des viscères avec les intelligences célestes ou les constellations, sans vouloir cependant que l'on admette une liaison de causes entre les corps célestes et les viscères de l'homme. La génération et les autres fonctions ne sont pas l'effet des astres ; et, bien qu'il dise ensuite que quand il n'y aurait point de constellations, l'homme n'en serait pas moins ce qu'il est, il avoue que la force vitale est une émanation des astres. Ainsi il fait exister une connexion intime entre le soleil et le cœur, la lune et le cerveau, etc. Il va même jusqu'à déterminer les parties du corps sur lesquelles agit chaque astre et il établit de nombreuses divisions du pouls, suivant qu'il appartient à Jupiter, à Mars, etc. Il ne veut pas que l'on dise que tel homme a tel tempérament ; mais que c'est Mars, Vénus, etc. qui prédomine en lui.

Paracelse attaque le système de Galien imaginé par Empédocle et basé sur les qualités élémentaires. Ce qu'il y a de remarquable, c'est que ce théosophe fanatique avance rarement une opinion sans se contredire ensuite. Il admet, à proprement parler, trois ou quatre élémens des choses, l'astre, la racine, l'élément, auxquels on peut ajouter encore le sperme qu'il distingue de la semence. Tous ces élémens étaient originairement enfermés dans le chaos ou la matière informe de Platon. La génération des animaux s'opère en particulier par le concours des semences infinies qui se détachent de toutes les parties du corps. Ainsi la semence du nez reproduit un nez ; celle des yeux engendre des yeux : tout ceci est une répétion du système de Démocrite. Paracelse essaya de concilier les élemens des alchimistes, le sel, le soufre et le mercure, avec ses idées cabalistiques. Il créa un sel sydérique qui est la cause de la consistance des corps ; un soufre sydérique qui est la raison de l'accroissement et de la combustion des corps ; et enfin un mercure sydérique, fondement de la fluidité et de la volatilisation : le concours de ces trois substances forme le corps. L'archée, ou le maître de l'estomac ou l'esprit de la vie, préside dans l'estomac à l'opération des alchimistes. C'est lui qui change la nourriture en sang, opère tous les changemens en vertu de sa propriété puissante et guérit les maladies.

En pathologie, Paracelse est plus intelligible sur les causes des maladies. Il ne faut pas, dit-il, attribuer tous les phénomènes aux élémens et à l'état des humeurs ; car les maladies reconnaissent cinq causes différentes. La première est *l'ens astrorum*, parce que les constellations altèrent et infectent l'air : les unes sulfurisent l'atmosphère, d'autres lui com-

niquent des propriétés arsénicales ; la seconde
est *l'ens veneni* qui provient des substances alimen-
taires ; la troisième *l'ens naturale*, que Paracelse
soumet encore à l'influence de l'entité astrale ; la
quatrième *l'ens spirituale* ; la cinquième enfin, *l'ens
deale*, ou l'entité chrétienne, comprend tous les effets immédiats de la prédestination divine. L'idée
ridicule de l'harmonie et de l'attraction réciproque
conduisit Paracelse à des méthodes fort singulières
pour parvenir à la connaissance des causes. Ainsi de
l'observation des propriétés de la pivoine, il concluait
quelles doivent être l'essence et les causes de l'épilepsie. Ses successeurs l'imitèrent souvent. L'apoplexie
ressemble, suivant lui, au feu du ciel et à l'éclair : la
manie devient plus intense pendant les syzygies lu-
naires, parceque le cerveau est la lune du microscome.

La théorie pathologique de Paracelse, basée sur
des principes chimiques et l'effervescence des sels,
s'éloigne donc beaucoup de celle de Galien. L'étude
des maladies auxquelles sont exposés les mineurs et
les fondeurs a pu lui suggérer l'idée de cette théorie ;
mais il a fait une application trop générale de ses
observations à la pathologie, et introduit la doctrine
des acretés chimiques. Suivant lui le sel, le soufre
et le mercure renferment les élémens de toutes les
maladies : le tartre est le principe de toutes les maladies qui proviennent de l'épaississement des humeurs, de la rigidité des solides ; de l'accumulation
de la matière terreuse ; le tartre s'applique à la surface des dents, se dépose dans les parties internes ;

l'esprit salin s'y joint et coagule le principe terreux; il est rarement pur et sans mélange. Il considère le tartre comme un excrément qui, dans bien des cas, résulte de la trop grande activité des forces digestives et qui peut se développer dans toutes les parties du corps.

Paracelse explique comment on peut reconnaître la présence du tartre dans l'urine : l'inspection ne suffisant pas, il veut que ce liquide soit soumis à l'analyse chimique et il distingue trois espèces de sédiment : la première se rapporte à l'estomac; la seconde au foie; la troisième aux reins, et il termine en affirmant que les habitans de la vallée de Vettlin sont exempts de toutes les maladies tartareuses.

La cabale dirigea constamment Paracelse dans sa théorie de la thérapeutique et de la matière médicale. Il s'attachait à bien connaître l'harmonie des constellations pour guérir les maladies. L'or est un spécifique contre toutes les maladies dans lesquelles l'affection primitive dépend du cœur. La chélidoine convient dans l'ictère, et les médicamens doivent se reconnaître par la forme qu'ils affectent. Les bulbes de divers orchis ayant de la ressemblance avec les testicules, doivent guérir les maladies des organes de la génération; le lézard ayant la couleur des ulcères malins, doit être employé efficacement contre ces ulcères. Les remèdes sont soumis à la volonté des astres et dirigés par eux. Si le gui de chêne manque de réussir dans l'épilepsie, c'est parce qu'on a négligé de l'employer, quand le ciel était favorable.

Comme il ne s'occupait aucunement des propriétés naturelles des médicamens, il devait admettre leur action spécifique, et l'on conçoit les éloges qu'il prodiguait à son élixir de longue vie ainsi qu'aux arcanes dont il se servait pour reculer le terme de l'existence. Brucœus a bien raison de ranger Paracelse parmi les empiriques les plus grossiers. Ce réformateur conseille le soufre sublimé dans toutes les maladies inflammatoires; la centaurée et le chardon béni dans les fièvres intermittentes.

Ses opinions contribuèrent beaucoup à faire considérer la chimie comme un art indispensable. Les teintures, les essences et les extraits remplacèrent les dégoûtantes décoctions, les inutiles sirops. Il s'efforce de diminuer le nombre des simples et d'en obtenir la quintessence. Bien qu'il soit peu scrupuleux sur le choix des médicamens, puisqu'il emploie le cœur de lièvre, la nacre de perle, le corail, vous verrez avec plaisir comme il attaque hardiment l'abus qu'on faisait alors de la polipharmacie. « Lisez leurs *herbiers*, et vous les verrez attribuer mille et une propriétés à chaque plante; mais lorsqu'il s'agit de formuler, ils accumulent souvent jusqu'à quarante ou cinquante simples contre une seule maladie. »

Paracelse, tout en attaquant la méthode curative des galénistes dirigée contre les humeurs prédominantes et les qualités élémentaires, s'en rapproche beaucoup en adoptant celle des élémens sydériques du feu, de l'eau, de l'air et de la terre. Il tâche de corriger le tartre dans le corps par les eaux minérales acidules. Il ne s'occupe aucunement du régime, pas même dans les maladies aiguës. Il combat l'opinion trop générale qu'il existe des maladies tout-à-fait incurables, et les résultats surprenans qu'il obtint de l'emploi des minéraux ne lui permirent plus de croire à l'existence de maladies rebelles. «Veux-tu rendre service à ton prochain, s'écrie-t-il: ne dis pas qu'on ne peut procurer aucun soulagement, mais dis seulement que la chose est impossible pour toi. » On accordera du moins à Paracelse le mérite d'avoir introduit dans la pratique des remèdes puissans appelés héroïques à cause de leurs grands effets.

Il emploie le premier l'étain comme vermifuge ; mais sa préparation est bien vicieuse. Il fait des innovations bien plus importantes en chirurgie : il rejette l'emploi du cautère actuel, de l'instrument tranchant et même de la suture, parce qu'il avait plus de confiance dans ses arcanes et les efforts salutaires de son archée. Il considère le pus comme le véhicule du baume qui arrose les plaies et les ulcères et qui suffit à leur guérison. Il regarde les emplâtres comme inutiles, la nature rapprochant parfaitement les lèvres de la plaie. Il prétend guérir les fractures sans appareil contentif. Sa pathologie des ulcères a beaucoup d'analogie avec celle des maladies internes. Mars, Saturne, la lune et Vénus donnent naissance aux ulcères les plus malins et les plus difficiles à guérir.

Il attribue les mauvais effets de la saignée au

temps peu convenable où on la pratique, si l'on n'a pas égard aux signes d'où dépend la maladie. Il fait d'excellentes remarques sur l'influence que l'altération de l'air exerce sur les malades, dans les hôpitaux, et propose divers moyens d'assainissement. Paracelse avait aussi des principes qui lui sont propres sur les propriétés de l'aimant qu'il croyait susceptible de guérir toutes les maladies qui proviennent de l'influence de Mars, telles que les hémorrhagies, diverses maladies nerveuses, etc. Il remit en vogue les talismans et les jongleries de toute espèce; et si l'on refléchit sur son système, on voit qu'il ne renferme presque pas un principe nouveau : c'est la collection de toutes les extravagances théosophiques et fanatiques imaginées avant lui. Son principal mérite est d'avoir introduit l'usage de plusieurs remèdes tirés du règne minéral, discrédité les sirops, les décoctions inutiles, et d'avoir fait quelques remarques fort importantes pour la chirurgie. Ce réformateur, qui se fit tant d'ennemis, passe cependant pour l'inventeur d'un système dont les principes se répandirent dans tout le nord de l'Europe, en France et en Angleterre.

La théorie de Paracelse, basée sur le mysticisme, ne pouvait manquer d'être accueillie par la masse des esprits vulgaires qui se laissent plutôt entraîner par ce qui frappe l'imagination que par les sévères réflexions de la froide raison. Mais cette théorie fut repoussée par les hommes qui considèrent la médecine comme une science basée sur l'expérience et

la raison, contrairement à Paracelse qui s'appuyait
sur le mysticisme et le fanatisme le plus grossier.
L'ignorance du réformateur, sa vie privée et publique s'opposaient aussi à la propagation de ses principes.

Les partisans les plus nombreux de sa doctrine
se trouvaient en Allemagne. Dépourvus presque tous
d'instruction et de connaissances scientifiques, ils
se montraient enthousiastes zélés de son mysticisme
ou bien ils s'en tenaient à ses médicamens en tâchant de concilier ses principes avec la doctrine de
Galien. Léonhard Turneysser-Zum-Thurn, né à Bâle
en 1530, fut l'un des partisans les plus exclusifs de
Paracelse. Après avoir entrepris plusieurs voyages
et s'être livré à des occupations étrangères à l'art
de guérir, Turneysser devint pourtant célèbre par
ses cures en 1568, et surtout comme mineur et mé-
tallurgiste. C'est alors et plus tard qu'il publia des
ouvrages de médecine avec un certain luxe typogra-
phique et des planches gravées sur bois. Devenu
médecin de l'électeur qui résidait à Francfort, il
tira bon parti de sa nouvelle charge, vendit du fard
et des cosmétiques aux dames de la cour, prescrivit
les remèdes de Paracelse sous les noms pompeux de
teinture d'or, magister du soleil, etc. Il acquit ainsi
une fortune considérable qui le mit à même d'établir une fonderie de caractères, une imprimerie
pour ses œuvres, d'avoir plus de deux cents personnes dans son laboratoire et de vivre très fastueu-
sement. Ses calendriers astrologues, qu'il vendait

fort cher ; ses prophéties, ses talismans, etc., lui procurèrent des richesses immenses, une confiance étonnante, dont il se vit privé en très peu de temps pour divers motifs et surtout à la suite d'un procès qu'il perdit contre sa femme.

G. Hoffmann, professeur à Francfort, dans un fort bon traité intitulé de *Barbarie imminente*, dévoile le charlatanisme effronté de Turneysser. Celui-ci avait publié plusieurs ouvrages dont le principal, sa *quintessence*, est en vers. Il y enseigne que tous les corps sont composés de sels, de soufre et de mercure ou de terre, d'air et d'eau, et il exclut le feu des élémens. Il y fait intervenir l'alchimie, indique la manière de procéder aux opérations et recommande de renoncer à celles qui seraient trop longues. Dans un autre ouvrage, il traite de l'ouromancie par des procédés chimiques et à la manière de Paracelse. Il est le premier qui ait représenté par des gravures le corps de l'homme écorché.

Un autre partisan outré de Paracelse, Adam de Bodenstein, vagabond comme lui, entreprend d'expliquer les mots barbares et inintelligibles de son maître. Michel Toxites, médecin de Haguenau, auteur d'une édition des œuvres de Paracelse, tâche de mettre l'antimoine plus en vogue et de concilier le système de Galien avec celui de Paracelse. V-A. Siloranus, propagateur des mensonges et du fanatisme de son maître ; Gérard Dorn, médecin à Francfort sur le Mein, aux yeux duquel la cabale passait pour la source de toutes les sciences; P. Séverin, médecin du roi de Danemarck, qui prétendait guérir radicalement l'épilepsie, la lèpre, la goutte, et qui composa une physiologie et une pathologie sur les chimères théoriques de Paracelse, sont aussi partisans de ce fanatique réformateur.

Des médecins galénistes d'Allemagne adoptèrent les médicamens de Paracelse en repoussant sa théorie. Gonthier d'Andernach en agit ainsi dans un âge fort avancé; car il avait soixante-dix ans quand il étudia les élémens de la chimie et les écrits des théosophes. Il enseigne que les extraits, les huiles et les sels agissent bien plus énergiquement que les racines et les herbes ; que les médicamens chimiques sont bien plus actifs que les sirops. Donzellini partage les opinions de Gonthier. A. Ellinger, B. Arétius, Conrad Gesner, publient des traités de pharmacie ou de matière médicale dans lesquels ils se montrent partisans modérés de Paracelse.

Bartholomé Carrichter, médecin des empereurs Maximilien II et Ferdinand, de la confiance et de l'amitié desquels il était peu digne, s'il faut en croire Crato et la vraisemblance, est aussi partisan de Paracelse. Ses écrits décèlent une ignorance grossière et renferment une infinité de remèdes empiriques, d'arcanes contre les affections magiques. Martin Ruland le père rassemble les cas les plus extraordinaires qu'il a observés et contre lesquels il emploie des remèdes secrets sans avoir égard aux causes qui ont occasionné les maladies, toujours d'après les principes de Paracelse.

Les paracelsistes n'étaient pas difficiles sur le choix de leur maître. Les faiseurs d'or, de vieilles femmes, des magiciens, des pâtres et surtout M=B. de Rochlitz, curé de Mohorn, devinrent célèbres par les fables extravagantes qu'ils débitaient. Christ. Pithopœus, instituteur d'Albert-Frédéric; de Burth, professeur à Leipsick; le juriste G. Amwald, si fameux par son charlatanisme et sa panacée, sont des fanatiques plus ou moins ignorans qui écrivaient pour la défense de leur maître. Th. et J. Zwinger; M. Dœring, se montrent, par leurs opinions et dans leurs écrits, conciliateurs des doctrines de Galien et de Paracelse et contribuent à faire adopter les préparations chimiques.

Si le système de Paracelse avait été examiné par des hommes raisonnables comme les derniers écrivains qui viennent d'être cités, on aurait pu faire justice des principes du réformateur en adoptant en partie sa méthode curative et les moyens chimiques dont il usait. Mais une secte d'enthousiastes connue sous le nom de société de la Rose-Croix, donna une extension considérable à la théosophie du réformateur. Son origine est tellement obscure et secrète que l'on ne peut en découvrir l'époque. Les Rose-Croix ne devaient exercer publiquement d'autre profession que la médecine. Il leur était défendu d'exiger aucun salaire des malades et ils se prétendaient exempts de toute infirmité. Suivant eux, la Rose-Croix dispense de toute étude et la Bible contient toutes les sciences. Il paraît que celui qui contribua le plus à l'institution de la Rose-Croix est un ecclésiastique de Calwe, Valentin Andrèœ, qui avait des connaissances fort étendues, un bien bon caractère et un grand patriotisme.

De nombreux enthousiastes propagèrent les principes des Rose-Croix. D'autres cabalistes, sans être précisément de cette société, recouraient aux prières magiques pour guérir les malades. Oswald Croll, médecin du prince d'Anhalt et conseiller de l'empereur Rodolphe II, acquit alors beaucoup de célébrité et publia un ouvrage dont l'introduction présente une idée succincte et fort exacte de la théosophie de Paracelse dont voici un extrait : « Tout vit dans la nature; rien n'y est mort. Toutes les connaissances de l'homme dérivent du firmament : les influences astrales le rendent un vrai sage; car son esprit découle des astres et son âme de la bouche de Dieu. Sa grâce fait le médecin. » L'imagination délirante de Croll enfante mille autres chimères consignées dans son traité des signatures, relativement aux plantes et à leur usage médicinal.

A. Libérius combattit ce fanatique et ses grossiers partisans, entre autres Henning Schennemann, médecin à Bamberg, qui s'éloigne des rêveries de Paracelse et n'est pas moins obscur que lui dans ses expressions inintelligibles et ses ridicules idées. On le range avec raison dans la secte des Rose-Croix ainsi que J. Gramann, apologiste de Paracelse, quoiqu'il ne soit pas prouvé qu'il ait été initié aux mystères de la société.

La théosophie de Paracelse, qui compte tant d'en-thousiastes et de dissidens en Allemagne, ne fut pas accueillie aussi aveuglément en France, en Angleterre et en Italie. On repoussa les absurdités qu'elle proclamait, en même temps qu'on tirait parti des médicamens découverts par le réformateur. Toutefois l'Angleterre eut un Robert Fludd, Rose-Croix célèbre, qui donna beaucoup de publicité à la théosophie de sa secte et l'appliqua à toutes les branches des connaissances humaines. L'Italie est la seule contrée d'Europe dans laquelle le système de Paracelse ne fut accueilli que par les charlatans les plus méprisables, dont quelques-uns usurpèrent impudemment des noms respectables, celui de Fallope, entre autres. Le plus célèbre de ces médicastres est L. Fioraventi, très connu par un baume de son invention. Haller parle aussi d'un certain Th. Bovius et de ses écrits qu'il qualifie de *insanientis opuscula*.

Les principes et surtout les médicamens nouveaux de Paracelse furent mieux accueillis en France, mal-gré l'opposition violente des galénistes. J. Gohori, professeur de mathématiques à Paris, publia le premier un manuel de sa théorie paracelsique dans lequel il s'attache à démontrer que les expressions magiques de son auteur ne sont qu'allégoriques et que les esprits et les diables désignent des extraits, des teintures ou des préparations métalliques. G. Arragos, de Toulouse; Roch le Baillif de la Rivière, médecin de Henri IV; Cl. Dariot, Cl. Aubery de

Trécourt; B-G. Penot; le Gascon J. du Chesne, qui attribue l'épilepsie et l'apoplexie à l'éclair, sont tous apologistes de l'astrologie théosophique, des principes paracelsistes, et auteurs de traductions ou écrits divers à la louange de leur maître.

J. Riolan écrivit contre du Chesne; celui-ci eut à soutenir une autre dispute avec J. Aubert, relativement à l'origine et à la transmutation des métaux. L'usage de l'antimoine et des préparations spagiriques fut blâmé violemment; la Faculté de Paris mit l'antimoine au rang des poisons. Le parlement rendit à ce sujet un arrêt fameux qui fut suivi de persécutions contre les médecins qui employaient les préparations antimoniales.

Toutefois, vers le milieu du siècle suivant, en juin 1658, immédiatement après la prise de Dunkerque, Louis XIV tomba dangereusement malade à Calais. Un empirique d'Abbeville le guérit avec du vin émétique considéré comme poison par les médecins de la cour. Cet empirique s'asseyait sans façon sur le lit du jeune roi et disait : voilà un garçon bien malade; mais il n'en mourra pas.

J. Hoster, J. Michel, Robert Fludd, déjà cité et dont il sera reparlé au sujet de Vanhelmont, furent aussi paracelsistes outrés en Angleterre.

Toutefois et par la suite, les principes de Paracelse furent isolés peu à peu et l'école chimique se forma, toute différente des sectes théosophiques et hermétiques, puisqu'en signalant le fanatisme et le mysticisme, elle appliquait la chimie à la médecine. Cet heureux changement s'opéra vers la fin du seizième siècle par les efforts des antagonistes du paracelsisme. Eraste, l'un des plus célèbres parmi eux, se montre aussi grand partisan de la chimie qu'acharné contre le système du fanatique réformateur. Un ami d'Eraste, H. Smetius, qui avait aussi étudié en Italie, se donne beaucoup de peine pour renverser la théorie de Paracelse et la jactance fanatique dont il fait preuve quand il se vante de guérir les maladies réputées incurables.

§ III. *Examen de la chirurgie et des principaux chirurgiens du seizième siècle.*

La chirurgie, considérée comme partie essentielle de la médecine, se ressentait des vicissitudes de celle-ci. Les premiers chirurgiens du seizième siècle furent presque tous imitateurs serviles d'Albucasis et de Gui de Chauliac. Ils redoutaient la pratique des opérations, se contentaient de l'emploi des emplâtres et des onguens ; la fabrication des machines nouvelles étant toujours fort en vogue. Que pouvait être la médecine opératoire, abandonnée par J. de Vigo, J.-B. Sylvaticus, aux charlatans italiens, qui opéraient de la taille et de la cataracte et appliquaient le trépan.

Toutefois, l'étude des blessures par armes à feu, dont on ne pouvait prendre connaissance chez les arabistes, fait faire quelques progrès à la chirurgie. Braunschweig, de Strasbourg, les traitait comme si elles eussent été envenimées; et J. de Vigo, dans des vues semblables, les cautérise avec le fer rouge ou d'autres caustiques. Alph. Ferri soutient aussi qu'elles sont empoisonnées et que le vent du boulet cause la mort. Il a l'heureuse idée de considérer l'extraction du projectile comme fort-utile pour la guérison des plaies d'armes à feu; mais il retire la balle sans dilatation préalable, avec son *Alphonsin*, qui est un instrument fort imparfait.

Paré et Maggi, guidés par leur esprit observateur ou par un hasard heureux, ne considèrent plus ces plaies comme compliquées d'ustion ou d'empoisonnement. Ils en changent fort heureusement la thérapeutique en substituant les émolliens aux caustiques. Botal se range de leur avis ainsi que Félix Wurz, qui supprime les corps étrangers que l'on introduisait dans les blessures d'armes à feu.

L'engorgement squirrheux de la prostate; les excroissances et les rétrécissemens dans l'urètre; l'usage des bougies, des injections et même des caustiques contribuèrent encore au perfectionnement de la chirurgie. La lithotomie s'enrichit d'une nouvelle méthode désignée sous le nom de grand appareil; car il est probable que le haut appareil était connu dès le siècle précédent et que c'est par cette méthode que G. Colot pratiqua la célèbre opération de la taille, sur un franc-archer condamné à mort pour vol, qui guérit de l'opération, et auquel on avait accordé sa grâce pourvu qu'il s'y soumît. L. Colot et son fils ou son neveu se rendirent très célèbres par le succès de leurs opérations. Malheureusement ils firent un secret de leur méthode et de leurs procédés. La découverte du haut appareil paraît être l'effet du hasard et de la nécessité.

C'est aussi dans le seizième siècle qu'une opération fort douloureuse, la réparation du nez, imaginée par G. Tagliacozzi, fit beaucoup de bruit en Europe et valut à son inventeur une statue qui le représentait un nez à la main.

L'histoire de la médecine du seizième siècle doit signaler encore les disputes scandaleuses suscitées en France sur la prééminence de la médecine et sur les priviléges accordés aux chirurgiens. Ceux de Paris, auxquels Philippe-le-Bel avait concédé en 1311 des priviléges qui les assimilaient aux membres de la Faculté de Médecine, ne purent supporter que les barbiers s'arrogeassent le droit de saigner et de traiter les ulcères. En 1505, les médecins de Paris s'entendirent avec les barbiers qu'ils proclamèrent enfans de la Faculté. Mais en 1515, E. Barrot, devenu président du collége Saint-Côme, demande à la Faculté la suppression du lourd tribut que les chirurgiens lui paient et la dispense d'entendre ses leçons. L'université décrète que les chirurgiens de Paris seront membres de la Faculté; et G. Vavasseur, premier chirurgien de François Ier, obtient que ses confrères seront séparés des barbiers et qu'aucun ne sera reçu maître en chirurgie, s'il ne connaît le latin et la dialectique. Le collége de chirurgie devient ainsi une école distinguée. Mais les priviléges des chirurgiens et de leur collége furent encore l'objet de contestations très-vives qu'il est inutile de rappeler.

L'un des plus anciens écrivains du seizième siècle est J. Braunschweig, chirurgien célèbre de Strasbourg. Son livre consacre de bonnes réflexions, celle entre autres de ne pas trop essuyer le pus des ulcères. Un nom plus célèbre en chirurgie est celui de J. de Vigo, auteur de deux manuels de chirurgie. M. A. Blondo, est de la même époque. Il recommande l'eau froide comme le meilleur moyen contre les plaies de toute espèce, celles des nerfs exceptées. Son livre est peu recommandable, ainsi que le grand ouvrage chirurgical de J.-A. de la Croix.

J. Bérenger de Carpi, anatomiste célèbre, fait d'heureux changemens dans la doctrine des plaies de tête; à l'égard des fractures, des contre-coups et des enfoncemens du crâne, le lithotomiste Mariano Santo combat des préjugés très-nuisibles à la thérapeutique chirurgicale. Le célèbre G. Fallope, quoique trop attaché aux opinions dominantes, donne de très bons préceptes sur le traitement des maladies chirurgicales.

F. Wurz, excellent praticien à Bâle, publie un ouvrage estimé sur les fractures non apparentes. Il s'élève avec raison contre la suture des plaies, la cautérisation pour suspendre l'hémorrhagie, l'usage de sonder fréquemment les plaies, etc. F. D. Arcé se distingue aussi par son habileté à guérir les fistules. Le grand anatomiste J-C. Aranzi de Bologne passe pour opérateur fort heureux de la fistule et bon auteur en chirurgie.

Aucun des chirurgiens du seizième siècle n'est comparable à A. Paré de Laval. Il fit plusieurs campagnes et assista à des batailles, comme chirurgien militaire. Il fut chirurgien de plusieurs rois, nommément de Charles IX, qui l'épargna dans les massacres de la Saint-Barthélemy. Son arrivée dans la ville de Metz assiégée par Charles-Quint avec une armée de cent-vingt mille hommes, fut considérée comme un bienfait du ciel. « Le lendemain de ma venue, dit cet illustre chirurgien, je ne faillis d'aller à la bresche où je trouvai tous les princes et seigneurs, et me reçurent avec une grande joie, me faisant cet honneur que de m'embrasser et de me porter dans leurs bras; ajoutant qu'ils n'avaient plus peur de mourir, s'il advenait qu'ils fussent blessés. » Sa belle conduite, ses importans services pendant ce siége, justifièrent sa grande réputation et l'honorable réception qui lui avait été faite. Il perfectionna singulièrement la pratique des opérations et la thérapeutique chirurgicale. Il fit le premier la ligature des artères. Cette innovation suffirait pour immortaliser un si beau nom.

L'un de ses élèves, J. Guillemeau d'Orléans, fait subir au trépan des perfectionnemens notables et opère les anévrismes bien mieux que ses prédécesseurs. J. Tagault d'Amiens ; J-Ph. Ingrassias, ana-

tomiste célèbre; J-B. Carcano Leone, disciple de
Fallope, qui blâme l'usage du trépan, sont aussi
des auteurs de manuels ou traités divers sur la chirurgie.

L'histoire des maladies des yeux de cette époque
offre trop peu d'intérêt pour en parler. Mais l'art
des accouchemens devient l'objet de recherches et
d'études spéciales, quoique les manuels publiés alors
prouvent qu'on s'occupait presque exclusivement
de la conception, de la vitalité du fœtus et des instrumens meurtriers à l'aide desquels on retirait l'enfant par lambeaux, dans les accouchemens difficiles.
J. Guillemeau surpasse ses prédécesseurs et ses contemporains par la bonté de ses préceptes d'obstétri-
que. J. Mercurii, de Rome, chirurgien et ecclésiastique, s'adonne particulièrement à la pratique des
accouchemens et recommande l'opération césarienne
dont il a été témoin, opération qui paraît avoir été
pratiquée dans les temps les plus reculés, comme le
fait supposer la fable allégorique de Sémélé et surtout la loi de Numa Pompilius, portant défense
d'inhumer le cadavre d'une femme en état de gestation, avant d'en avoir retiré l'enfant. On assure que
c'est à l'exécution de cette loi que Manilius, Scipion
l'Africain et César doivent leur naissance.

Quoiqu'il en soit, c'est dans le seizième siècle que
l'on trouve les premières preuves de l'opération césarienne pratiquée sur la femme vivante; et c'est un
châtreur, Nufer de Turgan, qui paraît l'avoir faite
le premier, avec succès, sur sa propre femme. Ici

du moins, l'ignorance téméraire trouve son excuse dans le résultat même d'une hardiesse aussi étonnante. F. Rousset, médecin du duc de Savoie, recommande l'opération césarienne dans un ouvrage qui eut beaucoup de célébrité, parce qu'il y expose les cas dans lesquels il a fait et vu faire l'opération avec un succès complet, notamment celui d'une femme de Milly, qu'il prétend avoir été opérée six fois et qui mourut à la fin de sa septième grossesse, l'opération césarienne n'ayant pas été pratiquée. Rousset prouve enfin que l'opération césarienne est le seul moyen de délivrer la femme dans les cas de conformation vicieuse du bassin, de grosseur extraordinaire du fœtus et de grossesse extra-utérine.

A l'égard des noms célèbres désignés ci-dessus, on est frappé d'une coïncidence entre les médecins et chirurgiens les plus distingués qui s'établissent dans les villes où les sciences sont le plus honorées et encouragées, coïncidence qui a beaucoup d'analogie avec les progrès de la médecine, des arts et des lettres, dans les pays qui les protégent et les récompensent le mieux.

CHAPITRE III.

Histoire des anatomistes les plus célèbres et des principales découvertes en anatomie jusqu'à Harvey.

L'esprit investigateur du seizième siècle, si fertile en innovations, fait faire des découvertes anatomiques de la plus haute importance. De tous côtés des savans rivalisent de zèle et d'émulation pour le progrès des sciences, et si Vésale n'est pas inscrit en tête de tant de noms illustres par son rang d'ancienneté, il doit y être placé par son génie et la hardiesse avec laquelle il s'élève contre les préjugés, contre la confiance aveugle que l'on avait en Galien.

G. Zerbi, le plus ancien anatomiste de cette époque, fait un traité qui diffère très peu de celui de Mondini. Cet auteur, natif de Vérone, professeur à Padoue, puis à Rome, commit une bassesse et mourut malheureusement. A. Achillini, partisan d'Averrhoës, professeur à Bologne ; N. Massa, anatomiste imbu des préjugés dominans ; J. Gonthier d'Andernach, maître de Vésale ; A. Laguna, s'occupèrent d'anatomie avec plus ou moins de succès, presque toujours conformément à Mondini. Leurs ouvrages sont écrits dans un style métaphorique plus ou moins bizarre.

J. Bérenger, né à Carpi, professeur à Bologne, anatomiste zélé qui passe pour avoir ouvert plus de cent cadavres humains, est un digne prédécesseur de Vésale. J. Dubois (1) ou Sylvius, autre maître de Vésale, passe pour avoir substitué, le premier en France, les cadavres humains aux cochons sur lesquels on étudiait l'anatomie. Il paraît être l'inventeur de l'art des injections. Mais son respect pour les anciens l'aveugle tellement qu'il préfère les erreurs de Galien aux lumières de sa raison.

L'illustre Vésale naquit à Bruxelles. Il étudia à Louvain, puis à Paris, où sa passion pour l'anatomie manqua de lui coûter la vie. Il servit comme chirurgien militaire dans les armées de l'empereur. Ensuite il s'établit à Padoue, où le succès de ses cours lui attira un nombre prodigieux d'élèves. Après la publication de son grand ouvrage, Charles-Quint le fit appeler à sa cour, où il devint médecin de Philippe II, son fils. Il mourut à son retour de la Palestine, sur les côtes de Zante. Le plus grand mérite de ce savant anatomiste est d'avoir attaqué hardiment les erreurs de Galien et démontré combien s'étaient trompés ceux qui l'avaient suivi aveuglément. Ce qui le distingue aussi, c'est qu'il publia

(1) Dans tout ce chapitre, je désigne cet anatomiste de Paris sous le nom de J. Dubois, et non sous celui de Sylvius, qui pourrait le faire croire étranger.

des planches anatomiques très exactes et fidèlement exécutées par Titien et J. de Calcar.

L'ouvrage de Vésale fit naître la révolution anatomique. Parmi ses successeurs, les uns s'emparèrent de ses découvertes et s'appliquèrent à leur donner plus d'extension ; d'autres tâchèrent de défendre les principes et l'infaillibilité de Galien. Bartholomée Eustache, professeur à Rome, sut allier les connaissances les plus profondes en anatomie à l'attachement le plus outré aux idées de Galien. Son esprit d'observation et sa prévention sont en hostilité continuelle, au détriment de la science. Il rapproche l'anatomie comparée de celle de l'homme et fait des planches que l'on crut perdues pendant long-temps. Albinus et Haller prouvèrent qu'Eustache avait eu l'intention de rendre plus sensibles ses propres découvertes, en réfutant les opinions de Vésale, plutôt que de représenter les parties du corps humain d'après leur position.

L'exemple de Vésale trouve de dignes imitateurs dont quelques-uns, pleins de délicatesse, corrigent tacitement les fautes qui lui ont échappé. J-B. Cannani est de ce nombre ainsi que Ph. Ingrassias ; mais Réal Colombus, son successeur dans la chaire de Padoue, ne le ménage pas autant, à beaucoup près. Son égoïsme et l'ambition de proclamer des idées nouvelles lui font même négliger la vérité. Il passe pour avoir substitué, le premier, les chiens aux cochons dans les vivisections.

G. Fallope, de Modène, qui fit de longs voyages

et occupa successivement les chaires de Ferrare, Pise
et Padoue, est l'un des premiers anatomistes du siècle, supérieur à Eustache et même à Vésale, son
maître. Il réunissait aux avantages de la modestie
la plus aimable, aux manières les plus engageantes,
une érudition immense, une connaissance profonde
de la structure du corps humain et le style mâle et
serré d'un excellent écrivain. J.-C. Aranzi, C. Varole,
si connu par ses travaux sur la base du cerveau et
l'origine des nerfs; J.-B. Carcano Leone, professeur
à Pavie; Volcher Coyter, de Groningue, qui servit
comme chirurgien militaire dans les guerres contre
la France; S. Alberti de Nuremberg et professeur à
Wittemberg; J. F. d'Aquapendente, dignes élèves de
Vésale, de Fallope ou autres grands anatomistes, se
distinguent également par leurs découvertes et leurs
manuels d'anatomie. L'Espagnol J. Valverde, Guido
Guidi, sont plutôt des compilateurs de Vésale qu'a-
natomistes originaux. F. Plater et G. Bauhin sont
encore des anatomistes distingués. Le dernier surtout a le mérite d'avoir créé une nomenclature et
fait disparaître en partie la confusion qui existait
dans la synonymie anatomique. Mais quelques anatomistes de cette époque eurent une célébrité immé-
ritée, nommément A. Dulaurens d'Arles, chancelier
de l'université de Montpellier, premier médecin du
roi de France et doyen de la Faculté de Paris, auteur d'un ouvrage dépourvu de goût, d'idées neuves, et plein de préjugés absurdes.

De cette énumération des plus célèbres anatomistes du seizième siècle, passons à l'examen de leurs découvertes sur les parties dont l'ensemble compose l'anthropotomie, en commençant par l'ostéologie. Les parties dures de l'oreille interne étaient fort peu connues. Vésale découvre le vestibule du labyrinthe et le manche du marteau. Ingrassias paraît avoir découvert le petit os connu sous le nom d'étrier. Eustache signale les trompes qui portent son nom, le noyau commun du limaçon et la menbrane du tympan dont il donne une excellente description. Cet auteur, Aranzi, Coyter, Alberti, font encore d'autres découvertes importantes sur l'organe de l'audition.

Bérenger démontre l'os basilaire, les sinus sphénoïdaux ; Ingrassias indique parfaitement la fente sphéno-maxillaire et le trou ptérigo-palatin. Ingrassias décrit les cornets inférieurs ; Guidi figure les condyles de la mâchoire inférieure, et Alberti signale les os wormiens. Ingrassias réfute une erreur de Galien en prouvant qu'il existe une échancrure à l'atlas et non un trou pour le passage de l'artère vertébrale.

J. Dubois et Vésale, son élève, se disputent sur le nombre des pièces qui composent le sternum. Le premier était dans l'erreur ; il la soutenait par des assertions ridicules. On se dispute aussi sur le nombre de pièces dont le sacrum est originairement formé et Vésale réfute l'ancienne idée d'un os incorruptible situé dans le cœur. A cette époque, on apprend aussi de combien d'os se compose le tarse. J.

Dubois, trop zélé défenseur de Galien, soutient malheureusement que les grandes courbures de l'humérus et du fémur, rejetées par Vésale, ont disparu en presque totalité par l'étroitesse des vêtemens. Enfin, Etienne signale l'existence des glandes synoviales dans les articulations.

Les recherches de myologie sont dirigées d'abord sur la structure et les forces musculaires. Vésale réfute l'erreur de Galien qui avait prétendu que le faisceau musculeux était un composé de fibres tendineuses et nerveuses. Fallope met cette vérité plus en évidence et prouve que le mouvement, la myotilité, est la faculté inhérente aux muscles ; Etienne assure contre Galien qu'il n'existe point de panicule charnu chez l'homme, et Coyter démontre que ce panicule donne au hérisson la faculté de se rouler sur lui-même.

De plus on découvre des muscles inaperçus jusque là et l'on montre en quoi quelques-uns diffèrent de ceux des animaux. Fallope donne la première description complète du muscle occipito-frontal. Il prouve que l'orbiculaire des paupières est simple. Aranzi signale le releveur de la paupière supérieure que Vésale peut bien avoir découvert en même temps. Eustache et Coyter décrivent exactement les muscles interne et antérieur du marteau, celui de l'étrier. Vésale découvre le ptérygoïdien interne, Fallope l'externe et le péristaphylin externe. Vésale, Fallope, Eustache signalent plusieurs muscles qui s'attachent à l'hyoïde, qui forment la base de la langue ou qui appartiennent aux diverses régions du cou.

Les muscles intercostaux sont aussi l'objet des investigations de Vésale, Guidi et Fabrice. Fallope décrit le muscle pyramidal, et Piccolhuomini donne à la ligne blanche le nom que vous lui connaissez. Cannani porte surtout son attention sur les muscles des membres supérieurs dont il trace les figures. Ceux des membres pelviens sont aussi l'objet de leurs savantes investigations.

Mais aucune des découvertes importantes de cette époque n'est comparable à celle de la circulation, qui changea toute la théorie et la pratique de l'art de guérir. Jusque là les veines avaient été regardées comme les vaisseaux sanguins uniques et les artères comme des canaux conducteurs des esprits vitaux. Vésale défend l'opinion d'Aristote et soutient contre Galien et tous les galénistes que la veine cave prend naissance dans le cœur. La découverte faite antérieurement des valvules à l'entrée du cœur et dans les veines donne à réfléchir sur la circulation. Bérenger décrit plus exactement les valvules connues et signale la valvule tricuspide, les sémilunaires. J. Dubois, partisan outré de l'infaillible Galien, aperçoit aussi la valvule sémilunaire de la veine cave descendante qui porte à tort le nom d'Eustache. Posthius, Aranzi donnent encore une description plus minutieuse de ces valvules. Cependant on ne croyait point encore à l'existence de la valvule à l'orifice de la veine azygos signalée par Cannani. D'autres anatomistes découvrent de nouvelles valvules et ils en tracent les figures avec plus ou moins d'exactitude.

La circulation pulmonaire devient aussi l'objet d'une attention sérieuse. Bérenger soutient que la cloison du cœur qui sépare les ventricules est solide et non percée, comme le prétend Galien. Cette assertion est vivement soutenue par Vésale, parce qu'elle donne plus de netteté à ses idées sur la circulation. M. Servet, dont il a été parlé précédemment, se range de leur avis, tire parti de cette opinion pour démontrer le premier la circulation pulmonaire, en 1552, et que l'auteur fait connaître dans son ouvrage publié l'année suivante. Colombo s'empare de cette découverte, et veut, six ans après, la faire passer pour sienne, parce qu'il la perfectionne. Aranzi ne sait quel parti prendre, entre les préjugés dominans et la vérité qu'il ne sait pas saisir.

A. Césalpino, d'Arrezzo, médecin du pape, démontre la circulation pulmonaire plus exactement encore que ses prédécesseurs, quoiqu'il admette la transsudation du sang par la cloison du cœur; et, s'il n'a pas découvert la grande circulation, du moins il s'en est approché de beaucoup.

La circulation du fœtus est très soigneusement étudiée; on décrit mieux le trou ovale situé entre les deux oreillettes et qui disparaît après la naissance. Galien avait déjà remarqué ce trou chez le fœtus ainsi que le canal artériel, mais il en ignorait l'usage. Il est étonnant, d'après cela, que Botal, élève de Fallope, se soit approprié ces deux dernières découvertès. Des recherches plus fécondes sur le canal veineux qui communique entre la veine ombilicale et la veine porte, datent aussi de cette époque.

Les descriptions particulières des artères qui partent de la crosse de l'aorte, se portent et se distribuent à la tête, sont aussi plus complètes et fort intéressantes en ce qu'elles signalent des anastomoses nombreuses si bien décrites par Fallope et désignées par lui sous le nom de *rete mirabile*. Toutefois, ni cet illustre anatomiste, ni Colombo, ni Coyter ne peuvent expliquer les mouvemens d'élévation et d'abaissement du cerveau.

Eustache, Bérenger, Étienne, Guidi font mieux connaître, ou découvrent différentes branches artérielles de la tête, des membres et du tronc : ils parlent plus pertinemment de la veine azygos et de ses branches. Hérophile passe pour avoir découvert le système lymphatique ; Massa et Fallope aperçoivent plusieurs branches de ce système ; et Eustache enfin signale le premier l'existence du canal thoracique sur les chevaux.

Malgré leurs investigations répétées, les anatomistes du seizième siècle ne parviennent cependant pas à se faire une idée exacte de la disposition du péritoine. On croyait à l'existence d'un trou dans cette membrane pour le passage du cordon spermatique et l'on ignorait qu'elle fournit une enveloppe au testicule. J. Dubois relève ces erreurs, et cette fois du moins, il l'emporte sur Vésale. Celui-ci donne la première description de l'épiploon et de ses rapports avec plusieurs des viscères du bas-ventre. Fabrice ajoute des détails qui rendent cette description plus exacte. Vésale, Bérenger, Massa, J. Dubois signalent de nouvelles découvertes relatives à l'estomac, au foie, à ses divisions, aux canaux biliaires. Il paraît que l'existence du pancréas est restée inconnue et que les premiers écrivains de l'époque donnèrent le nom de cet organe glanduleux aux ganglions mésentériques plus ou moins nombreux et tuméfiés, situés dans le mésentère.

Fallope, Bérenger, Massa, J. Dubois dirigent leurs recherches sur la membrane interne des intestins, décrivent ses replis, font mieux connaître le cœcum, son appendice et surtout la valvule dite de Bauhin, qui ne l'a pourtant point aperçue le premier. Bérenger prend l'initiative dans les recherches sur les organes sécréteurs de l'urine. Eustache fait mieux connaître la structure des reins, parle le premier de leurs capsules surrénales. En injectant l'artère rénale, il fait passer le liquide dans l'uretère et il en conclut avec les anciens que l'urine provient du sang artériel.

Vésale décrit le médiastin plus exactement qu'aucun de ses prédécesseurs, qui pensaient qu'une partie des poumons se trouve renfermée dans un repli de la plèvre. Mais ce grand anatomiste rencontre si souvent cette membrane adhérente aux poumons, qu'il prend pour des ligamens des produits membraniformes de l'inflammation. Bérenger signale les deux cartilages aryténoïdes; Vésale et Fallope

les deux thyroides et Colombo les cavités du larynx.

Les organes sécréteurs et excréteurs des larmes ,
les membranes qui entrent dans la composition de
l'œil sont aussi l'objet des recherches de ces laborieux investigateurs, qui semblent redoubler de zèle
et d'efforts pour avoir une connaissance plus précise
des organes de la génération. Toutefois Eustache et
ses contemporains méconnaissent l'origine des corps
caverneux et celle de la tunique vaginale. Massa ,
Vésale, Fallope aperçoivent la glande prostate, les
vésicules séminales. Celui-ci indique aussi l'existence
du clitoris et l'analogie de son tissu érectile avec
celui du gland. Le repli membraneux situé à l'entrée du vagin et connu sous le nom d'hymen, devient
l'objet de recherches multipliées et de contestations
très-vives , desquelles il résulte que Fallope est le
seul qui l'ait exactement décrit. Quand à l'utérus de
la femme, Eustache est le premier qui en trace exactement la figure, et J. Dubois paraît l'avoir mieux
connu que Vésale, qui reproche à Galien de n'avoir
étudié cet organe que sur les femelles des animaux.
G. Zerbi décrit les ligamens ronds que Fallope ap-
pele crémasters. Cet anatomiste indique fort dis-
tinctement aussi les trompes utérines qu'il regarde
comme les conducteurs du sperme, et Piccolhuomini en nie l'existence. Fallope, Vésale et Coyter
décrivent les ovaires plus ou moins exactement ainsi
que les vésicules et autres parties intégrantes.

Les rapports de la mère avec le fœtus appellent

aussi l'attention de ces infatigables observateurs, trop crédules cependant pour rejeter l'absurde pré-jugé, que les filles sont conçues du côté gauche et les garçons de l'autre. Fallope fait mention de la membrane caduque de Hunter. Massa, J. Dubois, Vésale constatent l'existence de la membrane allan-toïde. La conception et les premiers vestiges de l'em-bryon excitent aussi la très vive curiosité de nos célèbres prédécesseurs. Coyter découvre sur une truie les premiers linéamens de l'embryon, et Varole aperçoit un embryon humain de la grosseur d'un grain d'orge, après vingt jours de conception.

Le cerveau et le système nerveux occupent pareil-lement ces grands anatomistes, bien qu'ils croient encore que les esprits animaux sont sécrétés dans les ventricules de l'encéphale avec les matériaux que les artères leur fournissent. Bérenger, qui connaissait les quatre ventricules, signale les plexus coroïdes, la glande pinéale, les éminences qui sont à la base du cerveau. Massa et Vésale admettent deux lames dans la dure-mère et distinguent la portion corticale de la médullaire du cerveau. De plus, celui-ci indique la cloison transparente et la voûte à trois piliers. Servet profite de ces découvertes pour établir sa théorie des fonctions animales. Eustache trace avec beaucoup de soin la base du cerveau et plusieurs des parties que l'on trouve dans son intérieur. Aranzi signale les cornes d'Ammon; Varole, Piccolhuomini découvrent aussi différentes parties de l'encéphale. Ce dernier anatomiste, Achillini, Bérenger, Étienne,

Bauhin s'occupent spécialement de la moelle épinière et de ses membranes.

Toutefois, malgré ces brillantes clartés jetées sur l'anatomie, des péripatéticiens et surtout Césalpin soutiennent, par déférence aveugle pour Aristote, que tous les nerfs sont originaires du cœur, que l'on aperçoit le premier dans l'œuf fécondé et qui passe pour être le siége de l'âme. L'influence des passions sur cet organe le faisait considérer d'ailleurs comme le siége des sensations. Galien, en faisant naître les nerfs de la portion dure du cerveau, s'était trompé cependant. Bérenger démontre le premier que les nerfs tirent leur origine du cerveau et de la moelle allongée. Colombo se range de son avis, mais Varole soutient que les prolongemens inférieurs du cervelet participent à la formation de la moelle épinière et que le noyau médullaire lui-même ou pont de Varole, part du cervelet et donne naissance au nerf auditif. A cette époque, on cherchait aussi à établir une distinction entre les nerfs du sentiment et du mouvement. Fallope fait remarquer que les trous de la base du crâne livrent passage à plus d'un nerf, ce qu'on ne savait pas avant lui, et il démontre le premier plusieurs ganglions nerveux décrits par Galien.

Les nerfs olfactifs étaient inconnus à Metzger et à Zerbi, ou peu s'en faut. Achillini les indique plus clairement ainsi que leur distribution dans les fosses nasales. Massa et Sœmmering démontrent bien mieux encore l'origine de ces nerfs et leur distribution dans la membrane pituitaire. Varole, en rectifiant cette description , reproche à ses prédécesseurs d'avoir connu ce nerf inparfaitement. Eustache, après Galien, fait provenir les nerfs optiques des couches qui portent ce nom et dont Varole s'approprie injustement la découverte. L'entre-croisement des nerfs optiques mis en doute par Galien, donne lieu à de nouvelles recherches ; et Vésale ayant remarqué qu'après la perte de l'œil droit, le nerf correspondant diminue et s'atrophie, il en conclut, ainsi que plusieurs de ses contemporains, qu'il existe un accollement et non un entre-croisement de ces nerfs. En même temps on rectifie l'erreur des anciens qui s'étaient imaginés que les nerfs optiques sont traversés par un canal pour le passage de l'esprit visuel. Bérenger doute fort de l'existence de porosités dans ces nerfs, et Vésale la nie formellement, affirmant que la texture de ces nerfs est tout-à-fait fibreuse. Mais Eustache , Arazi et Guidi, prenant sans doute l'artère centrale du nerf optique pour le canal en question, soutiennent l'erreur des anciens et Fabrice demeure incertain.

Varole découvre l'origine de la troisième paire et décrit ce nerf bien mieux que Vésale. En relevant les erreurs de celui-ci, Colombo en commet d'autres. Achillini paraît avoir connu la quatrième paire que Vésale peut bien avoir ignorée et que Fallope décrit exactement sous le nom de huitième paire. L'histoire de la cinquième paire et surtout la description de Bérenger, prouvent combien sont lents les progrès de la névrologie , et par combien d'er-

reurs elle doit passer pour arriver au perfectionnement. Fallope, qui divise ce nerf en deux branches,
l'indique plus exactement et parle de plusieurs de
ses anastomoses. Eustache paraît avoir aperçu le
premier la sixième paire, son anastomose avec le
grand sympathique, son origine, sa marche et sa
connexion avec l'intercostal. La neuvième paire,
ou le glosso-pharyngien, semblait provenir de la
sixième pour les anatomistes de cette époque. Mais
Fallope l'en distingue le premier et il indique clairement sa distribution dans la langue et le pharynx.
Eustache établit trois branches pour la sixième paire :
le glosso-pharyngien, la paire vague et le nerf acces-
soire de Willis, celui-ci étant déjà bien mieux connu
que le premier. Vésale décrit l'origine et les anastomoses du nerf hypoglosse, et Eustache en figure assez exactement le trajet.

Quant aux nerfs de la moelle épinière, on en
comptait trente paires environ ; sept ou huit cervicales, douze dorsales, cinq lombaires et six sacrées.
Il est inutile de faire mention des discussions relatives aux paires cervicales au nombre de sept pour
les uns et de huit pour d'autres, ni de celles élevées
par les anatomo-physiologistes de cette époque, sur
le nerf intercostal, désigné depuis sous les noms de
grand sympathique et de tri-splanchnique.

Tant de zèle pour l'étude de l'anatomie reculait
les limites de cette science et conduisait à la découverte de la circulation, l'une des plus fécondes pour
la médecine.

CHAPITRE IV.

Histoire des découvertes anatomiques du dix-septième siècle, depuis Harvey jusqu'à Haller.

§ 1er. *Découverte de la circulation du sang.*

Les grands anatomistes du seizième siècle, par leurs dissections répétées, leurs judicieuses observations et surtout par leur indépendance pour l'autorité des anciens, avaient signalé une route nouvelle pour mieux connaître la structure du corps humain, ses fonctions et en quoi l'homme diffère ou se rapproche des animaux. Leur docte curiosité les conduisait à la découverte d'un fait, l'un des plus importans pour la physiologie, la chirurgie, la thérapeutique et la pathologie. La découverte de la grande circulation allait opérer une révolution d'autant plus durable qu'elle fournissait une base plus solide à de nouvelles théories médicales.

Les valvules situées à l'intérieur des veines, l'imperméabilité de la cloison qui sépare les cavités

droites du cœur de sés cavités gauches, la circulation pulmonaire étaient déjà connues; et, quoique
Césalpin parle le premier du retour du sang au cœur
par les veines, la circulation générale restait ignorée,
tant est funeste l'empire des préjugés, quand ils sont
consacrés surtout par des milliers d'années. G. Harvey
de Folkton dans le Kentshire, élève de Fabrice d'Acquapendente, qui lui démontre l'existence des valvules dans les veines, s'efforce d'en découvrir l'usage
et parvient par ses expérimentations à reconnaître et
à enseigner publiquement, en 1619, la grande circulation dont Servet, Colombo, Levasseur, Césalpino
et autres savans anatomistes avaient déjà découvert
quelques parties. « Ensuite, dit K. Sprengel, il exa-
mina sa nouvelle doctrine pendant neuf années et la
fit enfin connaître en 1628, pour la soumettre aux
recherches et à la sagacité des savans. Ce soin et cette
circonspection extraordinaires parlent déjà beaucoup en faveur d'Harvey; mais ce qui achève d'enlever tous les suffrages, c'est le ton modeste et libre,
c'est la marche assurée des idées qu'on voit régner
dans tout le cours de son ouvrage. Il était presque
impossible de supposer fausse une doctrine exposée
sous des auspices aussi favorables, et avec cette as-
surance modeste. »

Harvey réfute dabord des préjugés fondés sur l'autorité de Galien, et surtout la fausseté de l'expérience
par laquelle le médecin de Pergame établit que les
artères ne sont pour rien dans les pulsations et se
laissent distendre comme des tuyaux aériens. La cir-

culation du sang chez le fœtus, l'analogie qui existe entre les valvules pulmonaires et celles de la veine cave inférieure, lui servent d'argumens contre l'assertion erronée que l'esprit aérien, parvenu du poumon dans le ventricule postérieur du cœur, passe de là dans tout le corps par l'aorte et que les parties les plus grossières de cet air retournent aux poumons par les veines pulmonaires. Dans son excellent ouvrage, il expose le mécanisme du mouvement du sang, en prouvant par ses vivisections que les deux oreillettes se contractent en même temps aussi bien que les ventricules, et que l'oreillette droite est, de toutes les parties du cœur, celle qui se meut la dernière chez les animaux mourans. Enfin il s'appuie sur ce fait, que l'air insufflé dans la trachée-artère ne peut pénétrer dans le cœur, et sur celui des hémorrhagies produites par l'ouverture d'une artère, pour prouver que le sang est envoyé du cœur dans toutes les parties du corps par les artères. L'analogie des vaisseaux pulmonaires avec ceux de tout le corps ; celle de la circulation pulmonaire et de la circulation générale ; les résultats opposés que l'on observe de l'application d'une ligature sur une artère ou sur une veine prêtent encore à l'évidence de sa théorie et lui fournissent une explication péremptoire de l'usage des valvules veineuses.

Une découverte aussi importante, qui bouleversait toutes les idées reçues en physiologie, ne pouvait manquer de chagriner la paresse de certains hommes ni d'exciter l'humeur jalouse de beaucoup d'autres.

Mais la lutte de l'erreur contre la vérité ne tarde pas à tourner à l'avantage de celle-ci. Malgré les raisonnemens subtils, l'autorité de Galien et d'Avicenne, malgré les plaisanteries, les expressions injurieuses employées contre Harvey, cet immortel anatomophysiologiste n'en sera pas moins vénéré de toute la postérité. Parmi ses contemporains, les uns s'efforcent de concilier sa théorie avec les idées erronnés des anciens sur la circulation, ou bien trouvant cette théorie trop séduisante par sa simplicité, ils l'embrouillent en la surchargeant de subtilités ; ou bien enfin ils tâchent de ravir à son auteur le mérite d'une si belle découverte.

Le premier de ses antagonistes est J. Primerose, de Saint-Jean-d'Angély, sorti de l'école de Montpellier. Il accuse très légèrement Harvey de n'avoir pas compris les anciens, et surtout de n'avoir pas répété l'expérience de Galien. Les raisonnemens de Primirose sur la circulation et l'action du cœur purement hypothétiques ou erronnés, n'invalident point la théorie qu'il attaque. Il est plus fondé dans le reproche qu'il fait à Harvey sur la fausseté de son calcul, touchant la quantité de sang poussé par le cœur dans un temps donné. Harvey dédaigne les objections du physiologiste saintongeois qui exerçait à Hull.

E. Parisanus, médecin à Venise, est trop ignorant en anatomie pour que l'on vous parle de sa réfutation du système d'Harvey. G. Hoffmann, professeur à Altorf, l'un des plus savans médecins de cette époque et l'un des moins prévenus pour les anciens, se refuse à l'évidence des démonstrations faites sous ses yeux par Harvey lui-même. Cependant Slegel affirme qu'Hoffmann reconnut son erreur vers la fin de sa carrière.

J. Vesling, aussi bon naturaliste qu'anatomiste distingué, élève des doutes sur la nouvelle théorie de la circulation, et il les soumet à l'auteur dans une lettre écrite en 1636. Tout en blâmant l'inconvenance des objections de Primerose et de Parisanus, Vesling avoue que la différence du sang artériel et du sang veineux est trop notable pour admettre une transmission immédiate.

Werner Rolfink, très savant anatomiste d'Allemagne, embrasse la nouvelle théorie de la circulation; il en soutient les principes par ses propres expériences. La célébrité de cet auteur et celle de R. Descartes qui partage la même opinion, bien qu'il se serve de ses tourbillons et de la matière subtile pour expliquer l'expulsion du sang par le cœur, font propager parmi les savans la découverte de Harvey. Descartes déclare même, en 1643, qu'on n'avait jamais fait en médecine une découverte plus utile que celle-là.

En 1639, l'ancienne doctrine enseignant que le sang traverse la cloison du cœur, compte un zélé défenseur dans C. Folius, médecin vénitien, qui rencontre par exception le trou ovale dans le cœur d'un adulte. Plusieurs Italiens abandonnent la théorie d'Harvey, jusqu'à ce que D. Marchettis démontre que ce fait est excessivement rare et tout-à-fait anormal. P. Gassendi se range aussi de l'avis de Folius, pour avoir vu une seule fois le trou ovale chez l'adulte.

En 1640, la nouvelle théorie de la circulation trouve en Hollande des partisans habiles qui la confirment et la développent par d'ingénieuses expérimentations ; on reconnaît alors que le même sang nourrit toutes les parties du corps, fournit à l'entretien des secrétions ; et l'on remarque que le sang d'une veine cesse de couler quand on la comprime au-dessous de son ouverture. Il s'élève entre H. Regius et Primerose une dispute polémique dépourvue d'intérêt et nullement honorable pour la mémoire et la loyauté de ce dernier. « Les anciens, dit-il, savaient si bien guérir les maladies sans connaître la circulation ! A quoi donc peut servir cette nouvelle doctrine ? Il n'avait point jusqu'alors, ajoute-t-il, entendu parler de Descartes et de Plempius : ce sont donc des hommes d'une importance trop mince pour qu'il faille se donner la peine de prendre part à leur dispute. »

Les deux lettres de J. Valœus à T. Bartholin, confirment la nouvelle doctrine. L'auteur s'occupe d'abord de la formation du sang par le chyle, de la circulation pulmonaire, de l'imperméabilité de la cloison auriculo-ventriculaire. Ses expériences pour constater le passage du sang du cœur dans les artères et son retour par les veines ; ses descriptions d'artères et de veines inconnues avant lui sont fort

instructives. H. Conring, dans ses lettres et dissertations, discute et adopte les principes de la théorie
harveyenne.

En 1645, le plus violent, le plus ergoteur, le plus
intolérant enfin des antagonistes d'Harvey, J. Riolan,
compose une théorie singulière et ridicule de la circulation. Il objecte que la stagnation du sang dans
les organes, si nécessaire pour leur nutrition, est
incompatible avec la marche rapide de la circulation, d'après la nouvelle doctrine. Harvey réfute
aisément son adversaire, qui admet une circulation
dans les principaux vaisseaux sanguins et non dans
les autres.

P. M. Slével acquiert de la célébrité par son apologie de la circulation, fondée sur des discussions
solides, modestes, et sur des expériences nouvelles.
En 1651, cette doctrine est défendue pour la première fois en Italie, par J. Trullius. J. Pecquet,
T. Bartholin, G. Ent la soutiennent pareillement de
leur raison et de leur expérience.

L'année suivante, Plempius de Louvain, cédant à
l'évidence, confesse qu'il était dans l'erreur et reconnaît publiquement que la théorie harveyenne est
vraie en principe et de fait. Cet aveu entraîne beaucoup d'autres médecins incrédules ou hésitans et
achève le triomphe du célèbre anatomiste anglais,
qui mourut en 1657 et mérite d'être placé en tête des
anatomistes anciens et modernes les plus illustres et
des plus grands hommes de son siècle. Son savoir

sa prudence, sa rare modestie forment les traits caractéristiques d'un si beau modèle.

De l'époque de la mort d'Harvey, date aussi l'injection des médicamens dans les veines, et la transfusion du sang d'un animal dans un autre, faite dans
l'intention de guérir l'homme par des moyens plus
directs et même de le rajeunir; opérations qui con-
firmaient irrévocablement la doctrine de l'illustre
anatomiste. Tentées quelques années auparavant par
M. Ficin et A. Libavius, elles furent répétées alors
avec un soin tout particulier par T. Clarke, A. Boyle
et Henshaw, d'après les instances de Ch. Wren, fondateur de la Société des Sciences de Londres.

J-D. Major se prétend l'inventeur de la transfusion, quoique R. Lower l'eût tentée avant lui sur
des chiens et avec un succès complet. La Société de
Londres décide que la transfusion est utile, surtout
pour ranimer la vie après les grandes hémorrhagies;
et Fracassati fait connaître, dans ses lettres à Malpighi, ses expériences avec des substances âcres,
causant la mort des animaux dans les veines desquels on les injecte. En 1666, J-B. Denys, professeur de philosophie et de mathématiques à Paris,
puis médecin du roi, répète ses expériences, de concert avec le chirurgien Emmerez, en conservant les
deux animaux sur lesquels ils opèrent, ce que ne
faisaient pas les Anglais. Denys répète cette expérience sur un jeune homme de seize ans, fort affaibli
par des saignées nombreuses et une maladie très
aiguë. Il assure l'avoir guéri complètement en in-

jectant le sang d'un veau dans l'une de ses veines. L'année suivante, un certain A. Coga s'offre pour que l'on fasse la transfusion sur lui; il se trouve très bien d'un premier essai et mal du second, parce qu'on lui injecte près du double du sang qu'on lui avait tiré.

La nouveauté de l'invention échauffe le zèle et l'imagination des expérimentateurs qui vont jusqu'à s'en promettre les résultats les plus extraordinaires. Les expériences sur l'injection des médicamens et la transfusion sanguine se propagent presque partout et sont répétées en Italie, en Piémont, à Rome, à Dantzick, à Francfort-sur-l'Oder; mais aussi s'élève en même temps une opposition imposante contre la nouvelle invention. Alain Lamy, de Caen, soutient qu'un sang étranger doit occasionner les plus grands désordres dans la circulation, et que le prétendu succès de la transfusion est dû aux saignées faites préalablement. B. Santinelli publie une réfutation basée sur les mêmes raisonnemens, et ce qui contribue à discréditer les partisans de la transfusion, c'est que le jeune homme opéré par Denys et Emmerez devint fou; et, un personnage étant mort à la suite de cette opération, la Faculté de Médecine, qui n'avait aucun transfuseur parmi ses membres, sollicite en 1675, un arrêt du parlement, portant défense, sous des peines très sévères, d'entreprendre la transfusion. Elle fut aussi interdite à Rome.

Quoiqu'il en soit, la grande circulation était encore l'objet de quelques contestations, tant est fort l'empire des préjugés, lorsque M. Malpighi, en 1661, démontre pour la première fois, la circulation du sang dans les petits vaisseaux. Dans ses lettres à Alph. Borelli, il l'informe qu'il a découvert la circulation pulmonaire et celle du mésentère dans les grenouilles, à l'aide d'un microscope de force médiocre. Olaüs Borrich découvre la communication du tronc cœliaque et de la veine porte, les anastomoses nombreuses des veines coronaires. N. Sténon de Copenhague, médecin et évêque, fait connaître très exactement, en 1663, la structure du cœur, qu'un écrivain d'Alexandrie avait dit, bien antérieurement, être un fort muscle. Sténon prouve évidemment que cet organe est composé de fibres musculaires et tendineuses, contre l'opinion de presque tous ses prédécesseurs, qui l'avaient considéré comme parenchymateux. Il entre dans les plus petits détails sur la composition et la direction de ses fibres; mais R. Lower, dirigeant ses recherches sur le même objet, obtient encore des résultats bien plus précis.

En 1664, A. Maurocordatus, né à Constantinople en 1637 et issu d'une famille grecque, fait des expériences intéressantes sur le mouvement du sang dans les poumons pendant la respiration. Personne, avant lui, n'avait démontré la circulation pulmonaire d'une manière aussi précise. Quelques autres anatomo-physiologistes s'occupèrent aussi du même sujet, mais avec trop peu de succès pour vous les rappeler.

En 1669, R. Lower publie son ouvrage classique

sur le cœur, dans lequel sont consignées toutes les découvertes qui confirment ou rectifient la doctrine d'Harvey. Il enseigne que les deux ventricules ont une capacité égale ; mais Sénac le réfute en démontrant que le droit est plus spacieux que le gauche. Il réfute complètement l'opinion de Descartes sur l'effervescence du sang et prouve, par des faits et des vivisections, que l'influence nerveuse est l'unique cause des mouvemens du cœur.

J-B. Denys, dont il a été parlé ci-dessus, profite de ces découvertes et consigne ses idées particulières dans ses conférences sur les sciences, présentées au Dauphin en 1673. En même temps, G. Cole, médecin à Bristol, démontre par le simple raisonnement et contrairement à tous ses prédécesseurs que le système artériel forme un cône dont le sommet est à la naissance de l'aorte et la base à la périphérie du corps. Trois ans après, E. Blanchard, médecin d'Amsterdam, prouve par de fines injections l'anastomose des dernières artérioles avec les premières veinules. Il en conclut l'existence du passage direct du sang des artères dans les veines. J-N. Pechlin de Leyde détermine la position du cœur d'une manière plus précise, découvre les fibres musculaires de l'oreillette droite et prétend le premier que tous les mouvemens de cet organe sont l'effet des contractions musculaires et non pas du relâchement.

En 1679, J-J. Wepfer publie d'excellentes observations et le résultat de ses expérimentations sur les effets de la ciguë et autres poisons, desquelles il résulte que le sang est la cause occasionnelle et non directe des mouvemens du cœur. Malheureusement on ne tire pas parti de ces faits importans. Le Napolitain J-Alph. Borelli s'avise de soumettre la marche du sang aux lois de la physique et de l'hydraulique sans égard pour la force vitale, en établissant sa théorie du mouvement du cœur sur sa texture musculeuse et sa force contractile comparée à celle des autres muscles. Ce projet, exécuté avec une habileté étonnante, par un homme très instruit sur la structure du corps humain, surprend, enlève tous les suffrages et fait naître l'école iatromathématique. Malheureusement les bases mathémathiques de ce séduisant système s'écroulent d'elles-mêmes puisqu'elles reposent sur des suppositions arbitraires, car la force d'un muscle est calculée sur la cohésion de ses fibres. Cette théorie n'en passe pas moins pour irrécusable jusqu'au moment où Haller la renverse par sa doctrine de l'irritabilité.

J. Bohn, professeur à Leipsick, compose sa physiologie sur la théorie de Borelli et regarde comme parfaitement exacte la comparaison des mouvemens du cœur à ceux d'une machine hydraulique. Il répète et perfectionne les expériences de Lower en faisant cesser tout-à-coup les mouvemens du cœur par la section ou la ligature des nerfs de la huitième paire. Le Saxon J-Ch. Lange, l'un de ses disciples, puis professeur à Leipsick, fait connaître, en 1680, les résultats fort intéressans de ses investigations et de ses découvertes. Le Parisien Drélincourt, maître du grand Boërhaave et professeur à Leyde, se livre encore à des expérimentations qui confirment la théorie d'Harvey sans présenter aucun fait nouveau.

J-C. Peyer, J-J. Harder publient des remarques intéressantes sur la force vitale du cœur, parviennent à lui conserver le mouvement pendant plusieurs heures avec de l'air poussé dans le tronc commun des vaisseaux lymphatiques et de la veine cave, sur des animaux qui viennent d'expirer et même sur des hommes étranglés. Harvey et ses partisans avaient évalué arbitrairement la quantité de sang circulant dans tout le corps dans un temps donné. Allen Moulin de Trim en Irlande, en fait l'objet de ses expérimentations, en 1687; et l'on conçoit que ses tentatives ne soient pas couronnées de succès. P. Dionis, dans son anatomie publiée en 1690, n'en apprend pas davantage et n'est pas heureux dans sa comparaison des mouvemens du cœur avec ceux de la machine de Marly.

A cette époque, A. Leeuwenhoek parvient, à l'aide d'un microscope perfectionné, à découvrir et à montrer le sang circulant jusque dans les plus petits vaisseaux. L'anastomose des veines et des artères ne laisse plus aucun doute dans son esprit. Ce fait étant établi, il restait à démontrer la transsudation sanguine pour expliquer les sécrétions; et pour cela il lui fallait encore découvrir la force vitale des réseaux capillaires. Il décrit très minutieusement la forme le volume et les rapports des globules sanguins découverts par Malpighi.

La description très exacte et fort détaillée des artères bronchiques, par F. Ruysch, donne encore plus d'évidence à la circulation pulmonaire et générale aussi bien que les admirables injections de ce célèbre anatomiste. A. Pitcarn représente tout le système vasculaire comme un cône dont la base repose sur la périphérie du corps, le sommet aboutissant au cœur. Le Florentin L. Bellini s'applique en même temps à donner une explication nouvelle du mouvement alternatif des oreillettes et des ventricules ; mais ses raisonnemens hypothétiques ne méritent pas d'être reproduits, ni ceux du même auteur sur les causes des congestions et des obstructions dans les capillaires sanguins.

R. Vieussens, professeur à Montpellier, fait connaître des découvertes et des opinions très remarquables sur la structure et les mouvemens du cœur, et sur la circulation capillaire ; il signale le premier la fosse ovale, le rebord fibreux ou l'isthme qui l'environne, parle de l'abouchement des vaisseaux sanguins avec des lymphatiques, et avance que la dilatation doit être le premier mouvement du cœur. Il prouve aussi que les oreillettes sont parfaitement distinctes des ventricules.

P. Chirac, professeur à Paris, et J-C-A. Helvetius, médecin du roi, défendent vivement les opinions de Vieussens et de Leeuwenhoek sur les maladies produites par le passage des globules rouges dans les vaisseaux lymphatiques. Helvetius prouve l'existence des lymphatiques par ses injections, pour établir sa théorie de l'inflammation, et il est vivement combattu par J. Besse qui affirme que l'obstruction des vaisseaux capillaires détermine l'inflammation. G. Cowper de Londres parvient aussi, par des injections soignées, à prouver la communication directe des artères avec les veines.

Au commencement du dix-huitième siècle, la circulation du fœtus est soumise à de nouvelles investigations. L'habile anatomiste J. Méry, premier chirurgien de l'Hôtel-Dieu de Paris, induit en erreur par des recherches anatomiques inexactes, donne une explication fausse de la circulation du fœtus. Ses idées trouvent malheureusement de nombreux partisans parmi les académiciens de Paris. J-G. Duverney objecte à Méry la disposition de la valvule qui s'ouvre dans le ventricule aortique, et la remarque que la circulation pulmonaire n'est vraiment complète qu'après que le sujet a respiré. Ces deux antagonistes se renvoient des calculs mathématiques qui embrouillent davantage la question. D. Tauvry et Sylvestre se déclarent pareillement contre l'opinion de Méry. Mais un autre chirurgien français, établi à Londres, P. Bussière, relève des erreurs capitales au sujet des cavités du cœur de la tortue, sur lesquelles Méry et ses partisans fondaient leurs opinions. Verheyen fait de même et oppose à Méry d'autres objections de peu de valeur. A. Littre, très connu par son habileté et ses découvertes ana-

tomiques, ayant disséqué deux cadavres d'adultes
chez qui le trou ovale existait encore, croit pouvoir
en conclure aussi que le sang passe du ventricule
aortique dans le pulmonaire chez l'embryon et le
fœtus.

Une autre hypothèse de J-G. Berger, sur les mouvemens du cœur, prouve comme on était disposé à
comparer le corps humain aux machines. A-C. The-
besius, réfléchissant sur les observations de Vieussens, sur la distribution des artères coronaires,
repète ses expériences et publie des remarques cu-
rieuses sur la distribution des artères et des veines
cardiaques. En 1711, J-B. Winslow publie de nouvelles remarques sur la structure du cœur, sur la
disposition de ses cavités, de leurs parois, et enfin
sur la circulation du fœtus.

Postérieurement, J-B. Gastaldy, d'Avignon, conclut de ses propres expériences et avec Chirac, son
maître, que la force du cœur est indépendante de
l'influence des nerfs. J–M. Lancisi, Romain et médecin du pape, publie aussi un ouvrage sur la
structure du cœur, dans lequel sont consignées ses
recherches nouvelles dont plusieurs sont d'un intérêt secondaire ou tout-à-fait nul. Il se donne bien
de la peine pour soutenir une erreur, en démontrant
que les mouvemens du cœur se divisent en trois
temps.

Une dispute fameuse entre A. Ferrein et A. Fizès,
s'élève à Montpellier, sur les changemens qu'éprouve
la forme du cœur pendant la systole et la diastole.

Repoussé par l'Université, mais nommé par la cour à la chaire de Deidier, Fizès triomphe de fait. Ferrein, plein de dépit, part pour l'Italie en qualité de chirurgien militaire. Ce duel polémique se transforme en un combat scientifique dans l'Académie des Sciences, toujours pour savoir si la pointe du cœur se relève, se resserre ou s'allonge dans la systole.

Enfin, Albert de Haller, le plus instruit des médecins et le plus grand naturaliste du dix-huitième siècle, fait connaître ses découvertes en 1736, et répand une vive lumière sur la théorie de la circulation et des mouvemens du cœur. Haller donne l'explication de la force du cœur que E. Hales s'efforçait de démontrer par les lois de la statique, et d'après des calculs entièrement erronnés. L. Lémery termine victorieusement la dispute élevée par Méry sur la circulation chez le fœtus. J. Weitbrecht, professeur à Pétersbourg, prouve que la force du cœur ne suffit pas pour expliquer le mouvement du sang dans les vaisseaux capillaires et que ceux-ci sont véritablement doués d'une contractilité particulière. Cette idée est amplement développée par J. de Gorter.

Le grand ouvrage de Sénac sur la structure et les maladies du cœur paraît en 1749. L'auteur s'attache à démontrer fort exactement la structure et la direction des fibres du cœur; l'effet de ses contractions, l'action des artères, etc. Enfin, Haller fait connaître, en 1751, sa doctrine de l'irritabilité à l'aide de laquelle il explique très ingénieusement les mouvemens du cœur et des vaisseaux. En même temps, R. Whytt publie des opinions directement contraires à celles de Haller, en soutenant que la cause des mouvemens du cœur réside dans l'être spirituel ou l'âme. Mais Haller réfute son adversaire et fait connaître ses remarques sur la simultanéité des mouvemens du cerveau et de la respiration.

§ II. *Recherches sur la structure et les fonctions des poumons ; sur les vaisseaux lymphatiques et les glandes.*

Les recherches répétées sur la circulation, pendant le 17ᵉ siècle, la méthode expérimentale plus généralement adoptée, donnaient une impulsion nouvelle à l'anatomie et faisaient mieux connaître la structure et les usages des poumons qui avaient cessé, dès 1624, d'être considérés comme conducteurs de l'air dans le cœur par l'intermédiaire des veines, lorsque J. Faber, médecin italien, éclairé par ses propres expériences, réfuta ce préjugé. Harvey en démontra toute la fausseté. Alors A. Spigel, J. Vesling, J-B. Vanhelmont, Th. Bartholin dirigent leurs recherches avec des succès variés sur les muscles intercostaux et autres agissant dans la respiration et sur la structure parenchymateuse ou poreuse des poumons.

En 1654, des médecins anglais examinent les

premiers les parties constitutives de l'air, découvertes par Vanhelmont, et leur action dans la respiration. R. Bathurst, N. Henshaw reconnaissent
que l'oxigène est le principe de la vie, principe indispensable pour l'accomplissement de la respiration
et l'entretien de l'existence. R. Boyle et R. Hook
font des expériences qui paraissent avoir des résultats opposés puisque le premier trouve que l'air
atmosphérique est sans influence sur l'action du
cœur tandis que le second observe tout le contraire.
Mais G. Charleton profite de ces découvertes et
constate que le sang des veines pulmonaires s'est
emparé de la portion de l'air qui sert à la combustion.

En 1661, M. Malpighi publie ses découvertes sur
l'organisation des poumons, démontre la structure
et la disposition de leurs vésicules dans lesquelles le
sang et l'air se combinent l'un à l'autre. J. Swammerdam et quelques autres anatomo-physiologistes
détournent ensuite l'attention des bons observateurs
par la publication d'une théorie nouvelle de la respiration fondée sur des subtilités et des argumens
spécieux, théorie connue sous le nom de cercle cartésien et qui avait été exposée primitivement par
Descartes. J.-B. de Laenzweerde, médecin de Cologne,
publie contre cette doctrine un écrit polémique
dans lequel il démontre par des faits et le raisonnement la nullité du cercle cartésien.

En 1668, J. Mayow, membre de la société de
Londrès, publie un traité dans lequel il enseigne

que l'oxigéne n'est pas l'air lui-même mais seulement une de ses parties constituantes ; qu'il se mêle avec le sang dans les poumons, et qu'enfin les muscles intercostaux agissent et dans l'inspiration et dans l'expiration. Lower adopte cette théorie en attribuant la couleur vermeille du sang artériel au mélange de l'oxigène introduit pendant l'acte respiratoire. M. Thruston s'applique à concilier les théories de Malpighi et de Mayow. Celui-ci est attaqué de rechef, mais vainement, par G. Ent. Les découvertes importantes de l'anatomiste italien n'étaient point encore généralement répandues en 1671.

Toutefois, on était d'accord sur le passage de l'oxigène dans le sang. Th. Willis concilie cette idée avec son système chimique pour appuyer sa théorie de la fermentation vitale. Il enseigne que les fibres musculaires des ramifications de la trachée artère se contractent pendant la respiration ; et G. Bartholin développe cette proposition. J-Alph. Borelli donne le premier une explication satisfaisante de la respiration en enseignant que les côtes se contournent, que le sternum s'élève et s'abaisse dans l'acte respiratoire et que l'air n'est jamais chassé en totalité, même dans l'expiration la plus forte. G. Blaes, professeur à Amsterdam, s'éclaire de l'anatomie comparée pour indiquer le rapport mutuel de la texture des poumons et de leurs vaisseaux. Bellini enseigne que le diaphragme est l'agent principal de la respiration. W. Senguerd, par des expériences faussement interprétées, croit avoir confirmé l'opinion de Vanhelmont qui prétendait que l'air inspiré s'échappe à travers les porosités des poumons et s'accumule entre cet organe et la plèvre.

En 1690, D. Tauvry publie une théorie hypothétique de la respiration, dans laquelle il modifie arbitrairement les idées de Malpighi sur les vésicules pulmonaires. A. Pitcarn nie la présence de l'air entre les poumons et la plèvre. R. Vieussens admet le mélange des particules de l'air avec le sang dans les poumons. F. Baylé, professeur à Toulouse, soutient l'opinion des anciens que les muscles intercostaux internes abaissent les côtes et agissent en sens inverse des externes. Chr. Strœm entreprend le premier de prouver la nécessité de l'espiration aprés l'inspiration; mais il part d'un faux principe, celui de la congestion du sang dans les veines des muscles intercostaux et dans l'azygos.

En 1707, Méry tâche de confirmer, par l'expérience de Hook, que l'air se mêle réellement au sang dans les poumons. M. Lister fait voir le premier que la surface des poumons laisse échapper une humeur perspiratoire dont l'excrétion est fort importante pour l'exécution de la respiration. Huit ans après, P. de Musschenbrœk réfute des préjugés nombreux sur la fonction qui nous occupe, celui entre autres que l'air passe directement dans le sang et s'insinue entre la plèvre et les poumons. La structure de ces organes, les changemens que le sang y éprouve, sont encore soumis à de savantes investigations par G-A. Helvetius, qui croit avoir découvert

que les vésicules pulmonaires sont la continuation
de la tunique externe des poumons: Il croit aussi
que les fibres aperçues sur les membranes des ramifications de la trachée artère sont ligamenteuses et
non musculaires et il affirme à tort que l'effet du
mélange de l'air avec le sang veineux est de produire
surtout l'épaississement du sang artériel. Mais le Vénitien P-A. Michélotti, iatromathématicien célèbre,
réfute cette assertion erronnée, quoiqu'il s'appuie de
préférence sur l'hydrostatique. Helvetius réplique
que si on refuse d'admettre l'épaississement du sang
au milieu des poumons, on doit au moins ne pas
prétendre qu'il se dissolve ou s'atténue, car il deviendrait noir, comme le prouve une expérience de
Vinslow, faite avec le sous-carbonate de potasse.
L'illustre J-B. Morgagni confirme, en 1719, plusieurs
des expériences d'Helvetius. D. Bernoulli réfute plusieurs propositions de Borelli et le cercle cartésien
de J. Swammerdam. Une discussion entre Haller et
G-E. Hamberger d'Iéna éclaire encore plusieurs
points relatifs à la respiration, spécialement sur l'action des muscles intercostaux et du diaphragme, et
sur celle de l'air dans les poumons.

Sénac prend aussi part aux recherches qui ont
pour objet de déterminer l'action des muscles qui
dilatent et resserrent la poitrine. Malheureusement
les anatomo-physiologistes d'alors croient pouvoir
conclure de leurs expériences que les mouvemens
du thorax et ceux des poumons sont indépendans
les uns des autres. C'est surtout l'avis de B. Hoadley.

A. Favorin concilie l'opinion d'Helvetius avec une autre théorie de la respiration. J-E. Bertier confirme le passage de l'air dans le sang avec plus de preuves et de précision qu'Helvetius, et surtout en démontrant que l'artère pulmonaire fournit moins d'air dans le vide que les veines pulmonaires, et par la différence du volume d'air observé dans l'inspiration et dans l'expiration.

Ces erreurs et beaucoup d'autres sont réfutées dans les leçons de physiologie de Boërhaave et par les remarques de Haller. Celui-ci prouve qu'il n'y a point d'air entre la plèvre et le poumon. Ces deux grands hommes ont parfaitement compris l'action des muscles intercostaux. Hamberger entasse vainement des raisons subtiles et des comparaisons mécaniques pour répliquer à Haller. Ce combat polémique fait ressortir le savoir profond, l'admirable candeur, la solidité de raisonnement du célèbre naturaliste bernois; l'ignorance, l'ergotisme, la grossièreté même du professeur d'Iéna. Lieberkuhn achève de convaincre qu'il n'existe réellement pas d'air entre la plèvre et les poumons. Hamberger et son obscur défenseur Kessel n'en persistent pas moins dans leurs erreurs et leur obstination. Enfin, en 1750, un disciple de Haller, S. Aurivillius, tâche d'expliquer l'inégalité de diamètre entre l'artère et les veines pulmonaires. Il réfute l'opinion d'Helvetius tendant à faire croire que l'air rafraîchit ou épaissit le sang.

Ces recherches conduisaient à la découverte du

système lymphatique entrevu depuis peu et méconnu des anciens. Toutefois on trouve des traces de la connaissance du système lymphatique dans les ouvrages d'Aristote, et des médecins du moyen âge avaient soupçonné ou aperçu quelques-uns des canaux qui concourent à l'absorption. Ainsi Fallope avait découvert les lymphatiques du foie et Eustache le canal thoracique, mais sans en avoir apprécié les usages. On croyait encore que les veines du mésentère apportaient le chyle au cœur, lorsque G. Aselli, professeur à Paris, découvrit par hasard les vaisseaux chylifères, le 23 juillet 1622, sur un chien qu'il ouvrit après avoir mangé. Il répéta ses expériences, toujours avec succès, en disséquant les animaux peu de temps après leur repas.

En 1628, N-C-F. de Peiresc, à l'instigation du philosophe P. Gassendi, redouble ses généreux efforts pour l'avancement des sciences et obtient qu'un malfaiteur condamné à mort et copieusement repu avant son supplice soit livré aux anatomistes d'Aix peu de temps après. Ceux-ci reconnaissent les vaisseaux d'Aselli, à la grande satisfaction de Peiresc. Néanmoins Gassendi leur refuse une destination particulière et les considère comme formés par la graisse du mésentère. Harvey lui-même soutient contre Aselli, que les vaisseaux en question ne charrient pas le chyle; qu'ils devraient être toujours visibles, si telle était leur destination. Les répliques judicieuses de Pecquet et de Bartholin sont sans effet sur l'esprit prévenu du célèbre anatomiste anglais, tant il est vrai que les plus grands hommes paient à l'humanité un tribut de faiblesse ou de prévention.

En 1629, S. Pauli, professeur à Copenhague, démontre publiquement les vaisseaux lactés sans pouvoir cependant en indiquer les valvules. En même temps, J. Mentel découvre le premier, après Eustache, le tronc commun des lymphatiques et du chyle. Cinq ans après, J. Vesling perfectionne ces découvertes et trace la direction des vaisseaux lactés, sur le corps humain. D. Fournier, chirurgien de Paris, prétend avoir découvert le réservoir qui porte le nom de Pecquet ainsi que les lymphatiques du diaphragme, et pourtant bien des anatomistes partageaient encore l'erreur des anciens.

La découverte du canal excréteur du pancréas, en 1641, fait distinguer cette glande, du mésentère avec lequel on l'avait confondue jusque là. Bartholin aperçoit le premier la valvule située à son orifice et fait voir que le suc pancréatique servant à la digestion, le canal en question ne peut être considéré comme un conduit chylifère.

En 1647, J. Pecquet, de Dieppe, faisant à Montpellier des recherches sur les vaisseaux lymphatiques, découvre le tronc commun de ces vaisseaux et des chylifères, qui se porte dans le canal thoracique et vient s'ouvrir dans la veine sous-clavière gauche. Cette grande découverte, comparable à celle d'Harvey, soulève également de nombreux contradicteurs qui semblent d'autant plus fondés dans leurs assertions qu'on ne savait point encore en quoi les vaiseaux chylifères diffèrent des lymphatiques. Presque en même temps, Vesling fait la même découverte et il en instruit Bartholin. G. Jolyff, Glisson, Wharton, Charleton font aussi du système lymphatique l'objet de leurs savantes investigations.

En 1650, le Suédois O. Rudbeck découvre la connexion des lymphatiques avec le canal thoracique et le mouvement du fluide qu'ils contiennent. Puis Th. Bartholin parvient à faire distinguer les vaisseaux lymphatiques des vaisseaux lactés, mais sans pouvoir en assigner positivement les usages et sans avoir secoué le joug de l'ancien préjugé qui faisait considérer le foie comme organe de nutrition et préparateur du sang. F. Arnisœus reproche à Pecquet d'avoir négligé les vaisseaux d'Aselli qui se rendent au foie, et pendant que Rudbeck démontré publiquement les vaisseaux lymphatiques et leurs fonctions, pendant que G. Guiffart, médecin de Rouen, enrichit de ses observations la découverte de Pecquet, Bartholin hésite encore à concilier cette découverte avec celle d'Aselli.

J. de Hoorn, professeur à Leyde, éclairé par O. Rudbeck, examine avec plus de soin les vaisseaux lactés, les lymphatiques et le réservoir de Pecquet dont il rectifie les observations. V-F. Plempius attribue l'absorption du chyle aux seuls vaisseaux lactés et pense avec Pecquet que le passage rapide des boissons dans l'urine doit s'expliquer par le voisinage des capsules surrénales et du réservoir en question. Mais J. Riolan attaque la découverte de Pecquet, avec autant de violence qu'il en avait montré pour les opinions d'Harvey.

L'année 1653 est marquée par la célèbre dispute de Th. Bartholin et de Rudbeck sur la découverte du système lymphatique. La science en tire quelque profit. L'année suivante, M. Bogdan, élève de Bartholin, publie un ouvrage dans lequel il attribue à son maître la découverte des vaisseaux lymphatiques. A. Rudbeck réplique en faisant l'histoire de ses découvertes. On avait déjà d'assez bonnes gravures des lymphatiques des principaux viscères du corps humain. F. Glisson, président du collége de médecine de Londres, publie un traité classique sur la structure du foie, ouvrage dans lequel on trouve une description fort exacte des lymphatiques de ce viscère et quelques assertions erronnées, celle entre autres que la lymphe est sécrétée simultanément par les nerfs et les artères, erreur que Bartholin ne manque pas de relever.

Th. Wharton, dans un ouvrage d'adénologie fort estimé, donne une description très exacte de la structure des glandes, de leurs vaisseaux et de leurs nerfs. Il décrit le premier le canal excréteur de la glande sous-maxillaire et il parle de l'usage de la glande pinéale. G. Néedham découvre aussi le conduit parotidien et ceux de plusieurs organes glanduleux. Cela lui fait établir la distinction des glandes conglomérées et des glandes conglobées. Sténon fait aussi d'excellentes remarques sur les glandes sublinguales, parotides et lacrymales, en démontrant que ce sont

les artères et non les nerfs qui fournissent les matériaux des sécrétions.

Swammerdam et G.' Blaes, en signalant l'existence des valvules des vaisseaux lactés et l'identité
du chyle malgré la diversité des substances alimen-
taires qui le fournissent, jettent encore plus de clarté
sur le système lymphatique.

Le Saxon C-V. Schneider, professeur à Wittemberg, fait une excellente application de la découverte du système lymphatique touchant l'absorption
et les sécrétions, en ce qui concerne surtout la membrane muqueuse qui revêt l'intérieur des fosses
nasales. Il démontre clairement que la lame criblée de
l'ethmoïde n'offre de trous que dans l'état de siccité,
tandis qu'elle est intimement tapissée par la membrane muqueuse dans l'état de vie. L'antique préjugé des anciens, qui croyaient à l'existence d'une
communication directe entre les ventricules cérébraux et les fosses nasales, se trouve détruit à jamais.

L'exactitude de ces découvertes nombreuses dans
le système lymphatique fut remise en doute par les
assertions de L. de Bils, seigneur de Coppensdam,
charlatan hardi, qui prétendait préserver les cadavres de la putréfaction. Comme on ignore son prétendu secret pour les embaumemens, et puisque
ses opinions sur la structure et la disposition du système lymphatique sont de toute fausseté, il serait
inutile d'en parler autrement que pour dire le préjudice qu'il fit à la science, et les autorités impo-

santes qui s'élevèrent contre lui. Quoiqu'il en soit, la théorie de Bils trouve deux apologistes, A. Everard et A. Densing, qui auraient pu la faire triompher si elle avait eu la moindre probabilité pour elle. Mais F. Ruysch, en déterminant exactement la structure des valvules qui garnissent les vaisseaux lymphatiques, met dans toute son évidence le cours de la lymphe. L'art des injections et des embaumemens tire pourtant quelque profit des étranges assertions du noble charlatan.

La connexion admise par Pecquet et Bartholin entre le canal thoracique et les reins ; les opinions relatives au mouvement du chyle et de la lymphe, excitèrent encore l'attention et les recherches de plusieurs anatomistes très distingués. En 1667, les glandes muqueuses des intestins sont examinées très soigneusement par J-C. Peyer et J-C. Brunner, dans l'état de santé et dans celui de maladie. A. Nuck, professeur à Leyde, semble compléter les découvertes du système lymphatique et des glandes, par ses rectifications et par des observations fort intéressantes. Il décrit les vaisseaux lactés des mamelles de la femme, leurs anastomoses avec les artères et leur abouchement au mamelon. Il examine la structure des glandes, les membranes des vaisseaux et donne à penser que les lymphatiques sont répandus dans tout le corps, y compris le cerveau.

Clopton Havers étudie le premier la structure et les usages des glandes articulaires. J-G. Duverney examine spécialement la structure et les différences des vaisseaux lymphatiques et chylifères, quoiqu'ils soient du même ordre. A. Pacchioni, professeur à Rome, découvre les glandes lymphatiques de la dure-mère; et A-M. Valsalva, les lymphatiques de la choroïde et du nerf optique.

Les glandes conglobées et conglomérées de l'urètre sont également l'objet de recherches fort attentives. En 1684, Méry aperçoit celles qui sont situées près du bulbe de l'urètre. G. Cowper les décrit plus exactement et en trace fidèlement la figure. A. Littre, Duverney, L. Terraneus donnent plus d'extension à leurs recherches et plus de précision à leurs descriptions. Les lymphatiques de l'œsophage, les conduits salivaires, ceux enfin des capsules surrénales sont aussi soumis à de nouvelles investigations qui augmentent encore les connaissances sur le système lymphatique.

§. III. *Recherches sur le cerveau, le système nerveux et sur les organes de la vue et de l'ouïe.*

L'anatomie du cerveau et du système nerveux, qui avait reçu une si belle impulsion des médecins et des naturalistes du seizième siècle, ne fit pas des progrès aussi étonnans dans le siècle suivant, parce qu'on recherchait les faits avec un esprit de prévention et dans l'espoir de confirmer des théories hypothétiques prématurément établies. J. Casserius, élève de F. d'Acquapendente, fait connaître le cerveau un peu mieux que ses prédécesseurs, par ses descriptions, mais surtout par les figures dont il enrichit son ouvrage et qui furent gravées par Fialetti; il signale différentes parties du cerveau que d'autres écrivains s'approprièrent ensuite. A. Spigel, son successeur, explique ses tables sans rien ajouter de son propre fonds. Il consacre même des erreurs très nuisibles aux progrès de la science.

G. Hoffmann renouvelle les idées d'Aristote et tâche d'en expliquer les principes. J. Vesling prétend que les esprits sont sécrétés dans les plexus choroïdes; que le fluide des ventricules est excrémentitiel et que l'air sert à rafraîchir les esprits animaux. Les hypothèses de Vanhelmont, de Descartes, ne valent pas mieux.

Vers le milieu du dix-septième siècle, la description anatomique du cerveau et de plusieurs nerfs est perfectionnée par F. Sylvius, qui distingue plus nettement les sinus de la dure-mère, la scissure longitudinale qui sépare les deux hémisphères du cerveau, la position et la forme des ventricules latéraux, etc. Th. Bartholin, son élève, rend ces descriptions plus sensibles par de bonnes figures. N. Highmore dessine le premier une coupe verticale du cerveau; et les recherches de J-J. Wepfer sur l'apoplexie, font faire des progrès sensibles à l'anatomie de l'encéphale.

La découverte du fluide lymphatique et de ses organes sécréteurs fait conclure, par une analogie arbitraire, que les nerfs portent aux glandes une humeur séreuse sécrétée par le cerveau. F. Glisson se figure l'avoir vue suinter par la plaie d'un nerf coupé et Th. Wharton partage cette erreur. Th. Willis, anatomiste habile et théoricien plus subtil, aidé par des collaborateurs distingués sous le rapport du savoir anatomique, de l'érudition et du dessin, rend d'éminens services à l'histoire du cerveau et des nerfs, en publiant son traité de l'encéphale. On y trouve une description plus exacte des parties déjà connues et de celles qui ne l'étaient pas. Son nom donné à quelques-unes d'entre elles, est un hommage de reconnaissance de la postérité. Il assigne le premier, à chaque partie du cerveau, l'une des fonctions de l'âme et des facultés intellectuelles. Ses raisonnemens physiologiques sur le siége des sensations, l'activité de l'âme, sont d'ailleurs fort hypothétiques. Il ne doute point de l'existence du fluide nerveux comme véhicule des esprits animaux.

M. Malpighi et Ch. Fracassati réfutent l'opinion de Willis, sur la génération des esprits vitaux, dans le cerveau. Malpighi surtout examine très soigneusement la structure de la substance corticale du cerveau et il la suit dans presque tous ses prolongemens. Il croit y voir des glandes ovales, réunies par des fibres qui leur servent de conduits excréteurs. En 1665, G. Blaes et Swammerdam font mieux connaître l'arachnoïde et la moëlle épinière. N. Stenon dirige ses recherches vers l'origine des nerfs, réfute plusieurs idées erronées de Willis et de Descartes. F-J. Burrhus fait une analyse chimique fort incomplète du cerveau. Le traité d'anatomie de

Diemerbroek, quoique publié en 1672, consacre aussi une foule d'erreurs et de préjugés sur l'encéphale et ses annexes.

A. de Leeuwenhoek fait des recherches plusimportantes, quoique ses opinions sur le calibre des vaisseaux qui traversent la substance corticale toute vasculaire du cerveau, sur la texture et la direction de ses fibres, soient fort hypothétiques. Mais R. Vieussens, frappé de l'insuffisance de l'ouvrage de Willis, se livre à des travaux anatomiques très précieux, bien que sa physiologie de l'encéphale soit fort erronée. Il donne une description plus exacte de la dure-mère et de ses replis, de la marche et de la distribution des vaisseaux de l'encéphale, de la plupart des parties dont se compose ce viscère et de quelques-unes de celles qui portent son nom. Dans la description de la moëlle allongée, il parle le premier des éminences olivaires et pyramidales. J. Newton expose alors sa théorie de la vibration des nerfs que les philosophes anglais adoptent à l'envi.

G. Bidloo, médecin à Amsterdam, a peu de droits à notre reconnaissance pour ses préparations et ses descriptions incomplètes du cerveau. H. Ridley, auteur d'un ouvrage estimé sur le cerveau, fait provenir de la cinquième paire les nerfs qu'il assigne à la dure-mere. Il distingue le premier les sinus elliptiques de la selle turcique et leur connexion avec le sinus caverneux. La texture fibreuse que ses contemporains et lui assignent à la dure-mère, suggère l'idée de la comparer au cœur, et de créer une théorie nouvelle de ses mouvemens, théorie dont A. Pacchioni est un des principaux propagateurs.

G. Baglivi s'attribue cette théorie : il la développe hardiment. De la structure fibreuse de la dure-mère et de la vive sensibilité dont elle jouit dans les plaies de tête, il conclut que, en vertu de ses contractions et de ses mouvemens oscillatoires, elle opère la sécrétion du fluide nerveux dans les glandes et les tubes du cerveau ; qu'on peut conséquemment la considérer comme le cœur du cerveau, et qu'elle et le cœur, sont les principales sources de tous les mouvemens du corps. Notre auteur pense enfin que la pie-mère est chargée du sentiment et la dure-mère du mouvement. J-D. Santorini, médecin à Venise, adopte cette théorie qu'il modifie d'abord. Il trouve ensuite des adhérences si intimes entre le crâne et la dure-mère, qu'il revient sur ses erreurs. Ses excellentes observations sur le cerveau, sur ses vaisseaux et sur ceux des tégumens de la tête, sur l'origine et l'entre-croisement des nerfs, le rangent parmi les meilleurs anatomistes de cette époque.

Depuis que F. Ruysch était parvenu à démontrer la texture vasculaire de l'encéphale, on ne croyait plus guère à sa structure glanduleuse. Mais Lancisi défend l'opinion de Pacchioni, en donnant pour usage à la dure-mère de comprimer le corps calleux dans lequel il plaçait l'âme. Lancisi attribue en outre à la glande pinéale une grande influence sur les fonctions de l'âme, prétendant que la force de l'intelligence est en raison du volume de cette glande.

F. Hoffmann adopte ces idées par spéculation.

Mais J. Fantoni, médecin du roi de Sardaigne, les réfute complètement. A. Littre publie, en 1707, ses observations sur la structure et l'usage des glandes. Ses opinions sur la glande pituitaire sont, pour la plupart, très subtiles et dénuées de tout fondement. F. Pourfour du Petit, de Paris, répète avec succès les expériences qui constatent l'entre-croisement des nerfs et démontre très exactement plusieurs parties du cerveau, inconnues ou mal indiquées avant lui.

H. Boërhaave défend encore le dogme de la structure glanduleuse de la substance corticale du cerveau, ainsi que l'existence des esprits animaux ou du fluide nerveux. Le grand Haller prouve que la dure-mère ne reçoit pas de nerfs et qu'elle est privée de sensibilité : il décrit quelques parties de l'encéphale, examine ses vaisseaux et prouve que les sinus de la dure-mère appartiennent exclusivement au système veineux. P. Tarin, professeur à Paris, fait aussi des remarques très intéressantes sur diverses parties de l'encéphale; et presque en même temps le Picard C-N. Le Cat combat le dogme de l'insensibilité de la dure-mère, celui de l'irritabilité hallérienne, et soutient l'existence d'un fluide nerveux. J-F. Meckel et J-J. Huber, dignes élèves de Haller, enrichissent enfin l'anatomie du cerveau et du système nerveux, de plusieurs descriptions parfaitement bien exposées.

Pendant cette époque mémorable sur laquelle vous devez vous arrêter avec une sorte de plaisir, la structure et les fonctions de l'œil sont aussi l'objet d'investigations nombreuses. Au commencement du dix-septième siècle, le grand mathématicien J. Kepler étudie avec beaucoup de soin la texture du cristallin et plusieurs des parties intégrantes de l'organe de la vision, sous le rapport de l'anatomie, de la physiologie et de la physique. Le jésuite C. Scheiner démontre évidemment que la rétine est l'organe spécial de la vue, le cristallin et le corps vitré ne servant qu'à briser et réfracter les rayons lumineux. Il calcule le premier la différence de réfraction d'après la densité du corps que traverse le rayon lumineux. Descartes, qui compare l'œil à une chambre obscure, fait aussi de judicieuses remarques sur la théorie de la vision. F. de Peiresc, dont il a été parlé précédemment, fait connaître des recherches très intéressantes sur l'organe de la vue. V-F. Plempius publie, sur ce sujet, un volumineux ouvrage, qui n'est qu'une compilation des recherches et des réflexions de ses prédécesseurs et contemporains.

En 1668, il s'élève, entre Mariotte et Pecquet, une dispute sur la vision, qui éclaire fort peu la théorie de cette fonction, malgré que la discussion polémique soit fort animée et la part qu'y prennent C. Perrault et Ph. de La Hire. Quoiqu'il en soit, c'est quatre ans après, que fut aperçue une des plus brillantes découvertes de l'esprit humain, celle de la théorie de la lumière et des couleurs, par J. Newton, qui ne s'occupa cependant pas de la théorie de la vision dans son traité d'optique.

G. Briggs emploie le premier la théorie des couleurs et le secours de l'anatomie comparée, celle
surtout de l'œil des poissons, pour expliquer les
phénomènes de la vision. F. Ruysch et A. de Leeuwenhoek font d'excellentes remarques sur la structure de diverses parties intégrantes de l'œil, ignorées
jusqu'à eux. N. Hartsocker soutient que si nous
voyons les objets droits, puisqu'ils se peignent renversés sur la rétine, c'est parce que le tact rectifie
les erreurs de la vue. Alors aussi, les bons observateurs reconnaissent que le cristallin est le siége de la
cataracte. Ses usages sont mieux appréciés. P. Brisseau, A. Maître-Jean, confirment cette découverte
qui paraît avoir été faite par R. Lasnier.

En 1719, H. Pemberton publie, sur les changemens que l'œil éprouve dans la vision, une théorie
parfaitement semblable à celle dont Young se dit
l'inventeur, plus de soixante ans après. L'illustre
Morgagni publie des remarques fort bonnes sur les
voies lacrymales et sur l'humeur dans laquelle plonge
et se nourrit le cristallin. C. St-Yves, F. Pourfour
du Petit, J. Janin font aussi des recherches plus ou
moins utiles, exposent des idées ingénieuses et
parfois de très hypothétiques sur l'œil et la vision.
C-N. Le Cat, P. Demours, G-J. s'Gravesande, le célèbre P. Camper, G. Porterfield, J-G. Zinn dirigent
pareillement leurs savantes investigations sur ce sujet important.

J. Casserius fait le premier, dans le cours du dixseptième siècle, des recherches sur l'organe de l'ouïe.

Son zèle pour l'anatomie comparée et sa sagacité favorisent singulièrement ses découvertes. Malheureusement sa théorie de l'audition est toute péripatéticienne. Ensuite, F. Sylvius de Le Boë découvre un nouvel osselet dans l'oreille interne. C. Folius, P. Manfredi et surtout C. Perrault font également des remarques intéressantes sur l'ouïe et l'audition. Cependant J. Méry combat plusieurs propositions de Perrault. Celui-là considère comme organe immédiat de l'ouïe la membrane qui tapisse l'oreille interne, puisqu'elle est parsemée d'un nombre prodigieux de filets nerveux. Il décrit plus exactement les petits muscles et les osselets de l'oreille interne, les canaux demi-circulaires, la demi-lame membraneuse du limaçon, etc.

Mais l'ouvrage de J-G. Duverney sur l'organe de l'ouïe surpasse tous les écrits de ce genre. Celui de G-C. Schelhammer, publié presque en même temps, prouve que l'auteur n'était pas au niveau des connaissances d'alors. A-Q. Rivin, qui croit avoir fait une découverte relative à la membrane du tympan, et Munniks son défenseur, méritent peu de la postérité, aussi bien que Simoncelli. R. Vieussens, A. Valsalva, Cotuni, Meckel, Morgagni, J-F. Cassebohn font connaître avec plus de précision et d'exactitude les diverses parties de l'oreille.

§ IV. *Recherches sur la génération.*

« Celle de toutes les parties de la physiologie qui est la plus hérissée de difficultés, dit K. Sprengel, s'enrichit, pendant ce période, d'un nombre si prodigieux de découvertes, que, si on eût continué de suivre la route tracée par quelqnes excellens anatomistes, la doctrine de la génération aurait reposé dèslors sur un plus grand nombre de faits avérés que ceux qui nous sont connus aujourd'hui. La théorie de cette importante fonction subit, depuis Riolan jusqu'à Haller et Wolf, c'est-à-dire, dans l'espace d'environ cent cinquante années, une révolution tellement complète, que ce bouleversement total suffit en quelque sorte pour nous donner une idée de celui que les opinions dominantes de l'école éprouvèrent. » Au commencement du dix-septième siècle, on croyait fermement que la réunion de l'entéléchie d'Aristote et de la matière, est indispensable pour la production du nouvel être. Les recherches multipliées auxquelles on se livrait, avaient pour objet de fixer l'époque à laquelle l'âme raisonnable se développe chez l'embryon. J. Riolan montre d'abord plus d'exactitude et moins de prévention dans ses recherches sur diverses parties des organes sexuels; il semble même avoir assez bien connu la texture de l'épididyme et du corps d'Highmore. F. Plazzoni, enlevé à la science par une mort prématurée, ne fait point connaître

les détails qu'il avait promis sur les organes génitaux.

On s'apercevait cependant que, pour avoir des
connaissances plus précises sur la production et le
développement de l'embryon, il fallait observer avec
soin l'œuf soumis à l'incubation. Mais F. d'Acquapendente lui-même consacre des erreurs par sa prévention. J. Faber les réfute par des expériences directes.
G. Harvey fait une étude plus approfondie de l'œuf
soumis à l'incubation et de l'embryon des quadru-
pèdes. Ses recherches et ses expériences sur ce sujet
sont consignées fort au long, avec peu de soin, souvent même d'une manière contradictoire, dans son
livre de la génération des animaux, ouvrage qui fut
vraisemblablement dérobé à l'auteur et publié par
G. Ent. Harvey ne croit point aux générations spontanées et il veut que tous les corps vivans se développent dans des œufs. Il soutient à tort que le coq
n'a point de verge ni d'organe analogue qu'il intro-
duise dans le cloaque de la poule, ce qui le porte à
ne pas admettre l'influence immédiate et matérielle
de la semence sur l'œuf dont le jaune et le blanc
sont intimement mêlés avant la sortie de l'ovaire.
Dès le troisième jour de l'incubation, il aperçoit les
deux vésicules qui forment les ventricules du cœur;
puis les yeux et la tête du poulet dès le quatrième.

Harvey dirige aussi ses investigations sur les qua-
drupèdes, spécialement sur les biches; et il en conclut que la semence du mâle fournit la cause occasionnelle, l'irritation extérieure qui vivifie le nouvel

être dont le cœur se distingue le premier. Ces remarques lui font croire à la formation successive de
toutes les parties du corps. Il n'admet pas l'existence
de l'ouraque ni de l'allantoïde chez l'homme, et il prétend que l'œuf humain, au moyen des membranes
qui l'enveloppent, est tellement séparé du corps de
la femme, que le pouls de l'embryon bat différemment que celui de la mère. N. Highmore publie aussi
ses découvertes sur les organes sexuels et leurs fonctions ; il décrit les différentes courbures des vaisseaux
spermatiques avec autant de précision que la réunion des conduits séminifères dans le corps auquel
on donne aujourd'hui son nom. Quelques autres
écrivains, nommément A. Evérard, soutiennent des
assertions hypothétiques sur les rapports de l'embryon avec la mère.

La respiration, la nutrition et le développement
de l'embryon et du fœtus, font aussi l'objet d'expérimentations nombreuses pour constater des faits
importans, appuyer des opinions hypothétiques ou
même erronnées. Régnier de Graaf, dans son ouvrage
sur la structure des organes génitaux de la femme,
substitue le nom d'ovaires à celui de testicules. Il indique le premier les changemens qu'éprouvent les
ovaires après la conception et les corpuscules jau-
nâtres qui s'y développent.

De son côté M. Malpighi relève des erreurs graves
consacrées par l'autorité d'Harvey. Il constate la
grande différence qui distingue la cicatricule de l'œuf
fécondé de celui qui ne l'est pas, celui-ci ne présen-

tant aucune trace d'organisation. La cicatricule est une ampoule qui contient les élémens du nouvel être. Avec son habileté étonnante et à l'aide du microscope, il surprend pour ainsi dire, les secrets de la nature, et entrevoit, au bout de trente heures, les premières traces du *puntum saliens*. F. Rédi, zélé partisan des opinions d'Harvey, use de ses connaissances profondes en histoire naturelle, de sa vaste érudition, de ses observations nombreuses pour réfuter l'ancienne doctrine de la génération des insectes par la putréfaction et les assertions nouvelles du jésuite Ph. Buonnani, défenseur de la génération spontanée.

N. Hoboken fait connaître par de grands détails, le placenta, les membranes, les vaisseaux ombilicaux et tout ce qui se rapporte au fœtus humain. C. Perrault reproduit le système d'évolution proclamé par les anciens. N. Stenon confirme les excellentes observations de Malpighi. J. Barbatus attaque le premier, en 1676, le système des ovistes, prétendant que les œufs de R. de Graaf ne sont que des glandes ou des hydatides, et que le mélange des deux semences fournies par deux sexes différens est indispensable pour former le nouvel être. G. Bartholin réfute l'idée d'une liqueur prolifique chez la femme et prouve que le fluide auquel on a donné ce nom, n'est autre chose que le mucus provenant des follicules muqueux de l'utérus et du vagin.

La théorie de la génération basée sur les opinions et sur les expériences d'Harvey et de Malpighi était généralement adoptée, lorsque la découverte des animalcules séminaux par A. Leeuwenhœk, en 1677, vint porter un coup violent à cette doctrine. Leeuwenhœk, après avoir donné de longues explications sur la multiplicité de ces animalcules, leur forme, leur mobilité extrême, établit un système nouveau de la génération, dont la préexistence des germes fait la base. Hartsœker renchérit sur ces idées, prétendant avoir observé à l'aide du microscope la mue des animalcules, leur mouvement plus rapide au soleil, leur ressemblance avec l'homme, etc.

J. Bohn soutient les opinions de Graaf et la nécessité du passage de la partie spermatique du fluide séminal dans les ovaires. C. Drelincourt publie sur la structure du placenta et des membranes de l'œuf, de nombreux écrits pour réfuter les opinions d'autrui. Léalis et Lancisi dirigent aussi leurs recherches sur ce sujet. J. Sbaraglia et surtout Ph-J. Hartmann répètent les expériences de Graaf, et soutiennent qu'on ne trouve point dans les trompes de Fallope les œufs qu'il prétendait y avoir observés, et qu'il n'y a aucune différence entre les œufs fécondés et ceux qui ne le sont pas. Ph. Verhéyen et F. Ruysch se déclarent pour la texture musculeuse de l'utérus. N. Andry fait une application outrée de la théorie des animalcules, dans son ouvrage sur les vers.

A. Vallisniéri expose et combat le système des animalcules, fixe les caractères distinctifs des hydatides et des œufs de l'ovaire, que les partisans de Leeuwenhœk affectent de regarder comme de même nature ; et enfin il explique comment ces œufs se détachent et sont reçus par les trompes de Fallope. L'académie des Sciences de Paris fait elle-même des recherches sur les œufs de l'ovaire et sur leur fécondation. A. Brendel, R. Hale, M. Naboth et plusieurs autres médecins ou naturalistes, combattent pareillement la théorie des animalcules, qui compte de nombreux partisans, et chacun de ceux-ci l'explique à sa manière.

Morgagni perfectionne l'anatomie des organes génitaux. Il démontre que la membrane propre de l'ovaire n'est point un obstacle à la fécondation. Cet illustre anatomiste et J–D. Santorini mettent hors de doute l'existence des fibres musculaires de l'utérus. Les changemens que l'œuf éprouve pendant l'incubation fixent encore l'attention des naturalistes. A. Maître–Jean reconnaît que tous les œufs de l'ovaire peuvent être fécondés, lors même que la poule n'a reçu le coq qu'une seule fois.

Les Monro, père et fils, perfectionnent la description de quelques parties des organes sexuels. Haller trace des figures fort exactes des fibres musculaires de l'utérus, et signale les follicules muqueux qu'on avait pris avant lui pour la prostate de la femme. Il décrit fort exactement les conduits séminifères, la structure de l'épididyme, celle du testicule, et enfin il indique avec une bien grande précision les changemens qui s'opèrent successivement dans l'œuf soumis à l'incubation. Th. Simson, J. Noortwyk et Albinus s'occupent spécialement de l'utérus et de ses dépendances durant la gestation. Le dernier, surtout, fait de très bonnes préparations anatomiques qui sont parfaitement représentées.

Enfin l'un des plus grands hommes du dix-huitième siècle, le savant Buffon, regarde comme inadmissible la théorie de Leeuwenhoek et n'adopte pas non plus le système des ovistes. Il y subtitue une doctrine qui, quoique séduisante par sa simplicité, n'en est pas moins hypothétique.

L'art obstétrical était alors fort imparfait. Le forceps, l'un des instrumens les plus précieux, n'était encore qu'un instrument de meurtre. Ce fut en 1734 que Chapman le fit connaître dans son traité d'accouchement, d'après ce qu'il en apprit de Hugues Chamberlayn, qui passe pour en être l'inventeur. Cet instrument fut généralement accueilli. Levret, Smellie et bien d'autres accoucheurs célèbres l'ont tellement perfectionné qu'il n'est plus dangereux qu'en des mains malhabiles.

§ V. *Réflexions sommaires sur les causes des progrès de l'anatomie et de la physiologie pendant le dix-septième siècle.*

Pour connaître les circonstances qui firent naître les découvertes nombreuses dont s'enrichirent toutes les parties de l'anatomie pendant cette époque, il faut noter d'abord la noble émulation qui porta les savants d'Europe à se communiquer les résultats de leurs observations et leurs idées propres. L'institution des universités était trop imparfaite pour favoriser généralement le perfectionnement des sciences naturelles, et même, dans celles d'Allemagne, l'anatomie était encore si peu connue qu'il s'éleva dans l'une d'elles, vers le milieu du dix-septième siècle, une contestation très vive pour savoir si le cœur était placé au milieu de la poitrine ou du côté gauche. Les guerres civiles et étrangères qui désolaient la France, l'Angleterre et d'autres nations étaient également très peu favorables aux progrès des sciences.

L'Italie donne le premier exemple d'une société de savans réunis à Rome et formant l'Académie des Lincées; l'Angleterre établit définitivement la Société royale des Sciences de Londres; l'Allemagne institue l'Académie des curieux de la nature; et enfin l'Académie royale de Paris, fondée en 1665 par Colbert, compte des naturalistes et des médecins anatomistes du plus grand mérite, qui font tourner au profit des sciences les encouragemens et les bienfaits de Louis XIV. Ces compagnies savantes sont comme de grands foyers d'où jaillissent les lumières. On jugeait déjà que l'anatomie comparée servirait à perfectionner celle du corps humain. Des médecins très distingués en font l'objet de leurs études. L'anatomie pathologique est aussi cultivée avec le plus grand succès par des hommes fort habiles, nommément par Th. Bonet et J-B. Morgagni.

L'emploi du microscope dans les recherches d'anatomie et de physiologie contribue beaucoup aussi au perfectionnement de ces sciences; car on reconnaît à l'aide de ce nouvel instrument le tissu glanduleux des organes sécréteurs, la circulation capillaire et beaucoup de faits relatifs à la génération. L'art d'injecter et de préparer les pièces anatomiques; les réactifs et divers moyens chimiques figurent enfin parmi les causes qui donnèrent une impulsion si grande aux sciences naturelles, et particulièrement à l'anatomie et à la physiologie dans le cours de l'époque dont nous parlons.

Avant de passer à l'examen des écoles chimiques et autres du dix-septième siècle, je dois ne pas vous laisser ignorer que l'Histoire de la Médecine par K. Sprengel, dont l'immense érudition ne saurait être trop admirée, présente à la fin du tome quatrième un tableau chronologique des principales époques et des hommes qui ont le plus marqué dans les fastes de l'art de guérir pendant quatre mille ans. Mais je craindrais de dépasser les limites de cet abrégé en vous le retraçant. Il suffit d'ailleurs de l'avoir indiqué pour vous mettre à même de le consulter au besoin.

SECTION QUATRIÈME.

HISTOIRE DES ÉCOLES CHIMIQUES, IATROMATHÉMATIQUE, DYNAMIQUES ET EMPIRIQUES DES DIX-SEPTIÈME ET DIX-HUITIÈME SIÈCLES.

CHAPITRE PREMIER.

Histoire des écoles chimiques et iatromathématique du dix-septième siècle.

§ I. *Des diverses sectes de l'école chimiatrique.*

A mesure que les sciences se perfectionnent et s'enrichissent de faits nouveaux, les systèmes et les doctrines se multiplient par des raisons faciles à concevoir. L'étude de l'histoire de la médecine pendant les dix-septième et dix-huitième siècles en fournit une preuve convaincante. Rappelez-vous les nombreuses et importantes découvertes du dix-septième siècle, ce souvenir vous fera mieux apprécier par quels motifs des théories si diverses se succédèrent si rapidement, et comme la médecine en tira avantage après avoir marché trop long-temps dans les voies de l'erreur et des préjugés. Au dix-septième siècle, le public s'étonne, dit Voltaire, de voir enseigner et pratiquer une médecine indépendante des phases de la lune.

Le système de Paracelse, réuni aux rêveries de l'ordre des Rose-Croix et épuré d'un grand nombre d'absurdités, se rapprochait davantage des dogmes des anciens et des nouveaux galénistes. Les médicamens chimiques furent mieux appréciés. Toutefois la tendance générale des esprits à la superstition et les condamnations des prétendus sorciers fournissaient encore, au commencement du dix-septième siècle, des prosélytes au système théosophique des Rose-Croix, en Allemagne surtout.

Th. Campanella, spiritualiste outré, malheureux par les tourmens qu'on lui fit subir et par trente ans de captivité, établit son système physique et médical sur les principes arbitrairement modifiés des nouveaux platoniciens . « Tous les corps de la nature, dit-il, vivent, sentent, désirent et détestent. » Il distingue chez l'homme deux forces dont l'une est chargée de la pensée et du sentiment, l'autre participant de la nature de la divinité. L'âme divine n'est donnée à l'homme qu'après son développement complet. Les maladies proviennent des solides, d'autres des fluides, et la fièvre consiste dans la lutte qui s'établit contre l'esprit et la maladie, les crises et les jours critiques étant attribués par lui aux phases de la lune.

Vers cette époque, la France institua le *collége des Rosiens*, dont Rose fut le fondateur, et qu'il faut distinguer de l'ordre des Rose-Croix. Il n'y avait dans ce collége que trois adeptes dépositaires des trois principaux secrets, le mouvement perpétuel, la médecine universelle et la transmutation des métaux. Les Rose-Croix passaient pour savoir guérir instantanément les plaies, les hémorrhagies, les ulcères, etc., à l'aide de la poudre de sympathie et d'un emplâtre fameux dont l'efficacité était attribuée à la puissance du diable, par le jésuite Roberti.

L'Anglais R. Fludd passe pour le plus célèbre des Rose-Croix du dix-septième siècle. Doué d'une érudition très vaste, d'une facilité extraordinaire pour combiner les idées les plus incohérentes et les plus disparates, le médecin de Londres admettait, comme Campanella, deux principes actifs opposés : la chaleur et le froid ou la lumière et l'obscurité. « Celui qui veut conserver sa santé, doit croire fermement à la lumière du Seigneur et en parler jour et nuit : il doit implorer la sagesse ou la communication de la parole de Dieu. » Les prières seules, dit encore ce fanatique, guérissent les maladies. Il donne les formules de celles auxquelles il faut recourir, fait reconnaître le côté du ciel vers lequel on doit se tourner pour qu'elles soient exaucées. Les mauvais démons déchaînés par les vents des quatre points cardinaux suscitent les maladies dont les causes particulières sont d'origine empyréenne, éthérée ou élémentaire. Parmi tant d'absurdités, Fludd, guidé par les lois de la pression de l'air sur une colonne d'eau, invente un instrument à l'aide duquel il mesure la pesanteur et la légereté de l'atmosphère. S'il connaissait les essais tentés par Galilée, avant lui, il est certain du moins qu'il enseigna la manière de construire un baromètre long temps avant Torricelli. Un autre Anglais, Kénelm Digby, chambellan du roi d'Angleterre et marin intrépide, met aussi en faveur plusieurs préjugés, celui, entre autres, des effets avantageux de la poudre de sympathie. Il lut à Montpellier un traité sur ce moyen miraculeux dans une société qui est vraisemblablement celle des Rosiens.

Il faudrait mettre notre patience à une bien rude épreuve, pour rappeler les prétendues guérisons extraordinaires du soldat irlandais V. Gréatrix ou Gréatrake, de l'Ecossais G. Maxwel, fidèle prosélyte de Fludd, qui ne trouva pas un seul libraire anglais qui voulût de son ouvrage. Ce livre eut pourtant de nombreux sectateurs en Allemagne, où les Rose-Croix se multipliaient étonnamment. S. Wirdig, professeur à Rostock, expose aussi clairement que possible le système des spiritualistes. L'auteur admet aussi deux expèces d'esprits dont l'un est matériel. Il accorde un principe actif ou un génie au froid et à la chaleur. Il prétend que les maladies

sont l'effet de la colère et de la vengeance des génies, de l'air et du firmament.

Des écrivains allemands et anglais s'efforcèrent
de concilier leurs systèmes philosophiques avec les
idées dominantes, comme pour donner des bases
plus solides aux rêveries chimériques des spiritualistes. Ainsi Ch. Thomasius, en signalant les folies des
fanatiques, est auteur cependant d'une pneumatholo-
gie conforme aux principes de Fludd. A. Rudiger,
Pordage et un Français, Edme Guyot, qui n'exerçait pas la médecine, publient des idées théosophiques et une philosophie dénuées de toute raison.

A. Libavius combat le fanatisme de ses contemporains. Sa rare sagacité et la supériorité de sa raison
l'aident à séparer la vérité de l'erreur dans la théorie et la pratique de Paracelse, et à ouvrir la voie
dans laquelle les éclectiques (1) ou conciliateurs, du
dix-septième siècle, entraient pour élever la chimie
au rang des sciences et renoncer à la découverte
de la médecine universelle et de la pierre philosophale. A. Sala succède à Libavius et recommande,
cependant encore des remèdes contre les maladies
causées par la magie, quoiqu'il eût abjuré une
foule de préjugés paracelsistes et qu'il parlât avec
mépris des soi-disant possesseurs de remèdes univer-
sels. H. Lavater publie contre Sala une diatribe in-

(1) On appelle ainsi les philosophes et les médecins qui, sans
adopter un système particulier, choisissent les opinions qui leur
paraissent les plus vraisemblables.

(3oo)

jurieuse. P. Poterius essaie de corriger la médecine
spagirique par l'adoption des idées de Galien, ainsi
que J. du Chesne, qui explique les maladies par les
élémens chimiques. A Marbourg, une chaire occu-
pée dabord par J. Hartmann était exclusivement
réservée à l'enseignement de la chimiatrie. Ce professeur bavarois, partisan du paracelsisme épuré,
perfectionne l'art pharmaceutique.

Mais D. Sennert, professeur à Wittemberg, savant
fort érudit et trop crédule, est un des plus célèbres
conciliateurs d'alors. Dans ses *Institutions*, publiées
en 1611, il tâche de coordonner les principes de
Galien avec ceux de Paracelse. Asservi par les préjugés dominans, il partage les croyances les plus
absurdes, et blâme cependant le langage mystérieux
des médecins spagiriques, reprochant à Paracelse
d'avoir négligé la diététique et la sémiotique. En
soutenant que la forme est indépendante de la matière, et que celle-ci a été tirée du néant, Sennert
s'attire des contradicteurs. L'un d'eux, J. Freitag,
professeur à Groningue, publie dans de pitoyables
écrits, que l'activité appartient aux élémens; la forme, ou l'âme animale, à la matière, et enfin que
Sennert est un hérétique, un blasphémateur. Vous
aurez peine à croire que huit facultés s'occupèrent
de cette polémique dégoûtante.

R. Minderer, qui fit connaître le sel que l'on appelle esprit de Mindererus; J. Kornthauer, Werner-
Rolfink, professeur de chimiatrie à Jéna, découvrent
et publient des préparations chimiques diverses. J-

C. Schrœder compose une pharmacopée digne des suffrages de Boërhaave et de Fr. Hoffmann, qui fut long-temps en vogue. Dans le très petit nombre de praticiens italiens et français qui cherchèrent à réunir les principes de la pratique spagirique avec les théories galéniques, doivent figurer encore P. Castellus, et L. La Rivière, qui professa le premier la chimiatrie à Montpellier.

J-B. Vanhelmont, né à Bruxelles, en 1577, d'une famille noble, étudie à Louvain, dédaigne les titres académiques, s'attache d'abord aux jésuites, se dégoûte de leurs subtilités et de leur dialectique scolastique, renonce à sa fortune et aux honneurs d'une belle position sociale, se livre à l'étude de la médecine, pour l'exercer comme une œuvre de charité et de bienfaisance, commence par se bien pénétrer des écrits d'Hippocrate, de Galien, dont il possède si exactement les idées qu'il excite l'admiration des médecins avec lesquels il s'en entretient, Vanhelmont enfin ébranle les fondemens de l'école spagirique, expose une théorie nouvelle appropriée au génie du temps, et dont plusieurs principes obtiennent un succès extraordinaire.

Peu satisfait des écrits d'Hippocrate et de Galien, notre jeune réformateur s'en dégoûte par une circonstance fortuite. « Ayant porté les gants d'une jeune fille atteinte de la gale, il contracte cette désagréable affection. Les médecins galénistes qu'il consulte l'attribuent à la combustion de la bile et à l'état salin du phlegme : ils lui conseillent des purgatifs qui l'affaiblissent beaucoup sans le soulager. » Cette circonstance est en partie cause de son éloignement pour le système des humoristes et de sa résolution de réformer la médecine.

Le système de Vanhelmont est basé sur les principes des spiritualistes. L'archée de Paracelse forme un des point capitaux de sa théorie; mais il y attache des idées plus claires et plus précises. Il considère l'eau comme le vrai principe de tout ce qui existe, et il exclut le feu du nombre des élémens. Suivant lui, une disposition particulière de la matière ou un mélange particulier de cette matière ne sont pas nécessaires pour qu'un corps se forme. L'archée suffit pour tirer tous les corps de l'eau quand le ferment existe, et celui-ci n'est point un être formel. Il préexiste à la semence qui est développée par lui; il répand une odeur qui attire l'esprit générateur de l'archée, esprit qui consiste dans l'*aura vitalis*. Il insiste pour démontrer que le froid et la chaleur ne sont que des qualités abstraites. Quand l'eau fermente, il se développe une vapeur qu'il appelle *gaz*, et qu'il distingue soigneusement de l'air parce qu'il contient les principes chimiques du corps, d'où il s'échappe sous forme aérienne par l'impulsion de l'archée. En faisant le premier une distinction parmi les gaz, Vanhelmont rend un service immense à la physique.

En physiologie, le célèbre Brabançon cherche à prouver la nécessité du réactif spirituel ou de l'archée pour expliquer les fonctions. Une expérience faite sur lui-même le porte à conclure faussement que l'estomac est le siége de l'entendement ; le cœur, celui de la volonté ; le cerveau, celui de la mémoire. Ce qui lui fait soutenir que l'estomac est le vrai siége de son archée ou âme sentante, c'est qu'on croyait avoir vu la vie se prolonger après la destruction totale du cerveau, tandis que les plaies de l'estomac passaient pour être mortelles. C'est surtout sur la digestion que l'archée, tenant le pylore sous ses ordres, exerce une influence toute spéciale ainsi que sur la rate et le foie. Il explique le sommeil par les relations qui existent entre ces viscères. Il établit six espèces différentes de digestion, suivant le lieu qu'occupent la masse alimentaire et ses produits.

En pathologie, il décèle pareillement sa prédilection pour le spiritualisme ; mais il reconnaît combien l'étude de l'anatomie est essentielle, et regrette que la partie pathologique de cette science soit encore si peu connue. Il cherche la cause prochaine des maladies, non dans les quatre élémens, mais dans l'état souffrant, la colère, la frayeur et les autres affections de l'archée. Il réfute l'assertion de ceux qui considèrent la maladie comme un état négatif, comme la privation de la santé, affirmant que c'est une réalité aussi positive que la santé. Les fièvres, d'après lui, ont leur siége dans le duumvirat formé par l'estomac et la rate.

Vanhelmont excelle surtout dans l'art de réfuter les opinions d'autrui. On est frappé de la force de ses raisonnemens contre la théorie de la fièvre de Galien, la putrescence du sang en circulation, contre les maladies faussement attribuées aux humeurs qui se manifestent dans les catarrhes. Enfin il attribue la formation des calculs urinaires au dépôt des sels terreux, assertion qui renferme les germes d'une théorie infiniment plus rationnelle que les précédentes.

Ses idées sur la cause de l'inflammation sont bien plus exactes que celles des dogmatiques ses prédécesseurs; car il dit positivement que la maladie tient à l'irritation, l'épine, qui attire le sang. On ne peut lui contester la gloire d'avoir localisé plusieurs maladies attribuées avant lui aux vices généraux des humeurs. D'après ce qui précède on conçoit que la thérapeutique de Vanhelmont consiste à combattre les souffrances de l'archée et l'altération locale des humeurs, celles-ci d'une manière indirecte. Les mercuriaux, les antimoniaux, l'opium et le vin sont fréquemment employés par lui. Il rejette la saignée et se montre extrêmement réservé dans l'usage des purgatifs.

Ce résumé suffit pour juger des droits du réformateur à la reconnaissance de la postérité, et combien il est supérieur à Paracelse. Vanhelmont mourut à soixante-sept ans, laissant plusieurs enfans, dont l'un, F. Mercurius, devint célèbre et éditeur de plusieurs de ses écrits. Son système fut plus ou moins modifié par ceux qui l'adoptèrent, F. Oswald-Grembs excepté. Si les idées de Vanhelmont ne furent pas plus généralement accueillies, cela tient peut-être

à la propagation d'une philosophie bien différente,
celle de R. Descartes, né près de Tours, en 1596,
d'une famille riche et puissante.

Ce philosophe, ennemi de la dialectique|scolas-
tique, ardent pour la liberté de penser, passionné
pour les mathématiques, et presque toujours en
voyage, comme si le mouvement était aussi indispensable à sa vie physique qu'à son activité morale,
se livre, à Egmont en Hollande, à l'étude de l'anatomie et de la chimie avec une admirable assiduité.
Il meurt en 1649, à la cour de Christine, reine de
Suède. « Peu versé dans les détails de chaque science,
il osa de trop bonne heure, dit Bacon, les embrasser toutes d'un coup-d'œil, et enseigna une manière
de philosopher dont il ne savait pas faire l'application à chaque objet isolément. »

Les opinions de Descartes et sa théorie ont une
conformité remarquable avec celles de Démocrite.
Son système physique repose sur le principe que la
matière et l'espace sont identiques. Les trois dimensions, longueur, largeur et épaisseur, formant l'essence des corps, constituent également l'idée de
l'espace. Il s'attache surtout à expliquer les causes
prochaines ou les principes agissans et ne s'occupe
pas des causes finales. Il considère la matière première dont l'univers est formé comme le résultat
d'un assemblage de corps réels qui se meuvent et se
frottent continuellement. Les plus volumineux durent être sphériques, et il désigne sous le nom de

tourbillons les corps élémentaires qui remplissent l'intervalle de ces globes.

Pour prouver irrévocablement l'immatérialité de l'âme qu'il place à l'intérieur du cerveau, dans la glande pinéale, il admet que tous les mouvemens du corps ont leur cause primitive dans l'âme : il attribue les changemens corporels aux causes prochaines, et il établit entre ces changemens matériels et l'âme la même différence que celle qui existe entre une montre et l'ouvrier qui l'a faite. Les fonctions animales, les sensations, sont le résultat des mouvemens que les impressions extérieures produisen dans les nerfs et qui se propagent à la glande pinéale, point central du cerveau. Mais il établit une différence notable entre la sensation et le mouvement. Le philosophe français, digne appréciateur de la belle découverte d'Harvey, considère l'effervescence ou une sorte de fermentation du sang comme cause de la circulation. Il explique les sécrétions d'après le rapport de la grosseur et de la forme des molécules des humeurs qui doivent être sécrétées, aux pores des organes sécréteurs qu'il compare à des cribles laissant passer seulement les parties déliées et similaires.

Cette manière de raisonner faisait perdre l'habitude d'admettre des qualités occultes et rappelait l'attention sur la structure et les fonctions des organes. Le microscope était plus généralement employé ; mais le calcul des atômes faisait perdre de ue l'observation des faits. H Renerius et H. Regius

adoptent à l'envi la philosophie cartésienne. Corneille de Hoghelande, P. Michon, N. Mallebranche,
Th-C. de Cosenza cherchent à expliquer, comme
Descartes, toutes les fonctions par les lois de la
chimie et de la mécanique, par l'acidité ou l'alcales-
cence des humeurs, l'effervescence et la fermentation, le volume et la forme des atômes.

F. de Le Boé Sylvius fonde aussi un système
chimique qui eut beaucoup de vogue. Livré à la pratique de la médecine à Amsterdam, Sylvius y fait
une étude approfondie des systèmes de Vanhelmont
et de Descartes dont il reproduit les principes comme
s'ils lui appartenaient. Il enseigne la théorie et la
pratique de la médecine à Leyde où il introduit
l'excellente coutume des leçons cliniques dans les
hôpitaux. Suivant lui, les changemens dans les humeurs sont produits par la fermentation qui préside
surtout à la digestion et qu'il explique en partie
d'après Vanhelmont. Il explique aussi la préparation
des esprits vitaux dans l'encéphale par la distilla-
tion qu'il compare à celle de l'esprit-de-vin.

Il introduit le premier l'expression d'*âcreté* pour
désigner la prédominance des élémens chimiques
des humeurs, et il regarde ces âcretés comme causes
prochaines des maladies, les unes étant produites
par l'âcreté acide, les autres par l'âcreté alcaline.
L'âcreté de la bile devenue acide ou alcaline, suivant
les mauvaises qualités des alimens, détermine les fièvres aiguës et continues. Il oppose les purgatifs aux
maladies dues à l'effervescence de la bile, et les vomi-

tifs lui paraissent nuisibles. Il cherche à modérer l'âcreté de la bile par l'opium et autres narcotiques, etc. Il serait fastidieux de porter plus long-temps l'attention sur une théorie chimique si peu rationnelle, si manifestement contraire à la simple observation des faits, si funeste dans son application.

§ II. *Propagation du système chimiatrique.*

Ainsi la plus noble science est asservie à la chimiatrie qui se propage presque partout, et l'on s'étonne de ce que cette théorie absurde rencontre si peu d'opposition. Toutefois l'école de Paris, sous la présidence de J. Riolan, fidèle aux dogmes de Galien, repousse les innovations et l'alliance de la chimie avec la médecine. Guy Patin, F. Blondel, A. Menjot s'efforcent de réfuter les principes de la chimiatrie. Ils montrent même une prévention outrée contre les médicamens chimiques, contre les préparations antimoniales surtout. La nouvelle doctrine ne trouve pas non plus accès en Espagne. Un professeur de Lubeck et un autre d'Erford se déclarent ses antagonistes.

Dans plusieurs universités d'Angleterre, la chimiatrie reçoit une direction nouvelle. Gauthier Charleton, Th. Willis adoptent et modifient les idées de Vanhelmont et le système de Paracelse. La fièvre, selon Willis, provient de l'effervescence violente et contre nature du sang et autres humeurs, effervescence occasionnée soit par des causes externes ou des fermens internes. L'effervescence des esprits vitaux cause la fièvre quotidienne ; celle du sel et du soufre les fièvres continues, etc. Les cordiaux purifient les esprits animaux. Ce qui distingue surtout Willis des chimistes contemporains, c'est qu'il recommande la saignée dans beaucoup de maladies.

La découverte de l'oxigène et la théorie de Mayow sur la vie, la description des mouvemens musculaires par G. Croone semblaient confirmer l'exactitude de la chimiatrie. J. Rogers et F. Cross imitent simplement Vanhelmont et Sylvius. Mais l'Irlandais R. Boyle publie, en 1661, un ouvrage intitulé le *chimiste sceptique*, dans lequel il élève des doutes sur les élémens des péripatéticiens et les principes chimiques. Il démontre surtout combien est vicieuse la théorie chimique des qualités élémentaires.

La chimiatrie est généralement adoptée en Allemagne. M. Kerger affirme pouvoir guérir toutes les fièvres par des moyens chimiques et à l'exclusion de la saignée. Voici cependant quelques exceptions. Hermann Conring rejette les médicamens alchimiques et la médecine hermétique, enseignant que la chimie doit être employée seulement au perfectionnement de la pharmacie. Il assure que les principes chimiques ne préexistent pas comme tels dans le corps humain. Très peu de médecins brabançons firent des objections au système de Vanhelmont. B. Swalwe prend une voie indirecte et fait dire à l'estomac qu'il ne se dégage de son intérieur aucune vapeur capable d'offenser la tête ni de produire des maladies nerveuses.

Le Westphalien Otton Tachenius, qui passe pour avoir obtenu le premier la potasse, publie des ouvrages dépourvus d'intérêt et peu favorables à la chimiatrie, quoiqu'on le considère comme un des plus célèbres professeurs de cette doctrine. L-A. Portius s'en montre l'apôtre à Rome, à Naples, rejette la saignée à l'instar de Vanhelmont, et déclame contre Willis et autres praticiens éclectiques qui en soutiennent l'utilité. Dans les inflammations, dit-il, on doit avoir plutôt égard à l'irritation locale, à l'épine de Vanhelmont, qu'à la qualité ou à l'orgasme du sang. Les écrits de L. Tozzi et de C. Musitanus font connaître la préférence de ces praticiens pour les préparations chimiques ainsi que leur répugnance pour la saignée, et pourtant la tendance des esprits en Italie portait à concilier les principes de l'ancienne école dogmatique avec ceux de la chimiatrie dont M-A. Andriolli et le fanatique J-B. Volpi sont également défenseurs.

B. Ramazzini, excellent observateur de son époque, considère la coagulation du sang par les acides et sa dissolution par les alcalis comme cause des fièvres régnantes. En conséquence, dans l'épidémie de 1692, il prescrit les alcalis : mais, n'en retirant aucun avantage; il leur substitue les acides. D. Sanguinetti et J. del Papa s'élèvent contre la chimiatrie, opposant de bons raisonnemens contre la fermentation stomacale, contre la nutrition par les esprits animaux.

La chimiatrie, repoussée d'abord par l'école de Paris, se propage pourtant en France. J.-P. Fabre, docteur de Montpellier ; C. Barbeyrac, F. Calmette, J. Bonnet, J. Massard expliquent la digestion par les acides de l'estomac, la fièvre par la fermentation. En 1691, N. de Blégny fonde, à Paris même, une académie chimiatrique sur le modèle de la société cartésienne de Bourdelot. On s'y occupe surtout de l'examen et de la réfutation des écrits de Boyle et autres adversaires de la nouvelle doctrine. J. Pascal développe la doctrine des fermens qu'il divise en volatils et fixes. J. Minot réfute la théorie de la fièvre des anciens et les altérations de la masse du sang. Il détermine avec exactitude les changemens divers de ce liquide après sa sortie des veines ; et ses opinions sur la cause prochaine des maladies, spécialement des fièvres qu'il divise en chileuses et sanguines, décèlent la théorie chimiatrique.

On se livre à des expérimentations nouvelles, pour découvrir les élémens chimiques des humeurs ; mais elles sont tellement imparfaites, qu'on ne doute même pas des résultats que l'on croit obtenir. Le Genévois J. Véridet prétend avoir trouvé un acide dans la salive et dans le suc pancréatique, un alcali dans le suc gastrique et la bile. R. Vieussens ayant obtenu un acide du sang soumis aux opérations chimiques, donne toute la publicité possible à sa découverte qu'il porte à la connaissance de presque toutes les académies et facultés. P. Chirac et J. Besse admettent sans restriction les assertions de Vieussens sur la com-

position des parties alcalines, salines et acides du
sang et sur la disposition des unes à l'égard des
autres. Une dispute polémique entre Ph. Hecquet
iatromathématicien, et Vieussens, sur la digestion,
discrédite singulièrement la chimiatrie; car Hecquet
s'appuie d'argumens solides, exposés dans un style
aussi pur que noble. La régularité des sécrétions,
l'étroitesse de l'espace, l'impossibilité où l'air se
trouve d'affluer dans les humeurs, la ridicule comparaison du sang au vin pour la fermentation, et la
différence notable qui distingue les fluides vivans
de ceux qui ne le sont plus, forment ses principales
objections contre les partisans de Vanhelmont,
Descartes et autres.

Quoi qu'il en soit, F. Bayle s'efforce encore de
soutenir la réalité du ferment gastrique en donnant pour preuve·les renvois acides qui reviennent
à la bouche. J. Astruc combat aussi Hecquet qui
évalue faussement la force musculaire de l'estomac
et celle des muscles abdominaux à celle d'un poids
de deux cent soixante et une mille livres.

En Hollande et en Allemagne, les disputes sur le
sujet en question sont poussées jusqu'à la violence.
Cependant M. Schoock et J. Broen embrassent le
système de Sylvius avec circonspection. J. Le Mort,
quoique imbu de la doctrine des atômes, combat
la théorie de la fermentation. H. Schneller se range
de son côté. Mais, au grand préjudice des malades,
la presque totalité des praticiens d'Allemagne adhère
aux principes de l'école chimiatrique diversement

modifiée. A cette époque, la cupidité mercantile des Hollandais profite de la vogue de la chimiatrie pour recommander comme panacée universelle le thé qu'ils apportent de la Chine et vendent dans presque toute l'Europe. Suivant C. de Bontékoé, partisan fanatique de Sylvius, pour vivre long-temps, il faut continuellement fumer du tabac, boire du thé ou du café, et user de l'opium pour la moindre indisposition.

Les professeurs des écoles germaniques propagent à l'envi les principes de la chimiatrie. J-J. Waldschmidt, zélé partisan de la secte cartésienne, ne partage pas toutes les opinions de Sylvius. J. Dolaeus est sectateur de Vanhelmont : il recommande surtout l'infusion de thé contre toutes les espèces d'épaississement et d'âcreté acide des humeurs. Wédel, l'un des plus célèbres professeurs d'Iéna ; Etmuller à Leipsick, G-Ch. Schelhammer, H-S. Schitnovius, Rosinus Lentilius, Goekel sont tous apôtres de Vanhelmont, Descartes ou Sylvius.

J-C. Dippel s'efforce de combiner le spiritualisme de Vanhelmont avec la chimiatrie de Sylvius. J. Bohn, F. Hoffmann, H. Boerhaave, principaux antagonistes de la chimiatrie, parviennent à la renverser par leurs efforts réunis. Le premier combat cette doctrine à la manière d'Hecquet. L'illustre professeur de Halle démontre l'insuffisance des acides et de l'épaississement des humeurs pour expliquer les maladies. Loin que les fièvres proviennent de la surabondance des acides, ceux-ci sont au contraire d'excellens remèdes pour la plupart d'entre elles,

Il est partisan de la saignée et antagoniste de l'usage abusif du thé. H. Boerhaave, en Hollande, réfute par d'excellentes raisons, dans ses discours académiques et surtout dans ses institutions, les explications chimiques, la fermentation gastrique et celle du sang contre laquelle se prononce également A. de Leeuwenhoek.

En Angleterre, l'école chimiatrique, modifiée de plus en plus, finit par être rejetée, vers la fin du dix-septième siècle. Une maladie épidémique, fièvre maligne très grave, apparaît en 1665, et Th. Sydenham la traite heureusement par la saignée, sans se perdre en hypothèses frivoles sur la cause prochaine de cette fièvre. On constate en même temps que des hémorrhagies, même considérables, sont rarement préjudiciables à la santé. Pitcarn s'élève hardiment contre la chimiatrie, d'après ses considérations sur la circulation. Cependant M. Lister soutient encore l'existence du ferment gastrique. J. Colbatch, par opposition à Sylvius, attribue presque toutes les maladies aux alcalis. J. Woodward soutient que la bile est le seul ferment gastrique. Ces médecins et bien d'autres qu'il est inutile de citer perdirent peu à peu le goût d'expliquer les phénomènes du corps humain par les lois de la chimie et l'on s'éloignait de plus en plus des principes des fondateurs de cette école, d'autant qu'une secte opposée, celle des iatromathématiciens, qui réhabilitait les solides dans le jeu des fonctions et qui semblait offrir une certitude mathématique séduisante, commençait à établir sa domination. Quoiqu'il en soit, dit Voltaire, jamais la correspondance entre les philosophes ne fut plus active qu'à la fin du dix-septième siècle. Une république littéraire s'établissait en Europe malgré les guerres et les religions différentes. Toutes les sciences tous les arts s'aident réciproquement et les académies forment cette république. L'Italie et la Russie s'unissent par les lettres. L'Anglais, l'Allemand, le Français vont étudier à Leyde. Le célèbre Boerhaave est consulté à la fois par le pape et par le czar : ses plus grands élèves attirent les étrangers et deviennent en quelque sorte les médecins des nations. Cette correspondance scientifique console l'humanité des maux que l'ambition et la politique répandent sur la terre. Ce progrès dans les sciences est dû à quelques génies long-temps obscurs, souvent persécutés, qui ont éclairé et consolé la terre pendant que les guerres la désolaient.

CHAPITRE II.

Histoire de l'école iatromathématique.

Les explications chimiques si peu satisfaisantes tombent en discrédit. Elles sont abandonnées. Mais comme si c'était le propre de l'esprit humain de marcher d'erreur en erreur pour arriver à la découverte de quelques vérités importantes, une autre théorie désignée sous le nom de iatromathématique ou iatromécanique, dans laquelle les solides jouent le rôle principal et les fonctions organiques sont soumises au calcul d'après les lois de la statique et de l'hydraulique, une autre théorie, dis-je, est substituée à la chimiatrie, dans le cours du dix-septième siècle. Quoique opposés dans leurs principes, ces deux systèmes se succèdent immédiatement, parce que la découverte récente de la circulation prête à l'application du calcul à cette fonction; parce que la physiologie de Descartes explique les changemens et les phénomènes organiques par la figure et le mouvement des atômes; et enfin parce que le grand génie de Galilée éclaire et entraîne alors la plupart des savans d'Italie.

Déjà auparavant, Sanctorius, professeur à Padoue, puis à Venise, avait soumis au calcul la transpiration cutanée et inventé des instrumens divers pour déterminer la vitesse du pouls, le degré de chaleur. Ses expériences, ses raisonnemens aphoristiques et mathématiques sur la transpiration insensible paraissent répandre une grande clarté sur la physiologie de l'homme, lui attirent une très grande considération et des éloges outrés. Borelli, élève de B. Castelli et fondateur de l'école iatromathématique, fait une application heureuse de la théorie des leviers aux mouvemens des membres et compose un ouvrage fort estimé sur les mouvemens des animaux, tels que le vol des oiseaux, le nager des poissons, le ramper des vers, etc.

La théorie des mouvemens musculaires de Borelli est ingénieuse et vraie dans beaucoup de points, mais elle est défectueuse par rapport à son œtiologie chimique, car il fait provenir la cause prochaine de ces mouvemens de l'effervescence du fluide nerveux et du sang. Il donne aussi des explications toutes mécaniques des diverses fonctions de l'économie animale, et il évalue la force de l'estomac de l'homme à un poids de mille trois cent cinquante livres. L. Bellini, son élève, marche sur ses traces, en faisant jouer à la fermentation un rôle important dans l'exécution des fonctions.

Les médecins mathématiciens de l'Italie, généralement instruits et plus considérés que les chimistes, sentaient la difficulté de faire l'application de leurs connaissances à la pratique de l'art de guérir. G. Baglivi établit une différence notable entre la théorie et la pratique, expliquant tout dans celle-là par la mécanique et la statique; tandis que, pour la pratique, il suit l'école hippocratique et les principes de Sydenham. J. Donzellini établit une distinction semblable. D. Gulielmini explique les fonctions par les lois de l'hydrodynamie et la circulation par l'ascension des liquides dans les tubes capillaires. P-A. Michelotti, J-B. Mazini expliquent les sécrétions d'après les principes de Descartes et des iatromathématiciens.

Ces principes se propagent plus difficilement en

France. Cependant P. Chirac, chimiatre zélé, se passionne tellement pour les idées de Borelli, qu'il lègue une somme de trente mille livres pour établir à Montpellier une chaire d'anatomie comparée et une autre de théorie iatromathématique qui n'est pas créée. C. Perrault, moins célèbre anatomiste qu'architecte, explique la voix par les lois de la mécanique. Cette théorie est développée plus amplement par D. Dodart, qui répète sur lui-même les expériences de Sanctorius. A. Ferrein et quelques autres médecins combattent la théorie de Dodart, et comparent l'organe de la voix à un instrument à cordes. F. Quesnay (1) mérite à peine d'être cité parmi les systématiques de l'époque, puisque ses opinions sont un pur mélange des idées iatromécaniques et chimiatriques.

Ph. Hecquet et H. Gourraigne soutiennent que la théorie médicale repose sur la circulation du sang et que celle des esprits vitaux suffit pour expliquer les autres fonctions et les maladies, les fièvres continues dépendant de la stagnation du sang dans les vaisseaux contractés, et les malignes de sa congestion provoquée par l'atonie de ces organes. Mais F-B. de Sauvages doit être mis au premier rang des iatro-

______

(1) Quesnay fut secrétaire perpétuel de l'académie de chirurgie et médecin du roi. Le Dauphin, père de Louis XVI, disait un jour à Quesnay que la royauté était un fardeau pesant : Monsieur, je ne trouve pas cela, répondit Quesnay.—Eh ! que feriez-vous donc, si vous étiez roi ?— Monsieur, je ne ferais rien.... — Et qui gouvernerait ? — Les lois.

mathématiciens français. Il est inutile de rappeler ses calculs sur la vitesse du sang et la force du cœur; sa théorie des fièvres, celle des sécrétions et l'action des médicamens qu'il explique à la manière des cartésiens, par l'attraction des parties similaires.

D'autres circonstances et l'ascendant du génie de Newton, de Boerhaave et Hoffmann firent mieux réussir cette école en Angleterre, en Hollande et en Allemagne. F. Hoffmann trouve bien la cause des phénomènes de l'économie animale dans les forces immatérielles, mais il explique leur action par les lois de la mécanique. La vie, suivant lui, dépend du mouvement des parties nerveuses et du système vasculaire. Ce mouvement peut être altéré par l'atonie ou par des spasmes. Boerhaave, disciple de Pitcarn, explique l'inflammation par la stagnation du sang dans les petits vaisseaux, place aussi la cause de la vie dans le mouvement.

J. Bernoulli profite du calcul intégral et différentiel dont il est l'auteur et de la théorie des courbes pour expliquer le pouls et les autres fonctions du corps. Il acquiert une réputation bien méritée par sa théorie du mouvement musculaire. Suivant lui, l'homme perd les deux tiers de son corps dans l'espace d'une année par le changement continuel de la matière. Son fils publie sur l'hydrodynamique un ouvrage dans lequel il expose parfaitement les lois en vertu desquelles les fluides se meuvent dans les canaux.

L'Écossais J. Keill donne une direction nouvelle au

système iatromathématique en y rattachant la théorie de l'attraction, l'analyse et le calcul des logarithmes. Il admet deux espèces d'attraction : l'une réunissant toutes les parties avec la masse entière du sang, l'autre ne réunissant que certaines particules les unes avec les autres. Il réduit à quelques onces seulement la force d'impulsion du cœur. Il admet que la diastole et la périsystole exigent deux fois autant de temps que la systole. J. Jurin fait des objections à ces calculs qui, partant tous d'un faux principe, celui de la comparaison des forces vitales aux lois physiques, sont entachés d'erreurs capitales.

G. Cheyne compte aussi dans l'école qui nous occupe. Il considère l'intempérance comme la cause éloignée de la plupart des maladies et il enseigne que la goutte est produite par un sel âcre ou irritant qui obstrue les vaisseaux délicats des articulations disposés par eux-mêmes à s'engorger. Les médecins anglais s'occupent surtout de la théorie des sécrétions d'après les principes de Newton. On les explique par le rapport des parties constituantes du sang avec les orifices ou diamètres des vaisseaux. On fait même entrer les idées de ce grand philosophe dans la théorie des sensations et la cause de la chaleur est attribuée au frottement des globules sanguins contre les parois des vaisseaux.

Les iatromathématiciens comptèrent des partisans jusqu'au milieu du dix-huitième siècle. Hamberger croit que les seules molécules attirées sont celles dont la pesanteur spécifique se rapproche le plus de celle du vaisseau absorbant. Ainsi, si une humeur très légère vient à être sécrétée, l'organe qui la sépare doit avoir la pesanteur spécifique la moins considérable. F. Lamure réfute cette théorie. J-G. Brendel applique l'analyse à la médecine; il prouve, contrairement à Leeuwenhoek et Boerhaave, qu'il ne peut y avoir de globules sanguins composés de six autres molécules.

K. Sprengel cite honorablement, parmi les iatromathématiciens du dix-huitième siècle, J-G. Kruger, son maître, dont l'histoire naturelle et la physiologie ont pour base l'attraction. Kruger ne se dissimule pas que l'on abusait singulièrement de la mécanique en voulant calculer les forces des organes du corps comme celle des machines. Dans sa pathologie, il associe les idées mécaniques avec les chimiques. Il fait provenir les maladies des dérangemens survenus dans le mouvement et la fièvre d'une vélocité du cœur supérieure à celle qu'exigent les mouvemens volontaires. Il croit enfin avec Boerhaave que l'obstruction est la cause productrice de l'inflammation.

Le système iatromathématique dont il s'agit obligeait ceux qui s'en occupaient à se servir du raisonnement plutôt que de l'imagination dans la recherche de la vérité. L'étude des mathématiques et de la méthode analytique exigeait plus de précision dans la déduction des preuves et l'on était redevable à l'immortel Newton de cette manière de philosopher. Ce système fut utile dans son application à la théorie des fonctions. Il faut avouer aussi que l'apparence de certitude donnée par cette secte aux preuves de ses axiomes séduisit bien des médecins trop peu versés dans la philosophie newtonienne et que le goût de l'analyse transcendante fit négliger l'étude des faits et la voie de l'observation qui est la seule dans laquelle on ne s'égare pas.

CHAPITRE III.

Histoire des écoles dynamiques du dix-huitième siècle.

§ Ier. *Système de Stahl.*

Les recherches et les travaux des physiciens et médecins du dix-septième siècle se bornaient à l'étude des fermens, des sels et des acides et au calcul de la forme des atomes, des angles, des courbures des vaisseaux, à celui de la force du cœur, de l'estomac, etc.; tandis qu'on négligeait complètement l'observation de la nature. Cependant J. Swammerdam repousse la distinction des mouvemens en volontaires et involontaires, et Stahl soutient que les muscles soumis à la volonté ne se distinguent de ceux qui n'y obéissent pas que parce qu'ils ont des antagonistes sans lesquels tous les mouvemens seraient involontaires ; car ces physiologistes considèrent l'âme comme le moteur et le régulateur de tous les mouvemens. C. Perrault, renchérissant encore sur cette opinion, soutient, dans son traité du tact, que les os et la graisse sont insensibles à cause du peu d'attention de l'âme à conserver l'union des élémens de ces parties. Ainsi quelques naturalistes accordaient à l'âme une influence considérable sur le corps.

N. Mallebranche, l'un des plus célèbres successeurs de Descartes, compare les deux facultés de la matière, la sensation et le mouvement, aux deux forces de l'esprit, l'intelligence et la volonté. Ces principes et ceux de la doctrine de Vanhelmont fort repandue en Allemagne, expliquent en partie la vogue du système de Stahl. Ce novateur célèbre, né en 1660, à Anspach, fait ses études à Iéna, devient médecin du duc de Weimar et professeur à Halle, où il enseigne l'art de guérir pendant vingt-deux ans, meurt en 1734, à Berlin, où il avait été médecin du roi de Prusse.

La doctrine de Stahl n'est cependant pas aussi nouvelle qu'il le prétend. Elevé dans les principes de Sylvius et de Willis qui faisaient provenir les maladies de l'âcreté des humeurs, Stahl s'étonne de ce que les humeurs, malgré leur tendance à s'altérer, éprouvent si rarement des altérations, et de ce que tant de sels pris avec la nourriture et autrement, ne produisent aucun des accidens attribués aux âcretés salines. Il remarque au contraire que certaines maladies sont communes à certains âges ou tempé-

ramens et que les passions ont une influence considérable, sur leur développement. Ces remarques
diverses lui font rechercher avec beaucoup de soin
le principe d'où dépendent les forces des anciens et
les mouvemens des modernes. Il ne partage pas
l'opinion des naturalistes anciens et modernes qui
regardent la nature comme une chaleur intégrante,
un éther ou l'oxigène, et il se réunit à ceux qui, suivant la règle de Newton, réunissent les causes de
tous les changemens du corps animal sous le nom
collectif d'âme.

N'omettons pas d'ajouter que Stahl considérait
la physique, la chimie et même l'anatomie comme
des sciences étrangères à la médecine parce qu'elles
font négliger l'étude de l'essence de l'organisme; la
vraie physiologie consistant, selon lui, à développer
les lois de l'organisme et les règles d'après lesquelles
s'opèrent les mouvemens vitaux. Il veut que l'expérience seule enseigne les lois de l'organisme et
que la médecine ne soit autre chose qu'un empirisme raisonné exerçant et fortifiant la mémoire et
le jugement. Ses principes furent favorablement
accueillis et ils auraient plus fructifié s'il avait moins
négligé les causes physiques et chimiques ainsi que
l'anatomie, et s'il eût montré moins d'exagération
dans l'exposé de ses opinions.

Ce qu'il importe de considérer dans le système
de Stahl, c'est le rôle qu'il fait jouer à l'*organisme*
ou l'ensemble dont les parties concourent toutes à
un même but et diffèrent essentiellement d'une ma-

chine. Pour prévenir les objections qu'on pouvait lui faire à cet égard, il établit des différences entre les corps inertes et vivans, les premiers ne pouvant être considérés comme des agrégats que dans leur état de simplicité et étant indifférens pour l'agrégation homogène ou hétérogène. Les corps vivans sont très disposés à la putréfaction, à la décomposition à cause du mélange de leurs parties hétérogènes, et c'est le contraire pour les corps inertes qui résistent très long-temps à la destruction. Ceux-ci ont une existence indéterminée et leur durée tient entièrement à l'état et au mélange de leur matière, ce qui n'a pas lieu pour les corps vivans ; et enfin ceux-ci se reproduisent avant leur destruction.

Ces différences, qui semblent si caractéristiques à l'auteur du système que nous examinons, ne sont pas telles quand on y réfléchit sans prévention, car la quantité des élémens ou principes qui composent les corps inorganiques et organiques, la destructibilité, la cause de l'activité du corps organisé ne suffisent pas pour établir cette démarcation. La cause d'activité du corps organisé est l'être immatériel que Stahl appelle âme ou la nature des anciens qui préside à nos mouvemens volontaires et involontaires. Mais Leibnitz objecte à cette théorie psychologique que l'âme ne peut régir le corps indépendamment des lois du mécanisme.

L'âme, suivant Stahl, est le principe général de la vie et de la reproduction : c'est la force qui régénère, nourrit et répare. A l'égard des sécrétions, notre professeur démontre aisément les vices du système des atomistes et il soutient qu'il suffit de reconnaître la séparation lente qui s'opère entre les parties solides et fluides des humeurs, pour apercevoir l'influence de son principe, là comme à l'égard des sensations. Il considère le mouvement tonique, celui de tension et de relâchement, comme cause de la circulation, des sécrétions, des congestions, des spasmes, des fièvres, des hémorrhagies et des évacuations, l'âme étant la cause provocatrice de tous ces mouvemens divers.

On avait perdu de vue la grande influence des irritations sur les changemens de la circulation capillaire et l'on avait recours aux explications chimiques ou mécaniques, lorsque Stahl fait voir que, dans la circulation, le sang n'obéit pas aux lois physiques, mais bien aux lois organiques. Les phénomènes qui décèlent l'augmentation de la tonicité lui suggèrent des idées exactes sur les avantages de la saignée dans la plupart des congestions et tous les changemens ayant l'âme pour cause ; la maladie doit être nécessairement l'effet du trouble, de l'irrégularité de son gouvernement dans l'économie.

Suivant notre auteur, la congestion sanguine est une des causes morbifiques les plus fréquentes, et l'homme tend à l'augmenter sans cesse par l'excès de son alimentation. Le mouvement tonique porte le sang vers la tête, dans l'enfance ; sur les poumons, dans l'adolescence ; sur les viscères de l'abdomen, dans la vieillesse. Les hémorrhagies dépendent du mouvement tonique excité par la nature pour diminuer la pléthore sanguine. L'écoulement menstruel et le flux hémorroïdal en sont des preuves convaincantes. L'âcreté des humeurs et surtout l'altération de la masse du sang ne sont point admissibles comme causes de maladies, pas même pour la goutte et le rhumatisme. Le principe actif de la vie est affecté dans les maladies, et sa réaction amène les mouvemens susceptibles de les faire disparaître. C'est là l'autocratie de la nature tant vantée des anciens. Son activité est démontrée spécialement dans les fièvres. Aussi considère-t-il la fièvre, le retour périodique de ses accès, comme fort utiles dans beaucoup de circonstances, sans disconvenir que la nature commet par fois des erreurs. Il applique le même raisonnement aux hémorrhagies.

Stahl établit une grande différence entre les congestions et ce qu'il appelle l'état d'accumulation, par des raisonnemens qu'il est inutile de rappeler, non plus que la prétendue affinité qu'il trouve entre l'hypochondrie, les hémorrhagies, la goutte, la mélancolie et les affections calculeuses, qu'il fait provenir comme beaucoup d'autres maladies, de la lenteur de la circulation dans la veine porte, et que, pour cette raison, les stahliens appelaient *vena porta, porta malorum.*

La thérapeutique de notre professeur découle exactement de ses idées physiologiques et pathologiques. Ayant établi que les mouvemens vitaux de la nature suffisent pour guérir les maladies, il devait regarder comme dangereuse la trop grande activité du médecin, et penser, avec Hippocrate, qu'il doit moins guider la nature que lui obéir. Il considère le quinquina comme un palliatif des fièvres intermittentes et il l'accuse d'occasionner souvent des phthisies et des hydropisies. Dans le traitement des fièvres, il veut que l'on se conduise suivant les intentions de la nature qui guérit presque toutes les maladies fébriles par des évacuations. Celles par des sueurs, des hémorrhagies ou des évacuations alvines lui paraissent des plus favorables, et il use volontiers de la saignée pour favoriser les crises. Il emploie souvent aussi les évacuans, des remèdes secrets, et il rejette les eaux ferrugineuses, ainsi que la plupart des remèdes irritans.

J-S. Carl, l'un des plus célèbres disciples de Stahl, établit que le principe vital est l'âme douée de l'intelligence, l'opposant à la corruption des humeurs ainsi qu'à la destruction, au moyen du pouls et de la tonicité. Nous ne suivrons pas cet auteur dans sa doctrine déduite de celle de son maître et d'un mysticisme grossier. Il blâme toutefois l'usage des saignées préservatives et des purgatifs. Coschwitz, anatomiste célèbre, et Gohl comptent aussi parmi les disciples et partisans les plus zélés du stahlisme. M. Alberti, quoique professeur pendant quarante-sept ans à Halle, et auteur d'une foule de dissertations qui décèlent son fanatisme et son piétisme, fait peu d'honneur à son école. Richter le piétiste et le vendeur d'arcanes ; Goelike, qui considère les nerfs comme

les cordes que l'âme fait vibrer ; Juncker, détracteur
du quinquina; G-Ph. Neuter, professeur à Strasbourg,
propagèrent les principes de Stahl sans donner plus
de valeur à son système.

L'Anglais G. Cheyne, éclectique renforcé, adopte
l'un des premiers plusieurs idées de Stahl, révoquant
en doute l'existence des esprits vitaux et expliquant
les sensations par les seules vibrations des nerfs.
F. Nicholls, partisan outré et mystique de ce système,
attribue même à la colère de l'âme toutes les révolutions du corps, toutes les actions violentes. J. Tabor s'en éloigne un peu quand il avoue que le mélange des humeurs et leur mouvement ne dépendent
pas de l'âme. R. Méad, devenu célèbre par son manuel de médecine, se montre iatromathématicien
en théorie et stahlien en pratique. G. Porterfield
soutient la physiologie stahlienne dans son traité
sur les mouvemens internes des yeux. R. Whytt,
dans son essai sur les mouvemens involontaires, défend encore mieux cette psychologie. Il admet trois
espèces de contractions musculaires : l'une naturelle,
la seconde volontaire et la troisième produite par
irritation. Mais il diffère de Stahl en soutenant que
l'âme agit sur le corps, non comme un être raisonnable, mais bien comme un être sensible. D'autres
médecins et professeurs en Angleterre adoptèrent
aussi les principes des stahliens.

En France, F-B. de Sauvages en est l'un des plus
zélés défenseurs. Il divise la force motrice de l'âme
en deux espèces, suivant qu'elle agit librement ou

qu'elle est portée à se mouvoir par la nature des
impressions qui résultent de la confusion des sensations de peine et de plaisir. Toutes les actions qui
tendent à la conservation de notre vie sont naturelles et nécessaires. Il enseigne combien les forces des
corps vivans diffèrent de celles des corps inertes, et
si on lui objecte qu'il est impossible de concevoir
l'influence de l'âme sur le corps, et qu'on ne connaît
pas l'âme elle-même, notre systématique demande à
son tour si l'on connaît mieux la gravité, l'attraction,
l'élasticité. Sauvages, qui néglige de faire entrer en ligne de compte la force organique, ne pouvait guère
mieux réfuter la théorie mécanique que par le secours
de l'âme. C. Bonnet embrasse le système de Stahl en
exposant le mécanisme des sensations intérieures ;
et l'on se range à ce parti d'autant mieux que la théorie
hallérienne de l'irritabilité et de la sensibilité semblait alors moins satisfaisante.

Toutefois C-N. le Cat, puis J. Johnston avancent
les premiers que les ganglions nerveux s'opposent à
l'action de la volonté ; et ils démontrent que les organes qui en tirent leurs nerfs exercent des mouvemens involontaires. Le Cat attribue aux ganglions
l'usage de remplacer les nerfs et regarde même les
glandes comme des substituts de ces ganglions. Th.
Bordeu partage cette idée et donne une prépondé-
rance d'action très considérable à ces glandes et au
tissu cellulaire. Ce médecin célèbre considère chaque
organe isolément, ayant sa vie propre, des principes
particuliers, et de là les cachexies bilieuse, séminale,

tc., suivant la prédominance des sécrétions. L. de
a Caze, son parent et son collaborateur, considère
'appareil aponévrotico-membraneux dont le foyer
e trouve à l'épigastre ainsi que le centre du grand
ympathique, comme l'organe principal des mouvemens. Robert de Caen adopte les opinions des
leux médecins précités, attribue le flux et le reflux
les humeurs à la seule tonicité, considère l'estomac
comme un être animé, vivant à part et auquel il
fait jouer un rôle important dans toutes les fonctions
de l'économie.

Le chancelier de l'université de Montpellier, P-J.
Barthez, fait une application heureuse de la doctrine du principe vital, faisant remarquer que ce
principe n'agit ni d'après les lois de la mécanique
et de la chimie, ni d'une manière réfléchie d'après
les impulsions libres de l'âme. Les recherches de
F. Fontana sur les contractions de l'iris fournissent
aussi des argumens à la doctrine en question. L'un
des principaux et derniers défenseurs du système de
Stahl fut E. Platner dont le père avait adopté les
mêmes principes. Suivant lui, l'âme favorise le retour du sang par les veines, le cœur n'ayant pas la
moindre action sur elles. Il explique de même les
différentes sécrétions, chaque organe ayant son
tact, ses désirs et ses aversions; et il donne à cette
faculté le nom de *goût* qui est un sens général répandu dans tout le corps par les nerfs.

Il faut avouer qu'après les essais infructueux tentés pour expliquer la cause des actions organiques

par les lois de la chimie et de la mécanique, l'âme de Stahl offrait une idée d'unité plus satisfaisante que la théorie hallérienne qui semblait représenter une force mécanique. Les adversaires de Stahl lui objectent qu'en admettant une cause spirituelle dans les actions du corps, c'est se livrer à une spéculation métaphysique qui doit être bannie de la médecine, et que la généralité des actions organiques même dans les végétaux détruit le principe fondamental de ce système.

§ II. *Système d'Hoffmann.*

Cette théorie mécanico-dynamique, intéressante par elle-même, l'est surtout pour avoir contribué au développement de la doctrine moderne de l'excitation. Mais avant d'en faire l'étude, il convient d'examiner si F. Hoffmann n'est pas en partie redevable de ses principes à Glisson et à Leibnitz sur les traces de qui marchèrent les philosophes et médecins qui, comme Descartes et Stahl, ne voulaient pas expliquer tous les actes de la vie par l'influence d'une cause immatérielle ou de l'âme.

F. Glisson, professeur à Cambridge, explique vaguement ce qu'il entend par substance à laquelle il considère trois élémens : la substance fondamentale, par laquelle elle existe ; l'énergitique, qui la fait agir, et l'additionnelle qui lui procure des qualités accidentelles. La seconde de ces substances est le prin-

(333)

ipe intérieur du mouvement et de la vie, la mort
l'étant que la dissolution de cette triple alliance.
Par ses argumens et de nombreuses subtilités scolastiques que nous ne rappellerons pas, Glisson ré-
ute l'objection des cartésiens que tout ce qui se
meut doit être mis en mouvement par une cause
étrangère et qu'un corps ne saurait être en même
temps actif et passif. Il accorde à la fibre animale
une force particulière qu'il appelle irritabilité et il
ne veut pas que l'on confonde la perception avec
la sensation. Il divise l'irritabilité en naturelle, vitale et animale, la regardant comme qualité commune à toutes les parties du corps. G. Charleton, en
mettant quelques idées analogues, reste incertain
entre Vanhelmont et Descartes. Il avance que toutes
les parties sensibles du corps animal sont irritables,
et L. Bellini fait un peu mieux connaître l'effet des
irritans.

Leibnitz développe avec une clarté et une habileté
entraînantes plusieurs des idées de Glisson et favorise le développement du système mécanico-dynamique. Mais, comme les plus grands génies, Leibnitz paye son tribut de faiblesse aux préjugés de
son époque, en se montrant partisan du mysticisme
et de l'alchimie. Il considère le corps comme provenant de la réunion de substances diverses, en
attribuant deux forces, la simple et l'activité réelle,
à chacune d'elles; la cause de tous les changemens
des substances et des corps qui en sont composés
résidant en eux-mêmes. Il appelle appétit l'action

du principe qui opère le changement d'une perception en une autre, et il admet le dogme de l'harmonie préétablie.

F. Hoffmann, né en 1660, à Halle, où son père
était médecin, se passionne d'abord pour l'étude
des mathématiques. Il fait ses études médicales à
Iéna, où il prend le titre de docteur, en 1681. Sa
pratique heureuse à Minden lui donne déjà de la
célébrité. Il voyage successivement en Hollande et
en Angleterre : puis il obtient, en 1694, la première
chaire de médecine dans l'université de Halle, qu'il
occupe pendant quarante-huit ans. Il meurt en 1742,
comblé d'honneurs et de richesses, après avoir été
le soutien, l'ornement et la gloire de l'université.

Son style clair, concis, démonstratif, contribue
beaucoup à faire bien accueillir ses ouvrages. Sa théorie semble un exposé de vérités utiles et de conclusions rigoureusement déduites, tant ses propositions
sont bien coordonnées et dans un rapport exact et
réciproque. Il marque beaucoup d'aversion pour
les hypothèses et recherche les effets généraux dont
il déduit des effets particuliers. Le premier principe
de son système est que le corps humain possède des
forces matérielles à l'aide desquelles il opère ses
mouvemens. Tout corps jouit des forces de cohésion
et de résistance qui lui ont été données par le créateur ; et toutes les forces corporelles agissent d'après
le nombre, la mesure et l'équilibre.

La cause de l'activité plus grande dont jouissent
certains corps, réside dans l'influence de l'âme sen-

itive ou l'éther répandu partout, et qui, chez les végétaux, produit la germination, le mouvement les humeurs et les sécrétions. Ce fluide se prépare dans le cerveau qui le tire du sang et qui détermine les actions organiques, par le moyen des nerfs. Aussi la moëlle épinière, distribuant partout le fluide éthéré, est-elle la plus importante de toutes les parties du corps. Le fluide nerveux est l'intermédiaire par lequel l'âme agit sur le corps et détermine les mouvemens de l'instinct et des passions. Il cherche à prouver contre Stahl, que l'âme raisonnable n'est pas la cause première de tous les mouvemens.

Hoffmann fait grand cas des anciens et d'Hippocrate surtout, dans les écrits duquel il cherche des principes conformes à ses opinions, en donnant à ceux-là une interprétation un peu forcée. Quoiqu'il prenne à tâche de se montrer opposé au principe de Stahl, il adopte lui-même un principe inconnu, des lois inconnues et tirées du mécanisme. L'une des erreurs capitales du fondateur de l'école en question est l'avoir soutenu que la vie consiste dans le mouvement continuel du cœur et des artères qui maintient l'intégrité du mélange dont le corps est composé. Cette hypothèse n'est pas la seule qui dépare sa physiologie.

En pathologie, il attribue les maladies aux vices du mouvement qui peut être ou trop fort, ou trop faible, occasionnant des spasmes dans le premier cas, et l'atonie dans le second. Parmi les spasmes généraux, il range les fièvres, les inflammations, les

hémorrhagies, les catarrhes et les diarrhées; puis il
parle des maladies qu'il classe dans les spasmes particuliers; et dans un troisième ordre de spasmes désignés sous le nom de convulsions, il range les palpi-
tations, l'épilepsie, l'asthme et le vomissement. Il
fait provenir les altérations des humeurs des spasmes
ou de l'atonie qui les ont précédées. D'autres causes
morbifiques agissent sur les parties nerveuses par
compression ou par distension. Les poisons agissent
d'abord sur les solides ainsi que les miasmes contagieux. Suivant lui, les humeurs s'altèrent par l'interruption des sécrétions, et il se développe une surabondance de principes salins dans les humeurs
animales, non pas cependant, comme le prétend
Stahl, à cause de l'usage des alimens salés et des
excès d'alimentation. Il parle enfin des âcretés salines comme cause de maladie, à la manière des
humoristes et des alchimistes.

Il considère aussi la pléthore sanguine comme
cause fréquente de maladie, se rapprochant ou s'é-
cartant de Stahl à l'égard de la manifestation et de
la manière d'agir de l'état pléthorique. L'air atmosphérique est aussi une cause fréquente de maladies,
des épidémies surtout. Ainsi, il attribue les fièvres
intermittentes à l'influence des marais. Il croit à celle
des planètes sur la marche des maladies et il admet
des années climatériques. Les spasmes qui chassent
le sang du dehors au dedans ou qui le poussent im-
pétueusement dans une partie quelconque, lui paraissent être la cause prochaine des fièvres et des

inflammations. Remarquez bien qu'il considère les inflammations d'estomac comme très fréquentes et souvent méconnues, parce qu'elles se présentent sous différens masques, entre autres sous celui d'une maladie bilieuse; et que la connaissance de l'anatomie lui paraît indispensable pour le médecin.

Hoffmann enseigne que le pouls est vite et fréquent dans les inflammations. Il croit aux jours critiques signalés par les anciens. Les médicamens agissent d'après leur affinité naturelle ou leurs qualités sensibles, et leur action se manifeste sur les solides ou sur les humeurs. Il préfère les remèdes peu composés, ceux qui sont énergiques, et il divise les médicamens en fortifians, calmans, évacuans et altérans. Ce praticien célèbre enrichit la thérapeutique de plusieurs remèdes précieux, fait mieux connaître les eaux minérales, apprend à en composer d'artificielles. Il signale leur utilité dans plusieurs maladies chroniques, et celle des bains chauds pour la guérison des spasmes et des inflammations. Il recommande l'usage du vin, spécialement celui du Rhin et ceux de Hongrie. Enfin il donne souvent le camphre, se montre réservé dans l'emploi de l'opium dans lequel il a plus de confiance que Stahl; et, contrairement à celui-ci, il a une prédilection marquée pour les ferrugineux, employant contre la syphilis les décoctions sudorifiques, le calomélas préférablement aux autres préparations mercurielles.

Il suit les règles tracées par Hippocrate, dans le traitement des maladies aiguës; conseille la saignée

comme moyen prophylactique et il signale les exercices, la diète, l'eau froide comme moyens de guérison fort efficaces. Il rejette les drastiques et il
n'emploie guère que l'ipéoacuanha et l'émétique à
titre de vomitifs.

Favorablement accueilli en France et en Angleterre, le système d'Hoffmann trouve de zélés défenseurs dans l'université de Halle. Buchner, son successeur et président de l'académie des curieux de la
nature ; le conciliateur Nicolaï s'efforçent de rapprocher l'école iatromathématique de l'école mécanico-
dynamique et le solidisme de l'humorisme. Nietzky,
Eberhard, Apinus, Burchart, Burggrav, qui, comme
son maître, fait provenir un très grand nombre de
maladies du duodenum, de l'estomac et de sa sympathie avec tous les autres viscères ; Browne Lan-
grisch, défenseur des esprits vitaux d'Hoffmann,
décèlent par leurs opinions et leurs écrits qu'ils
adoptent entièrement ou en partie les principes du
célèbre réformateur.

Cependant Brini s'élève contre la doctrine des
esprits vitaux, alléguant surtout les expériences de
Bidloo, qui n'a pu découvrir de cavité dans les nerfs
à l'aide des meilleurs microscopes. Mais ce qui favorise davantage la propagation de la théorie
d'Hoffmann à l'étranger, c'est son rapport avec le
système iatromathématique de Boerhaave. Gorter
approfondit la doctrine de la force vitale et des esprits vitaux ; il assigne le premier aux plantes un
principe supérieur au simple mécanisme et attribue

leurs mouvemens vitaux au même principe intérieur que celui qui préside aux fonctions animales. Il établit une très grande distinction entre le mouvement vital et les effets de l'élasticité ; il signale enfin l'action des irritations sur le mouvement vital. Gaubius adopte des principes analogues sur la force vitale et démontre dans sa pathologie que la force des parties solides vivantes est indépendante de l'âme, force particulière qu'il ne faut pas confondre avec celle du corps inanimé.

L'excellent et spirituel Ludwig, auteur de divers manuels, tâche de prouver l'existence du fluide nerveux et son mouvement oscillatoire. Vanswiéten, justement célèbre par son grand ouvrage, adopte aussi les principes des humoristes et ceux des dynamico-mécaniciens, et enfin J. Lieutaud, S. Schaarschmidt, Santorini, Fracassini et plusieurs autres écrivains adoptent les opinions de Boerhaave et Hoffmann ainsi que l'existence du fluide nerveux sur lequel repose en grande partie le système de ce dernier.

§ III. *De l'irritabilité hallérienne.*

Peu satisfait des recherches faites pour trouver la cause des phénomènes du corps vivant, dans l'alchimie ou le mécanisme, dans un principe immatériel ou des esprits vitaux à moitié matériels, Glisson admet le premier une force radicale ou inhérente à

22.

la fibre, qui la détermine à se contracter indépendamment de l'influence des esprits vitaux; et Gortêr, convaincu de cette vérité, lui donne plus d'extension, sans que lui et ses contemporains puissent cependant distinguer l'action, les différences et le siége de cette propriété. Il était réservé au grand Haller de la mettre plus en évidence.

En 1739, il manifeste d'abord son opinion sur l'irritabilité, comme cause des mouvemens musculaires, puis il la distingue de la sensibilité. Poursuivant ses expériences avec autant d'ardeur que de succès, il démontre que diverses parties du corps jouissent de l'irritabilité. Il l'étudie partout, sur chaque tissu séparément et, de tous les organes, le cœur lui paraît être celui qui la possède au plus haut degré et qui la conserve le plus long-temps. Il soutient que les muscles soumis à la volonté sont moins irritables que ceux qui agissent sans cesse et hors de son influence. Mais en remontant à une cause première, en recherchant pourquoi la fibre musculaire est irritable, quelle est sa composition, ce célèbre physiologiste se perd dans le labyrhinte des hypothèses. En même temps il constate l'aptitude des organes à recevoir l'impression de tel excitant plutôt que de tel autre, et il en déduit une théorie nouvelle des tempéramens.

Il dirige ses recherches sur la différence notable qui existe entre la force nerveuse et l'irritabilité, la première étant mise en action par la volonté et l'autre agissant sans interruption : celle-ci n'étant point appréciable sur les tendons, le périoste, etc. Il réfute les opinions de Baglivi et Hoffmann sur l'influence de la dure-mère dans la production des sympathies, puisqu'il trouve cette membrane constamment insensible. Il discute et réfute l'opinion dominante alors de l'ébranlement des nerfs et de leur tension, soutenant d'ailleurs l'existence du fluide nerveux. Il explique la sensibilité des tendons et ligamens devenus malades, et il distingue soigneusement la contractilité du tissu cellulaire de l'irritabilité et celle-ci de la sensibilité.

A cette époque, F. Winter étudie l'irritabilité de Glisson qu'il considère aussi comme la cause unique de tous les mouvemens, en soutenant que les nerfs ont seuls la faculté de l'exciter et de la mettre en action. Des disciples de ce physiologiste distingué prouvent contre Haller que les vaisseaux sanguins sont doués de l'irritabilité et démontrent que la chaleur ou le froid, l'habitude, le genre de vie, les poisons, etc., la modifient, l'altèrent ou l'exaltent différemment.

G. Zimmermann; Æder, botaniste célèbre; P. Castell et beaucoup d'autres disciples ou partisans de Haller répètent, confirment ou rectifient ses expériences. Mais C-N. Le Cat soutient que le mouvement musculaire est sous la dépendance du fluide nerveux; que les membranes et les tendons sont doués de sensibilité; et un autre écrivain compare les fluides nerveux et électrique, les considérant comme très analogues. Un certain H-F. Delius tente vainement de réfuter les principes d'Haller par des raisons insuffisantes et dénuées de preuves. R. Whytt est un des plus forts antagonistes d'Haller, auquel il prouve qu'il a soutenu à tort que la peau et diverses parties du corps sont privées d'irritabilité. La découverte d'Haller, comme toutes celles d'une importance majeure, excite l'attention des savans, fait naître des discussions répétées desquelles cependant la vérité sort triomphante et dont la science profite.

J-G. Zinn, l'un des élèves les plus distingués d'Haller, conclut de ses recherches sur les nerfs et leurs membranes que la partie médullaire est le siége unique du sentiment. J-F. Cigna et surtout J-G. Rœderer soutiennent que l'irritabilité hallérienne influe sur les sécrétions. G. Battie, médecin à Londres, distingue l'irritabilité de l'élasticité, regardant le principe du mouvement des muscles comme aussi indépendant de l'influence nerveuse que de celle du sang; les effets de la ligature ne prouvant rien, selon lui, puisque la paralysie survient également dans les muscles dont on a lié les nerfs ou les vaisseaux sanguins. Alors, en 1757, Fontana acquiert une célébrité méritée par ses belles recherches sur la théorie de l'irritabilité, en complétant les expériences d'Haller. Il démontre que tout acte de l'irritabilité contribue à la diminuer et que le repos lui rend son énergie, l'influence du fluide nerveux devant être considérée comme une cause excitante.

G-G. Benefeld et J-D. Gran soutiennent que la

fibre élémentaire du corps est générale, la même partout, et que le tissu cellulaire la recèle. A. de Haën se montre d'abord très opposé à l'irritabilité hallérienne, non par des expériences directes, mais en tirant ses objections des écrivains qui l'ont précédé, puis il revient de ses erreurs et finit par avouer les grands services rendus à la médecine par Haller. J-L. Roger avance que l'irritabilité ne renferme que la disposition au mouvement et n'en est pas la raison suffisante. Le célèbre Tissot et L. Sichi font des expériences nombreuses ayant pour objet de démontrer l'insensibilité des tendons, des membranes et l'irritabilité du cœur. Enfin Verschuir, par des expériences très exactes, démontre la trop grande part d'irritabilité accordée au cœur et que les artères jouissent d'une grande force vitale, ce qu'Haller reconnaît. Verschuir déduit de ses expériences une théorie de la fièvre un peu différente de celle d'Hoffmann. D'après lui toute fièvre est précédée d'un resserrement spasmodique des artères cutanées auquel succède une exaltation de l'irritabilité du cœur et des gros vaisseaux.

P-A. Fabre, professeur à Paris, fait d'ingénieuses observations microscopiques qui lui prouvent que le sang affecte toutes sortes de directions dans les vaisseaux capillaires, et desquelles il conclut que l'exaltation de l'irritabilité vasculaire est la vraie cause de l'inflammation et non pas l'obstruction. D'autres physiologistes répètent et confirment les expériences précitées et l'un d'eux désigne sous le nom de force vitale, la force organique. Le principe de l'irritabilité comme cause prochaine des inflammations étant d'une application heureuse et facile, on abandonne les anciennes idées sur les obstructions et les congestions. L'identité de la force nerveuse et de l'irritabilité ramènent à des idées plus exactes sur la force élémentaire du corps animal.

J-A. Unzer explique les mouvemens du corps par les forces immatérielles des nerfs. Il soutient qu'une infinité d'irritations transmises au cerveau se dissipent dans les nerfs, sans que l'âme en soit informée, chacune de ces irritations exerçant par elle-même une impression sur les nerfs et les muscles qu'elle met en jeu. On conçoit d'après cela les mouvemens qui s'opèrent sans la coopération de l'âme et ceux qui continuent quelque temps après la mort. Mais Haller ayant soutenu que l'irritabilité est indépendante de la force nerveuse, quelques physiologistes tirent une conclusion toute différente de leurs expérimentations.

Ces recherches préparent les esprits à l'adoption de la théorie nerveuse née en Irlande, fort appuyée en Allemagne et dont le premier principe est que tous les phénomènes de la vie sont dûs à l'influence nerveuse, les corps extérieurs agissant d'abord sur les nerfs, toutes les maladies étant dépendantes du système nerveux et les médicamens agissant bien plus sur les solides que sur les humeurs. Ces principes ont une analogie frappante avec ceux du célèbre Hoffmann qui admettait cependant des maladies humorales.

G. Cullen, nourri des principes de Boerhaave, s'a-
perçoit que la doctrine de celui-ci fait jouer aux humeurs un rôle trop important ; et, combinant les
opinions d'Hoffmann avec la nouvelle doctrine des
forces du corps, il imagine la théorie du solidisme.
Il suppose que toutes les causes des fièvres sont débilitantes, admettant que la tonicité des vaisseaux
est exaltée par le frisson. Il divise les fièvres en *sy-
nochus* et *typhus*. Celui-ci revêt différentes formes
et agit d'une manière particulière sur divers organes.
L'augmentation de la sécrétion bilieuse, le développement de la putridité ne sont que des circonstances
accidentelles, et la fièvre hectique elle-même ne forme
point une espèce distincte, puisque c'est le symptôme
d'une affection locale, le plus ordinairement d'une
suppuration intérieure. Le célèbre professeur d'É-
dimbourg considère le froid tantôt comme débilitant,
tantôt comme excitant, suivant qu'il est violent ou
peu intense. Il adopte les jours critiques en faisant
remarquer qu'ils varient suivant le type de la fièvre.
Il repousse les purgatifs et il montre une très grande
prédilection pour les toniques et les excitans. Il rejette
l'opinion de Boerhaave sur les congestions pour admettre la théorie de l'irritation ; et il avance des opinions contraires à celles de ses prédécesseurs sur la
goutte. Il explique l'action des médicamens d'après
les principes d'Hoffmann. Ils exercent leur première
action sur l'estomac, mais en vertu des nombreuses
sympathies de ce viscère, ils agissent dynamiquement
et non matériellement sur toutes les parties du corps.

D. Macbride suit une marche analogue en attachant encore plus d'importance aux changemens
immatériels de la force nerveuse et à l'influence de
l'âme. J. Grégory adopte ces principes, faisant bien
remarquer la différence qui existe entre la vivacité
et l'intensité des actions suscitées par l'irritabilité. Il
ne veut pas que l'on regarde les âcretés comme des
causes morbifiques, et soutient que les sécrétions et
les excrétions s'opposent à l'altération des humeurs.
S. Musgrave attribue également toutes les maladies
aux affections du système nerveux, qui, suivant lui,
développe et entretient aussi la chaleur animale. De
La Roche, partisan de ces écrivains, soutient que le
principe vital a une propriété antiseptique, que les
miasmes contagieux l'affectent immédiatement et
qu'il s'oppose à la putréfaction.

Toutes ces idées sont adoptées et développées en
Allemagne. A. Thaer, Ch.-F. Elsner font remarquer,
l'un d'après Baglivi, que la crudité dans les fièvres
est la suite d'une contraction spasmodique dont la
cessation amène la coction ; l'autre que l'essence de
la fièvre consiste dans un changement général et
inégal de l'irritabilité. Schaeffer soutient que les fièvres ne proviennent ni de l'altération des humeurs,
ni de l'obstruction des vaisseaux. Il considère les évacuations critiques seulement comme effets et signes
de la solution qui vient de s'opérer. Les miasmes
contagieux ne passent pas, dit-il, dans la masse
des humeurs, mais agissent sur les nerfs, et occasionnent des dérangemens dans les organes. Enfin

ses objections sur l'idée qu'on se formait avant lui des dépôts laiteux, sont fondées principalement sur le défaut d'analogie entre le lait et la matière de ces dépôts. F. V. Berlinghieri est aussi très zélé défenseur du solidisme, quoique détracteur de Cullen. Il désigne sous le nom de réaction le principe en vertu duquel les solides agissent sur les fluides, principe que le praticien ne doit jamais perdre de vue dans le traitement des maladies et l'emploi des remèdes. Grimaud, professeur à Montpellier, admet une grande analogie entre les fièvres et les maladies dites nerveuses. Tous les efforts des solidistes ne satisfont pas le besoin que l'on avait d'introduire l'unité d'explication de différens phénomènes du corps vivant; et l'on continue, comme Haller, à vouloir séparer la force nerveuse de l'irritabilité et à accorder à chaque partie sa vie propre, son irritabilité particulière. Mais on ne peut parvenir à constater si celle-ci dépend de la sensibilité ou si ce sont deux forces distinctes. K. Sprengel, guidé par les principes des anciens empiriques, publie un manuel de pathologie dans lequel il distingue les effets de l'irritabilité des phénomènes de la sensibilité, en réunissant ces deux facultés sous le nom commun de force vitale.

Ne terminons pas l'examen des écoles dynamiques sans dire un mot du matérialisme, car de tout temps les théories médicales furent empreintes de la philosophie dominante. Celle de Th. Hobbes, enseignant que tout est matière, soutenue par de La Mettrie, était fort en vogue au milieu du dix-huitième siècle. Cette doctrine fut vivement repoussée par Tralles et Krause. D. Hume et J. Priesley se montrent zélés partisans du matérialisme : les discussions qui en sont l'objet ne donnant rien de satisfaisant, les médecins et les naturalistes se détachent des spéculations métaphysiques pour se livrer plus particulièrement à l'étude des forces organiques.

CHAPITRE IV.

Histoire des écoles empiriques.

§ Ier. *Des hippocratistes modernes et des circonstances qui ont favorisé le retour des écoles empiriques.*

Pendant le trop long période du moyen âge, les partisans des écoles empiriques exerçaient la plus utile des professions conformément aux préceptes tirés des traductions imparfaites des ouvrages de l'immortel vieillard de Cos. Vous vous rappelez aussi que les idées de Paracelse, les principes de l'alchimie et des écoles iatromathématiques s'étaient propagés dans le nord de l'Europe surtout. La médecine em-

Irique était suivie par un très petit nombre de
praticiens de différentes sectes parmi lesquels on
comptait des éclectiques ou conciliateurs. L'un d'eux,
Sanctorius, défend les principes d'Hippocrate et de
Galien ainsi que la théorie de l'altération des humeurs. Il introduit le premier l'usage du thermomètre, nouvellement découvert, pour déterminer
les variations de température du corps humain. A.
Ponce, Stupani, G. Hoffmann, K. Marinelli, Schelhammer, Zacutus Lusitanus et plusieurs autres médecins du dix-septième siècle soutiennent par leurs
écrits les principes d'Hippocrate, de Galien et des
péripatéticiens.

Le dix-huitième siècle vit naître des partisans
plus nombreux et mieux éclairés de la théorie empirique. Parmi eux on remarque J. Freind, J-B.
Verna; Omobon Pison, J. Vynther, H. Cope; J. de
Gorter, l'un des meilleurs commentateurs d'Hippocrate; Richter, Triller, Hébenstreit; J. Barker, auteur d'un parallèle de la médecine des anciens et
des systèmes pratiques modernes; Gruner et beaucoup d'autres auteurs qui s'efforcèrent de propager
les principes hippocratiques et l'empirisme.

Cette doctrine compte beaucoup de sectateurs
français, nommément Lepecq de La Cloture, Ch. Le
Roi et Aubry. Cependant les nouvelles découvertes,
le progrès des sciences, l'institution des sociétés
savantes, les nouveaux systèmes philosophiques, en
ramenant à l'école empirique, rappellent les esprits
dans les voies plus sûres et plus larges de l'observa-

tion et d'une meilleure méthode de raisonner. L'illustre Bâcon fit naître cette heureuse révolution.

Ce grand philosophe signale le peu de fidélité et d'attention pour les méthodes d'Hippocrate et de Baillou comme très nuisible à l'avancement de la médecine, ainsi que la trop grande vénération pour les écrits des anciens. En louant les efforts des anatomistes modernes, il regrette que ceux-ci négligent l'étude de l'anatomie comparée et de l'anatomie pathologique et cherchent en vain la cause des maladies dans l'altération des humeurs plutôt que dans la structure des organes. Il se plaint de ce qu'on déclare trop légèrement plusieurs maladies incurables et de ce que l'on est si peu avancé dans l'art de remplir les indications avec des remèdes particuliers. Et relativement à la méthode d'induction, il insiste beaucoup sur l'attention que l'on doit à tous les objets de l'observation en notant les changemens gradués que chacun subit.

Les idées lumineuses de Bâcon inspirent du dégoût pour les hypothèses et les systèmes, en Angleterre surtout. Le médecin Locke, D. Hume rejettent les idées innées. Des philosophes français et allemands, en adoptant ces principes, contribuent à la propagation de la méthode empirique favorisée en outre par la découverte de plusieurs médicamens nouveaux, le quinquina entre autres, dont les effets ne s'expliquent pas par les doctrines d'alors.

Introduit en Espagne vers l'an 1632, le quinquina ne tarde point à exciter vivement l'attention des praticiens de la péninsule et de l'Europe entière. P. Barba publie, en 1642, un écrit en faveur du quinquina et pour la défense des médecins espagnols qui l'emploient. A ce premier ouvrage, il en succède beaucoup d'autres pour et contre le précieux fébrifuge que l'on n'apprécie pas à sa juste valeur et auquel on attribue tous les maux, toutes les merveilles imaginables. Les jésuites s'en emparent, l'administrent aux malades et exaspèrent encore les passions. La fraude et la cupidité, par des sophistications grossières, en introduisant dans le commerce toutes sortes d'écorces pour celle de quinquina, accréditent les plaintes de ses détracteurs. Sydenham et d'autres Anglais étudient le nouveau remède, recherchent à quelle époque il convient le mieux de l'employer contre les fièvres intermittentes.

Le quinquina excite aussi des disputes fort animées en Italie, principalement à Milan, à Rome et à Gênes. On ne savait point à quelles doses ni à quelle époque des fièvres intermittentes on devait l'administrer, lorsqu'en 1668 et 1671, R. Tabor, Talbor ou Talbot fait connaître comment et avec quelles précautions on doit l'employer. Les cures heureuses qu'il opère avec son remède secret dont le quinquina fait la base, ayant excité la jalousie des praticiens de Londres où il exerçait alors, Talbor se rend à Paris, en 1679. Il y obtient de brillans succès, notamment la guérison du dauphin, et il reçoit du roi deux mille louis d'or et une pension viagère de deux mille francs pour l'achat de son secret.

(352)

Talbor employa le quinquina sous des formes plus variées qu'on ne l'avait fait jusqu'à lui, et il fut mieux éclairé par l'expérience. Il est le premier qui ait combiné l'opium avec le quinquina et prescrit celui-ci à des doses plus élevées. Il perfectionna le traitement des fièvres intermittentes. S'il n'avait pas fait un secret de son principal remède et imité des charlatans, ce serait un des praticiens auxquels l'art de guérir devrait beaucoup.

Les théories d'alors et le galénisme étant insuffisans pour expliquer l'action du quinquina, on revient à la méthode d'observation. R. Restaurand, professeur à Montpellier, publie un mémoire où l'on trouve que le quinquina ne doit pas provoquer d'évacuations alvines. J-C. Peyer le donne en pilules et fait remarquer très judicieusement qu'il faut en continuer l'usage après la cessation de la fièvre afin d'en prévenir la récidive. Monginot de Paris recommande de n'ajouter à ce médicament aucune substance capable d'en diminuer la force et l'activité. J-A. Helvetius le donne le premier en lavement. B. Ramazzini fait remarquer combien le quinquina devint nuisible par l'abus qu'on en fit dans un typhus vermineux épidémique et dans une épidémie pétéchiale. B. Zendrini publie un ouvrage estimé sur le quinquina, dans lequel il combat énergiquement les préjugés contraires à ce remède. F. Torti, professeur à Modène, publie un ouvrage classique sur les fièvres intermittentes pernicieuses, qui jusqu'alors n'avaient point assez attiré l'attention des praticiens et contre lesquelles on ne s'était point hasardé à employer le quinquina. Les excellens préceptes consignés dans ce traité décèlent l'esprit observateur et judicieux de l'auteur.

Le quinquina est aussi employé pour des maladies autres que les fièvres intermittentes. Sydenham le prescrit le premier contre la goutte; R. Morton, Pringle, J-C. Brunner et d'autres praticiens le conseillent contre la dysenterie, l'hémoptysie, la gangrène, l'asthme périodique, la coqueluche, le tétanos, la mélancolie et une infinité de maladies diverses; car c'est toujours le propre de l'esprit humain de rester en deçà ou d'aller au-delà de la vérité quand il s'agit d'apprécier une découverte utile. P-G. Werlhof, digne appréciateur de Torti et non moins habile praticien, démontre l'injuste prévention des Sthaliens pour le quinquina et pourquoi les récidives des fièvres intermittentes sont si communes. Des faits innombrables font mieux apprécier ce remède et l'on parvient à connaître plusieurs de ses principes constitutifs ainsi que différentes espèces de quinquina. On l'applique sur la peau, on le donne en bains et même on l'injecte dans les veines. Cependant R. de Hautesierk, dans son recueil d'observations de médecine des hôpitaux militaires, assure que dans une fièvre tierce épidémique on n'avait pas osé recourir au quinquina et que la tisane de chicorée avec le sel de Glauber avait été jugée suffisante.

Après le quinquina, aucun autre remède n'excita

aussi vivement l'attention que l'opium. L'école chimiatrique contribua singulièrement à sa propagation et il fut accueilli même des antagonistes de cette école. Th. Sydenham, qui l'employa surtout contre des dysenteries épidémiques, en fait un éloge outré et emphatique. J. Huxham le conseille dans les inflammations asthéniques et contre d'autres phlegmasies après avoir débuté dans le traitement par des saignées copieuses. P. Pott et d'autres praticiens anglais l'indiquent contre diverses espèces de gangrène dite par atonie, particulièrement contre la gangrène sénile. Les Américains en font un heureux emploi contre les affections vénériennes.

On ne tarde point à reconnaître les effets stupéfians de l'opium, son action sur le système nerveux, et Haller paraît être convaincu de sa propriété excitante qui est démontrée ensuite par Brown et J. Leigh, malgré les assertions contraires d'un grand nombre de praticiens.

§ II. *Objets des recherches empiriques.*

La méthode expérimentale, perfectionnée par les excellens préceptes de Bâcon, faisait secouer le joug des préjugés, et portait les esprits à la simple observation des faits. J.-G. Zimmermann et J. Sennebier publient deux ouvrages extrêmement remarquables sur l'importance de la véritable expérience, sur l'art de bien observer et de raisonner par analogie et par nduction. J-J. Wepfer, digne modèle des bons observateurs, et plusieurs médecins d'Allemagne ont sur la ciguë aquatique et autres plantes vénéneuses des recherches fort intéressantes. Mais la chimiatrie du dix-septième siècle fit trop souvent abandonner la route tracée par les vrais philosophes dans les recherches sur les médicamens.

Par l'analyse et toutes sortes de combinaisons chimiques plus ou moins imparfaites, on tâchait de découvrir les vertus et l'action des médicamens. On avait une prédilection outrée pour les remèdes exotiques et nouveaux. De ce nombre est l'ipécacuanha dont Pison parle le premier, en 1648, et que J-A. Helvetius mit en très grande vogue, à Paris, par l'usage qu'il en faisait contre la dysenterie. De là ce remède fut répandu dans toute l'Europe. J-D. Gohl parait être le premier qui l'ait employé à petites doses, comme nauséabond et à titre de vomitif : Crew, Stoll et bien d'autres praticiens le recommandent pareillement.

Dover combine le premier l'ipécacuanha avec l'opium et il en obtient de fort bons effets. Les médecins allemands font alors un très grand éloge de l'arnica dans les cas d'accidens survenus à la suite des chutes, contre les fièvres intermittentes opiniâtres, la pleurésie rhumatismale, contre la suppression des règles ou des lochies, les fièvres putrides, la diarrhée, etc. La valériane fut aussi très souvent employée, et Tissot lui prodigue des éloges contre l'épilepsie. J. Juncker la mit fort en vogue contre le typhus. La ciguë fut aussi plus généralement employée et chacun sait les éloges outrés que lui prodigue A. de Stoerk, médecin de l'empereur d'Autriche. C'était, selon beaucoup de praticiens, le moyen par excellence pour guérir les engorgemens abdominaux, les scrophules, le squirrhe et le cancer. Il paraît certain que les effets de cette plante varient selon le sol qui la produit et la manière dont on prépare son extrait. La belladone est employée plus fréquemment, mieux étudiée, quoiqu'on exagère son efficacité.

La pomme épineuse contre la mélancolie, la frénésie, l'épilepsie; l'aconit contre les rhumatismes, la goutte, et même la colchique sont fréquemment employés par A. Stoerk et autres praticiens qui en font l'éloge. L'eau distillée de laurier est aussi administrée dans les maladies inflammatoires et les obstructions de l'abdomen. Les propriétés étonnantes de la digitale sont mieux connues ; et, depuis 1775, les Anglais en font très grand cas dans le traitement des hydropisies. Cullen paraît être le premier qui ait signalé son influence sur la circulation. La gomme kino et d'autres remèdes sont encore soumis à de nombreuses expérimentations dans le cours du dix-septième siècle.

Dans le siècle suivant, on cherche à remplacer le quinquina par des substances indigènes ou exotiques, dont plusieurs sont justement oubliées. L'écorce de saule, celle du marronnier d'Inde, le bois de quassia, la racine de colombo, l'écorce de winter, les glands de chêne sont vantés comme des succédanés du quinquina. On avait recommandé précédemment diverses préparations du lichen d'Islande contre l'hémoptysie, la phthisie, la coqueluche, etc. Plusieurs plantes dites vermifuges, mais surtout la *Spigelia anthelmia*, la mousse de Corse, furent classées dans la matière médicale ainsi que le goudron et la térébenthine.

Les remèdes minéraux sont mieux connus. On rejette avec raison le corail, le diamant, les perles, du nombre des médicamens. On leur substitue la magnésie, l'eau de chaux, la lessive des savonniers, plusieurs espèces de savons et de dissolvans considérés comme lithontriptiques. Les effets stimulans de l'ammoniaque sont appréciés et on se rappelle les éloges qui furent donnés à l'eau de Luce contre les piqures de la vipère.

Le gaz acide carbonique, que Vanhelmont décrit le premier sous le nom de gaz sylvestre, est aussi considéré comme un remède précieux, préservatif du scorbut et curatif de plusieurs ulcères de mauvaise nature. C'est à l'acide développé par la fermentation des choux que l'on attribue à la *Sauerkraut* d'avoir préservé du scorbut tout l'équipage du capitaine Cook pendant un voyage de plus de trois ans autour du monde; et l'on sait que la potion de Rivière donnée par Hulme et Léake dans les cas de fièvre puerpérale avec diarrhée putride, fait souvent cesser de certains vomissemens. Le gaz acide carbonique, respiré par des phthisiques, n'eut pas des résultats favorables, non plus que l'air des étables que l'on fit respirer à plusieurs d'entre eux.

Le phosphore, dont les médecins français se servirent les premiers, est aussi rangé dans la matière médicale comme stimulant et sudorifique efficace dans les fièvres dites asthéniques et contre le tétanos. Des préparations arsénicales, l'arsénic même employés depuis long-temps pour la guérison des ulcères, sont conseillés témérairement comme fébrifuges. L'oxide de bismuth est soumis à des recherches nouvelles; l'émétique, le soufre doré d'antimoine, le kermès minéral sont très fréquemment prescrits. L'oxide de zinc, l'étain, l'acétate de plomb, le muriate d'ammoniaque et de cuivre, des préparations nouvelles de mercure sont usités journellement. C'est du dix-huitième siècle que datent les pilules de Belloste, les dragées de J. Keyser, le mercure gommeux de Plenk.

L'aimant, si proné par Paracelse, est considéré comme très salutaire contre des céphalalgies et des odontalgies. A. Mesmer et ses partisans lui accordent mille propriétés merveilleuses ainsi qu'au magnétisme animal. L'électricité, découverte depuis peu et étudiée par rapport à la physique et à la physiologie, ne pouvait manquer d'être considérée comme un moyen merveilleux dont les effets seraient très puissans contre beaucoup de maladies, notamment contre les paralysies, les névralgies, le rhumatisme chronique, la goutte, l'aménorrhée, etc. Parmi les idées chimériques qui avaient cours à cette époque, vous remar-

(359)

querez celle de Privati, docteur en droit de Venise, qui prétendait guérir les maladies avec des tubes de verre électrisés renfermant des médicamens que l'on était dispensé de prendre, leurs émanations devant suffire pour guérir. B. Franklin et Haller démontrent l'inexactitude et l'exagération avec lesquelles on a parlé de l'électricité comme moyen curatif. De toutes ces disputes, il résulte que l'électricité est un moyen thérapeutique d'une valeur très restreinte.

La méthode expérimentale qui dirige les esprits dans la recherche sur les propriétés des médicamens, ramène aux principes d'Hippocrate et fait sentir le besoin de s'éclairer de l'anatomie pathologique. Mais la découverte récente du baromètre et du thermomètre, une trop grande influence accordée aux constitutions atmosphérique et médicale régnantes ainsi qu'une déférence outrée pour les opinions consignées dans les écrits de l'antiquité et une classification bâsée sur les symptômes dominans retiennent les médecins du dix-huitième siècle à l'entrée de la carrière qui leur avait été ouverte par Bâcon, Zimmermann et Sennebier.

L'histoire des épidémies de 1570 et 1578, tracée par Baillou, prouve que l'auteur use trop fréquemment de la phlébotomie et se dirige d'après les principes de l'humorisme, théorie qui dépare également les observations de Ch. Lepois. Toutefois ces deux praticiens constatent des faits anatomiques importans et semblent entrevoir déjà le caractère inflammatoire de plusieurs maladies du bas-ventre. Au commencement du dix-septième siècle, l'apparition d'une angine gangréneuse épidémique devient un sujet de discussion parmi les médecins. F. Nola la décrit avec exactitude, et des médecins espagnols la désignent sous le nom de *garrotillo*. Dans le siècle suivant, la même maladie ravage la France, l'Italie et l'Angleterre. J. Fothergill la décrit exactement et recommande la méthode stimulante et fortifiante comme la seule convenable. D'autres praticiens anglais recommandent pareillement le quinquina, l'acide sulfurique, la teinture de myrrhe. Garnier et Chomel lui opposent malheureusement la saignée et le vomitif, tandis que Boucher et Raulin prétendent la guérir avec l'acétate de plomb seulement.

Le pourpre est considéré par des médecins comme une maladie nouvelle, tandis que d'autres prétendent que ce n'est qu'un symptôme qui n'a même point échappé à l'esprit observateur des anciens. On discute sur le mélange des humeurs qui le produisent. Mais Agostini, meilleur observateur que la plupart de ses contemporains, soutient que le pourpre peut se joindre à des fièvres sthéniques, et il indique la saignée comme moyen curatif, ayant remarqué que le saignement de nez et d'autres hémorrhagies sont salutaires. A. de Haën prouve que le pourpre, au lieu d'être essentiel, n'est qu'une suite accidentelle du mauvais régime et de l'abus des sudorifiques. Quarin, Stoerk et Collin sont d'un avis contraire; J. Pringle considère cette affection cutanée comme critique.

A cette époque, on établit une distinction entre la scarlatine et la rougeole. J. Storch, de Haën et Navier publient des ouvrages classiques sur la scarlatine. On signale ensuite, sous le nom d'angine polypeuse et de croup, une maladie épidémique dont Ch. Bennet paraît avoir publié la première observation dans son traité d'anatomie. Vers le milieu du dix-huitième siècle, l'apparition de cette cruelle maladie excite généralement l'attention des médecins. F. Hume fait paraître le premier traité complet sur cette affection qu'il considère comme inflammatoire, soutenant que la fausse membrane qu'elle engendre est le produit de l'épaississement des mucosités sécrétées dans le conduit aérien. Ch-F. Michaelis soutient et développe cette opinion en même temps qu'il perfectionne le diagnostic du croup. J. Millar établit le premier les caractères qui le distinguent de l'asthme convulsif des enfans.

La convulsion céréale, généralement attribuée au seigle ergoté, à la rouille des blés, dont les convulsions et la gangrène des extrémités sont les signes les plus caractéristiques, et qui avait été signalée dans quelques ouvrages anciens, ravage la Sologne et pénètre dans beaucoup de contrées d'Europe. Elle fixe l'attention des médecins dont quelques-uns, bons observateurs, nommément Scrinc et Burghart, en donnent une description parfaite, tandis que d'autres signalent la différence qui existe entre l'ergot des Français et la convulsion céréale ou raphanie des Allemands. Un très grand nombre d'observations, monographies et autres écrits furent publiés sur cette maladie, dans le nord de l'Europe surtout, sans avoir appris à en bien connaître la nature.

Les écrivains des dix-septième et dix-huitième siècles s'appliquent à décrire des épidémies qu'ils caractérisent par des symptômes prédominans et publient de nombreuses histoires d'épidémies dites catarrhales, bilieuses, muqueuses, nerveuses, rhumatismales, inflammatoires, putrides et vermineuses. Th. Sydenham, qui a la gloire d'avoir résisté à l'entraînement des écoles chimiatriques et iatromathématiques, est un de ceux qui s'adonnèrent le plus aux illusions de l'empirisme moderne. Il définit la maladie un effort de la nature pour expulser le principe morbifique de la masse des humeurs, et il regarde la grande différence des épidémies comme devant être le principal objet des recherches du médecin, car c'est sur cette différence que le traitement doit être basé. Il veut qu'on trace un tableau fidèle de chaque espèce d'épidémie, et il dit avoir remarqué cinq constitutions différentes dans celles qu'il a observées. Leur histoire particulière doit d'autant moins trouver place ici que l'expérience a fait justice des raisonnemens hypothétiques de l'auteur. Il considérait ces maladies comme sthéniques et il les combattait par des moyens débilitans.

K. Sprengel juge Sydenham avec une partialité manifeste. Il lui reproche d'agir d'après des principes vains et incertains. Il suffit de dire que ce praticien célèbre se prononce hautement contre les remèdes échauffans et le traitement symptomatique de certaines épidémies et qu'il leur substitue les antiphlogistiques, pour prouver que de tels principes ne sont pas moins rationnels que conformes à l'exacte observation des faits. En considérant les fièvres intermittentes sous un point de vue semblable à celui des fièvres continues, il émit une idée lumineuse.

Sydenham, né en 1624, à Windford-Eagle dans le Dorsetshire, mourut à Londres, le 29 décembre 1689, d'un choléra-morbus que Baumes croit avoir été goutteux. C'est un des plus grands médecins du dix-septième siècle, et ses ouvrages sont justement estimés. Voici le portrait qu'en fait le docteur Mahon : « Dépouillé, dit-il, de l'érudition fastueuse de son siècle, aussi loin de la curiosité avide des chimistes que de la présomption des galénistes, méprisant le babil des philosophes et leur critique, Th. Sydenham pratiqua et écrivit sur la médecine avec une simplicité si judicieuse et un génie si naturellement observateur, qu'il a mérité à juste titre, de toutes les nations, le surnom de second Hippocrate. »

R. Morton, croyant à l'existence d'un virus indéfinissable, ainsi que Fernel, et à celle des esprits vitaux, reproche à Sydenham d'employer la méthode antiphlogistique. Il se vante d'être dans la voie de l'observation et de la nature en adoptant des principes contraires. Ainsi, dans sa description des mêmes constitutions épidémiques tracées par Sydenham, Morton approuve ceux qui emploient le quinquina et les excitans. Il décrit fort exactement la variole et plusieurs autres phlegmasies cutanées. L'exemple des deux célèbres Anglais est suivi en Allemagne par plusieurs praticiens.

B. Ramazzini, Baglivi, Lancisi comptent aussi parmi les observateurs de constitutions épidémiques en Italie. Astruc, A. Deidier et surtout F. Chicoyneau font connaître la peste qui ravage Marseille et ses environs en 1721. En 1771, celle de Moscou est observée et décrite par de judicieux praticiens, nommément par Ch. de Mertens. Ces grandes calamités donnent lieu à des discussions fort importantes sur la contagion, et l'on établit des quarantaines. Les magistrats apprécient les sages conseils des médecins : les soins mieux éclairés d'une police plus active ont l'immense avantage de faire diminuer les maladies pestilentielles.

On était d'autant plus porté à étudier les maladies épidémiques et leurs complications qu'on avait beaucoup d'indifférence pour les théories d'alors. J. Huxham décrit parfaitement le typhus lent ; Tissot, l'épidémie de Lausane qu'il croit bilieuse. Ph-G. Schrœder rend si familière en Allemagne l'opinion de la complication bilieuse, que l'on attaque presque toutes les fièvres avec les délayans et les purgatifs. M. Stoll, l'un des meilleurs observateurs de son siècle, accrédite singulièrement le préjugé des complications bilieuses. Les épidémies et les complications vermineuses mal appréciées sont également soumises a l'investigation des observateurs. Mais de Haën et Musgrave doutent de la valeur des signes auxquels

on attribue la présence des vers dans le tube digestif, et démontrent que, lorsqu'il y en a, ce n'est
qu'une complication comme l'état saburral des voies
gastriques. Rœderer et Wagler font des portraits
frappans de vérité sur la fièvre qu'ils appellent muqueuse. La fièvre dite catarrhale, souvent décrite
sous le nom *d'influence*, est aussi étudiée par beaucoup d'observateurs qui la considèrent comme contagieuse dans beaucoup de contrées d'Europe.

Le rachitisme est plus soigneusement observé et
mieux connu ; car jusque là on ne possédait que des
faits isolés et incomplets sur cette affection si commune cependant. Il en est de même pour le crétinisme et le goître. Les différentes espèces de lèpre
sont aussi mieux appréciées dans l'Inde et dans quelques contrées d'Europe où on la rencontre encore.
Plusieurs maladies, la goutte, les hémorroïdes, l'hypochondrie, attribuées mal à propos à une prétendue faiblesse du bas-ventre, deviennent l'objet d'investigations nouvelles; et, d'après les idées de Kaempt,
les lavemens sont mis en si grande vogue pour désob-
struer l'abdomen et la veine-porte en particulier,
que ce médecin et ses partisans en font donner, dans
certains cas de maladies chroniques, jusqu'à sept ou
huit cents dans la plupart desquels on fait entrer
diverses substances médicamenteuses plutôt que de
les administrer par l'estomac. Enfin l'angine de poitrine, le tic douloureux sont aussi soumis aux investigations des observateurs et des anatomo-pa-
thologistes du dix-huitième siècle.

Le traité d'Hippocrate sur l'air, les eaux et les lieux, et surtout de nombreux voyages entrepris par les savans des dix-septième et dix-huitième siècles reportent l'attention sur les maladies endémiques et sur l'observation de celles qui dépendent de l'influence des climats. Deux médecins de Leyde publient les premiers faits sur les maladies qu'ils observèrent sous les tropiques, dans l'Inde et surtout au Brésil, que G. Pison assure être la contrée la plus salubre du monde entier et dans laquelle il ne règne aucune épidémie. Les médecins d'alors s'occupent beaucoup des maladies de toutes les parties du monde et de celles qui se développent en mer. La fièvre jaune, considérée comme la plus meurtrière des maladies des colonies américaines, passe pour être endémique sous les tropiques, et elle fixe particulièrement l'attention des médecins du dix-huitième siècle.

Mieux appréciée, l'anatomie pathologique devient aussi l'objet des recherches multipliées d'un grand nombre de médecins très zélés pour l'avancement de cette science naissante. Toutefois on commence par rechercher des faits merveilleux, insolites, et c'est après avoir reconnu les inconvéniens de cette fausse route, que des hommes supérieurs, Bonet, Valsalva, Morgagni, Lieutaud, Baillie, etc., lui font faire de grands progrès en la rapprochant de la physiologie, de la pathologie et de la thérapeutique.

Malgré cela, on croyait encore que la sémiotique pouvait seule conduire à la connaissance du siége

des maladies et faire apprécier le rapport et l'état des
forces. On s'attachait surtout à bien étudier les différentes modifications du pouls dans les maladies et
même suivant l'âge, le sexe, le genre de vie et chaque époque du jour. L'Espagnol F. Solano, si célèbre dans l'art sphygmique, signale le premier, en
1707, le pouls dicrote comme présage d'une hémorrhagie nasale, et sa découverte lui fait chercher
encore des modifications du pouls sucseptibles de
faire prédire d'autres évacuations, telles que la diarrhée, des urines ou des sueurs abondantes. P. Sénac
et un médecin anglais accueillent et défendent la
doctrine de Solano que Bordeu examine avec beaucoup de soin, constatant que l'excitement de certains organes entraîne des changemens dans le pouls,
et ne partageant pas d'ailleurs toutes les opinions du
médecin espagnol. Bordeu entre dans des détails
minutieux sur la manière de tâter le pouls. Il distingue dans chaque maladie les périodes d'excitement,
de coction, de crise, et il signale le pouls particulier
à chacune d'elles. Ses divisions du pouls en supérieur et inférieur sont connues de chaque médecin.

Michel Cox, Roche, Hernandez, Ménuret, apologistes de l'art sphygmique, sont moins célèbres
que H. Fouquet. Celui-ci fait connaître exactement
les différences du pouls qu'il représente même par
des figures. Il distingue trois variétés de pouls critique, et il établit de nouvelles divisions des pouls
supérieur et inférieur. Marquet, à l'instar d'Hérophile, compare le pouls avec la musique. Sa théorie

cadencée ne mérite pas d'être tirée de l'oubli , non plus que les noms obscurs de plusieurs autres écrivains sphygmiques.

Zimmermann et de Haën s'élèvent avec raison contre les subtiles et merveilleuses assertions des partisans outrés de Solano et Bordeu. Alors aussi L. Auenbrugger reconnaît et enseigne que la percussion du thorax est un moyen précieux de diagnostic des maladies de poitrine.

L'antique usage de décrire les maladies d'après la position des parties, en commençant par la tête et finissant par les pieds, ainsi que le système nosologique de F. Plater, étaient reconnus comme très vicieux ; les descriptions nouvelles et plus détaillées des maladies en faisaient encore plus sentir l'imperfection, lorsque F. Boissier de Sauvages, voulant imiter la classification de Linnée, divise les maladies en locales ou générales, partageant celles-ci en fièvres, inflammations , spasmes , anhélations , faiblesses , douleurs , aliénations mentales , écoulemens et cachexies , division dont les vices sont aujourd'hui bien frappans; et pourtant cette nosologie acquit une célébrité extraordinaire. Nous ne rappellerons pas l'essai d'une nosologie systématique de Vogel , ni le système de Macbride qui s'en rapproche beaucoup , ni celui de Sagar calqué sur celui de Sauvages. Enfin la nosologie de Cullen est trop généralement connue pour en faire mention.

§ III. *Histoire de l'inoculation de la petite-vérole.*

L'inoculation mérite une place distinguée dans l'histoire des recherches empiriques modernes, parce qu'on y voit combien la force des préjugés et la passion pour des vérités nouvellement aperçues nuisent à leur appréciation.

Il paraît que la coutume de faire contracter la variole aux enfans dès qu'elle se manifeste épidémiquement, existe de temps immémorial dans quelques parties de l'univers. On avait remarqué qu'elle était moins dangereuse que celle qui les attaquait à l'improviste. Le missionnaire d'Entrecolles fait connaître le premier le mode d'inoculation adopté par les Chinois depuis plusieurs siècles, et les médecins anglais, d'après leurs expériences de 1721, le trouvent cependant moins favorable que la manière d'inoculer des Grecs. Dans l'Inde et parmi les Arabes, mais surtout en Géorgie et en Circassie, où l'on estime tant la beauté des femmes, l'inoculation est aussi ancienne que généralement répandue. Il en est de même dans plusieurs contrées d'Europe; mais de l'avis des naturalistes et médecins, cet usage se propage surtout dans cette dernière partie du monde au commencement du dix-huitième siècle.

Une femme célèbre, Lady Montague, épouse de l'ambassadeur anglais en Turquie, fait inoculer son

fils à Constantinople, par une Thessalienne routi-
nière. Bien que très douloureusement inoculée, la
petite-vérole ne s'en termine pas moins si heureusement que, de retour à Londres, Lady Montague y
fait inoculer sa fille avec un égal succès, en avril
1721, et use de tout son crédit pour propager l'i-
noculation. La nouveauté du fait et son importance
éveillent l'attention, provoquent, sur la demande de
la reine Caroline, les expériences sur des prisonniers
de Newgate, faites par autorisation du roi. Ses filles
sont inoculées dès que l'avantage en est constaté.
Presque tous les inoculés guérissent parfaitement;
le nombre des succès est prodigieux. Ensuite quelques revers renforcent l'opposition qui grossissait
contre l'inoculation et particulièrement contre Maitland, chirurgien de l'ambassadeur, l'un des premiers
et principaux propagateurs de l'inoculation, et qui,
dans son enthousiasme aveugle, soutient à tort que
la variole inoculée n'est pas contagieuse. Des insuccès recueillis çà et là, et surtout ceux de Boston,
sont rapportés comme pièces à l'appui des dangers
de l'inoculation.

Toutefois cette pratique se répand en France. En
1723, le duc d'Orléans, alors régent du royaume,
influe favorablement sur sa propagation par l'intérêt qu'il y porte. Mais sa mort, arrivée le 3 décembre de cette année-là, laisse le champ libre à ses détracteurs, nommément aux docteurs en théologie
de la Sorbonne, qui la regardent comme contraire
aux vues du créateur. Les opinions éclairées des

médecins les plus distingués de Paris, Astruc, Chirac, etc., sont étouffées par les clameurs des fanatiques, par l'empire des préjugés. Maitland transporte
l'inoculation en Allemagne, en 1724, et il la pratique sur le prince Frédéric, fils du roi de Prusse,
ainsi que sur beaucoup d'autres enfans des familles
les plus distinguées.

Contre tant d'efforts pour l'inoculation et pendant
plus de vingt ans, s'élèvent de nombreuses et très-
vives objections. Là, on soutient que le très grand
nombre de décès qu'elle produit doit épouvanter; ici,
qu'elle ne réussit souvent point ou que ce n'est
pas un moyen préservatif; là, que la petite-vérole
par inoculation est bien plus dangereuse que celle
par infection naturelle; ici enfin qu'il n'y a point
d'avantage à provoquer l'apparition d'une maladie.
Malgré cela, les saines idées triomphent, des associa-
tions et des établissemens se forment en faveur de
l'inoculation. On fait subir à ceux qui s'y soumet-
tent des préparations plus ou moins utiles. Tronchin,
alors président du collége de médecine à Amsterdam,
inocule son fils en 1748, et l'on constate que le choix
du pus variolique n'a pas d'influence appréciable
sur le caractère de la maladie qu'il engendre. L'inoculation se propage en Suisse et en Italie où l'on
reconnaît que l'incision est préférable au vésicatoire;
puis en Danemarck et en Suède.

Hosty publie en 1755, sur l'état de l'inoculation en
Angleterre, un rapport fort intéressant et tout à l'a-
vantage de cette pratique dont le procédé est sin-

gulièrement simplifié. L'apologie de Tissot lui est
également favorable, ainsi que le témoignage de
Tronchin, appelé à Paris, où il inocule les enfans du
duc d'Orléans. Et pourtant une adresse aux autorités
spirituelles et temporelles, digne fille de l'erreur et
du fanatisme, apparaît encore. De Haën lui-même,
adoptant le dogme de la prédestination des Musulmans, et H-F.Delius soutiennent de vulgaires erreurs,
des préjugés absurdes que J-G. Rœderer et S. Cox
réfutent par des faits multipliés et de fort bonnes
raisons. Malheureusement deux faits mal observés
ou plutôt faussement attribués à l'inoculation en
1759 entretiennent encore ses antagonistes dans de
fâcheuses préventions.

Mais, de 1760 jusqu'à 1790, l'inoculation devient
à Paris même le sujet de disputes fort animées et
scandaleuses. Gatti, professeur à Pise, passant par
Paris, y séjourne, et il y fait des inoculations nombreuses par une méthode fort simple qu'il doit à son
expérience et à son voyage en Orient. Il choisit le pus
avant la maturité parfaite des pustules, préférant celui
de la variole artificielle, se sert d'aiguilles, emploie
rarement les préparations usitées de son temps, repousse même les débilitans et les purgatifs. Ces innovations, la latitude donnée par Gatti à ses malades de
circuler librement et en public, excitent les récri-
minations de ses antagonistes, qui, pour la plupart,
ne connaissent pas même l'inoculation, sujet de cette
polémique. On fait intervenir le parlement qui
consulte la Faculté de Médecine et celle de Théolo-

ie. Des argumens rebattus ou nouveaux sont encore reproduits pour ou contre l'inoculation dans
les principales villes de France. Au demeurant, on
propose des mesures pour éviter la contagion de la
petite-vérole et l'on insiste sur la nécessité d'avoir ,
comme à Londres , des établissemens spéciaux
pour les inoculés. Fatigué des interminables disputes de la Faculté de Paris, et, disons-le, de beaucoup
de médecins français, Gatti propose un prix de
douze cents livres pour celui qui prouvera que la
variole reparaît après l'inoculation. Le roi lui accorde, en 1769, la permission d'inoculer dans l'école
militaire. Toutefois Louis XV ne profite ni de l'expérience récemment acquise, ni de l'exemple donné
par le duc d'Orléans, qui fit inoculer ses enfans. Il
est pris de la variole à la fin d'avril 1774 , et il en
meurt dans la nuit du 10 mai suivant. Louis XVI et
ses deux frères se font inoculer. Ils ont beaucoup
d'imitateurs en France.

L'inoculation se propage et se perfectionne en
Angleterre. A. Monro y contribue beaucoup , et avec
un rare succès, ainsi que R. Sutton. Le fils de celui-
ci la simplifie encore, et il en fait application aux
nouveau-nés. En Allemagne, B-L. Trálles est un des
plus zélés et des plus heureux défenseurs de l'inoculation pour laquelle on propose alternativement ,
et souvent d'une manière inverse, bien des préparations. Enfin la vraie et la fausse petite-vérole sont
mieux observées. L'inoculation, très répandue et perfectionnée en Europe , surtout pendant la seconde

moitié du dix-huitième siècle, triomphe de ses adversaires, comme tant d'autres découvertes utiles. On
s'étonnera peu si celle de la vaccine, qui lui est infiniment supérieure, suscite également tant de contestations pendant les vingt-cinq premières années du
dix-neuvième siècle.

§ IV. *Médecine thaumaturge.*

Vous venez de voir encore comme l'ignorance, la
prévention, la passion paralysent les efforts du génie pour le progrès des sciences et combien le fanatisme est ingénieux à colorer du vernis de la vérité
de grossières erreurs, d'absurdes préjugés. Les arts
occultes et la théosophie du moyen âge, créés et
développés par Paracelse et les Rose-Croix, donnèrent une apparence scientifique à la médecine thaumaturge sur laquelle il faut bien jeter un coup-d'œil
pour connaître entièrement l'histoire de la science,
tout ce qu'elle a acquis de bon et de mauvais.

L'attachement aux préjugés et le goût de la superstition du dix-septième siècle régnaient encore
au dix-huitième, malgré les vives lumières répandues par des hommes supérieurs, ainsi que dans les
écoles, et dispersées par quelques gouvernemens. On
croyait aux maladies démoniaques et à leurs guérisons miraculeuses, en France, en Allemagne, en Italie, etc. Les contes ridicules débités sur les vampires,
les esprits-follets et les ensorcelés, ne méritent pas
d'être rappelés. La pathologie démoniaque inspire

des auteurs parmi lesquels il y en a qui occupent même un rang distingué dans les fastes de l'art. A quoi servirait de rappeler les cures merveilleuses de la sainte épine, ou celles opérées sur le tombeau de F. de Pâris, et les généreux efforts du célèbre Morand et de quelques autres membres de la Faculté de Paris, pour dévoiler les supercheries de ce fanatisme grossier. Les diableries, les guérisons miraculeuses en Souabe et en Bavière, ne sont pas moins méprisables.

Il faut bien parler aussi du magnétisme animal, prôné par Mesmer en 1773, et dont les antagonistes nient la nouveauté. Mesmer se servit d'abord de l'aimant artificiel pour opérer des cures de maladies nerveuses. Puis il fit connaître sa théorie et ses cures aux académies d'Europe. Celle de Berlin seulement lui répondit, et d'une manière défavorable. Pendant son séjour à Vienne, il s'élève une opposition formidable contre lui, au sujet de la guérison d'une fille de trois ans, affectée d'amaurose; et il se rend à Paris, en février 1778. Là, il se lie d'amitié avec d'Eslon, membre de la Faculté, et publie un ouvrage apologétique, où les principes de sa doctrine sont exposés dans vingt-sept aphorismes. Son système ne réussit pas non plus à Paris; et pourtant bien des malades appellent Mesmer à leur secours. D'Eslon tâche vainement de propager sa doctrine par des communications avec ses confrères et par ses écrits. Sa conduite offense la Faculté qui le censure et le menace de le rayer de la liste de ses membres. Mesmer, mécontent des désagrémens et de la jalousie dont il se croit l'objet, ainsi que de l'inimitié de d'Eslon, quitte Paris pour aller à Spa. Alors ses amis ouvrent une souscription fort élevée pour le rappeler dans la capitale où il établit la société appelée *l'Ordre de l'harmonie*. Son baquet magnétique, autour duquel tant de malades se précipitent, lui rapporte, dit-on, quatre cent mille francs, en très peu de temps.

En 1784, deux commissions de médecins et de savans sont nommées par le roi pour examiner le magnétisme animal (1). Mesmer les récuse sous prétexte qu'il ne veut pas des juges, mais seulement des témoins de ses guérisons merveilleuses. D'Eslon au contraire consent à expérimenter devant les doctes commissaires. Après diverses épreuves, ils concluent que le magnétisme animal est une chimère, et que les cures magnétiques, effets de l'imagination, sont toujours suspectes et parfois dangereuses.

Cependant Jussieu, l'un des commissaires, qui passe pour avoir observé le plus patiemment et avec le plus de soin les effets du magnétisme, se prononce d'une manière moins exclusive, et partage les faits dont il a été témoin en quatre classes. D'Eslon s'élève le premier contre la validité des rapports des commissions et il en publie la critique dans la même année. Il paraît presque en même temps plusieurs

.(1) Voyez *Du magnétisme animal en France et des jugemens qu'en ont portés les sociétés savantes, avec le texte, des rapports faits en 1784*, etc.; par A. Bertrand. Paris, 1826, in-8. — *Rapports et Discussions de l'académie royale de médecine sur le magnétisme animal.* Paris, 1833, in-8.

autres écrits anonymes dans lesquels on reproche aux deux commissions leurs inexactitudes et même des contradictions. Quant à Mesmer, il proteste contre les conclusions des commissaires. Ses partisans vantent les avantages de son système sur celui de d'Eslon. Celui-ci et les médecins qui avaient pris son parti, sont traités rigoureusement par la Faculté.

Les Puységur et quelques autres personnages propagent et modifient le mesmérisme en province, font tomber les magnétisés dans une sorte de sommeil, pendant lequel ils ne cessent de voir et d'entendre tout ce qui se passe autour d'eux. La théorie de Mesmer trouve aussi des éclectiques qui s'appliquent à la concilier avec d'autres, par exemple avec celle de Bordeu. Les deux qualités indispensables au succès du magnétisme, sont la volonté et la croyance de celui qui s'y soumet. Le marquis de Puységur soutient, dans son ouvrage, que la prescience des malades est donnée comme condition essentielle de toutes les crises magnétiques. C'est alors qu'on rappelle et qu'on s'efforce d'accréditer l'existence d'un sixième sens ou âme matérielle dont l'estomac est le siége.

J.-G. Lavater et plusieurs médecins propagent le magnétisme en diverses contrées de l'Allemagne. De toutes les controverses sur ce sujet, on conclut généralement que les effets attribués au fluide magnétique dépendent presque uniquement de l'imagination et d'attouchemens méthodiques exercés sur certaines parties du corps.

SECTION CINQUIÈME.

HISTOIRE DES SCIENCES MÉDICALES PENDANT LES ONZE DERNIÈRES ANNÉES DU DIX-HUITIÈME SIÈCLE.

CHAPITRE PREMIER.

Aperçu historique sur l'état de la médecine avant et pendant le dernier période décennal du dix-huitième siècle.

L'histoire de ce période n'est pas moins célèbre dans les fastes scientifiqnes que dans ceux de la politique. Pressés par des besoins nouveaux, pénétrés des idées philosophiques des génies des dix-septième et dix-huitième siècles, les Français opèrent une révolution marquée par des institutions précieuses, par de grands désastres, et ils tâchent d'allier les principes de la raison, de la justice, avec l'intérêt personnel, des passions désordonnées et l'ignorance fanatique. Le besoin d'une réforme générale dans les sciences se fait sentir et s'opère également. Mais, dit Bâcon de Vérulam , il existe une grande différence entre les événemens politiques et les vicissitudes auxquelles les sciences sont exposées. De nouvelles lumières n'entraînent pas, à beaucoup près, le même danger que les mouvemens politiques qui suscitent des troubles , et souvent l'effusion de beaucoup de sang. En politique, les preuves servent rarement et l'on a plus souvent égard à la considération, à la faveur , à la célébrité, à l'opinion publique. Dans les sciences, au contraire, il faut , comme dans les mines, ouvrir de nouveaux filons et entreprendre de nouvelles opérations.

Dès 1770, l'Allemagne réforme une partie de ses écoles, et jusqu'en 1790 la jeunesse cherche à se distinguer par l'éducation philantropique. Les dernières classes de la société prennent part à l'instruction publique : l'éducation physique est réhabilitée, et l'on s'attache à développer l'intelligence en formant le goût et le jugement. En France, la manie de détruire tout ce qui tient à l'ancien régime fait abolir les académies comme des débris des siècles de barbarie. On néglige l'étude des anciens auteurs, on dédaigne l'érudition et l'on applique la philosophie critique à toutes les sciences, son but étant de signaler les vices du dogmatisme et de ramener les esprits à la méthode expérimentale. La philosophie de Kant est suivie par de nombreux adeptes et l'on abuse du néologisme.

Toutefois les sciences sont cultivées avec un succès admirable. La chimie surtout fait plus de progrès dans ce court espace de temps qu'elle n'en avait fait dans tous les siècles précédens, grâce aux prodigieuses découvertes du malheureux Lavoisier, créateur d'un nouveau système de chimie qu'on cherche vainement à renverser. Par malheur on en fait l'application aux théories médicales et à la physiologie surtout. L'Encyclopédie méthodique enregistre les différentes parties de l'histoire naturelle et signale ses récens progrès. Des botanistes célèbres font mieux connaître une foule de plantes et reculent les limites de la physiologie végétale.

On supprime alors par bonheur et au profit de la science les distinctions si mal à propos établies entre les médecins et les chirurgiens : leurs études et leurs droits sont communs. Des perfectionnemens se font aussi en Prusse à l'égard des épreuves probatoires que l'on exige des jeunes médecins. Quoiqu'il en soit, on n'est pas assez exigeant dans les examens. Avant de s'y présenter, beaucoup de candidats n'ont pas étudié suffisamment et le très grand nombre de médicastres qui se multiplient en France nuit à l'état civil de la médecine, dégrade une profession si honorable quand elle est dignement exercée.

L'immense érudition d'Haller, ses grandes découvertes avaient répandu de nouvelles clartés sur la physiologie et l'anatomie que Meckel et Sœmmering enrichissent encore ainsi que Blumenbach et beaucoup d'autres anatomo-physiologistes célèbres. On s'aventure moins dans la voie des hypothèses et l'on s'applique à raisonner d'après la structure visible des parties.

En pathologie et en thérapeutique, les théories humorales et celle de l'irritation nerveuse luttaient ensemble; mais on s'accordait sur l'inutilité des recherches ayant pour objet l'essence des maladies. La pathologie humorale dominait en Allemagne et en France. La doctrine de l'irritabilité nerveuse, le solidisme, fort heureusement soutenu par G. Cullen, comptait de nombreux partisans en Angleterre. L'Allemand J-U. Schæffer prouvait aussi par l'observation que l'altération des humeurs et les prétendues âcretés dépendent de l'affection des parties solides. Toutefois le goût de l'empirisme dominait alors.

A-G. Richter, chirurgien célèbre, se distingue surtout par ses écrits sur l'inflammation et ses suites. A-F. Hecker publie un traité de thérapeutique fort estimé. Aubry, Alph. Le Roy et Lepecq de La Clôture réitèrent les conseils de leurs illustres prédécesseurs. Houllier, Duret et Foës, en rappelant les médecins aux principes et à la méthode d'Hippocrate. Les maux vénériens sont mieux appréciés, la nature et le traitement de la phthisie pulmonaire mieux connus. Les descriptions de maladies épidémiques par Max. Stoll rehaussent sa grande réputation. Enfin la très grande majorité des médecins qui écrivirent dans ce période, sans pencher pour une routine aveugle, montrent une préférence marquée pour l'empirisme raisonné.

CHAPITRE II.

Résumé historique des découvertes et des principaux ouvrages en anatomie et en physiologie pendant les onze dernières années du dix-huitième siècle.

La liaison qui existe entre toutes les connaissances humaines, l'appui qu'elles se prêtent, l'émulation qui fait rivaliser d'efforts et de zèle ceux qui s'en occupent, ne sont pas les moins importantes des vérités contenues dans l'histoire. Les grands hommes du dix-septième siècle qui eurent la hardiesse d'attaquer des préjugés aussi antiques que funestes pour la philosophie, les sciences et les lettres ouvrirent une carrière nouvelle dans laquelle des savans s'illustrèrent par des découvertes dignes d'une éternelle reconnaissance; et, pour nous restreindre à la médecine, nous voyons celle d'Harvey, en 1619, exercer une influence heureuse sur l'anatomie, la physiologie, la pathologie et la thérapeutique. Le grand principe de l'irritabilité développé, plus de cent ans après, et mis en évidence par Haller, opère une révolution non moins célèbre dans les fastes de l'art de guérir.

(383)

Tandis que des idées philosophiques et politiques bouillonnent dans toutes les têtes, à la fin du dix-huitième siècle, les hommes adonnés aux sciences ne semblent occupés que du soin d'en reculer les limites. Lavoisier immortalise son nom en démontrant que l'eau n'est point un élément, comme l'ont pensé ses prédécesseurs de quarante siècles. Les généreux efforts de Faust, calculant que la petite-vérole dévore annuellement quatre cent mille Européens, ceux d'une infinité d'autres médecins philantropes pour délivrer l'espèce humaine de ce fléau terrible, con-duisent à l'incomparable découverte de la vaccine attribuée à E. Jenner, quoiqu'un médecin français de Montpellier, Rabaut Pommier, l'ait aperçue et appréciée avant l'illustre et fortuné praticien an-glais.

Ainsi l'immense révolution qui marque la fin du dix-huitième siècle et semble occuper tous les esprits nous offre des hommes entièrement livrés au perfectionnement des sciences. Ni l'importance, ni la rapidité des événemens, ni le règne de la terreur, ni la crainte des échafauds, ni la jalousie hideuse n'attiédissent, ne troublent ni le zèle éclairé, ni les travaux opiniâtres de ces généreux savans poussés par le seul besoin d'utiliser leurs talens, dé bien mériter de la postérité. Votre esprit doit se plaire dans la contemplation de tant de découvertes faites pendant la mémorable époque de 1789 à 1800.

Ce qui la caractérise, c'est une liaison plus intime dans l'étude de l'anatomie et de la physiologie. Les observations et les expériences de Fontana avaient confirmé et développé ce qui avait été dit par Haller. La structure du cerveau et celle des nerfs avaient occupé spécialement les anatomistes déjà cités ainsi que les célèbres Vicq-d'Azyr, Scarpa et Monro. Eux et d'autres grands anatomistes s'occupèrent également de la prétendue régénération de la substance cérébrale. G. Cruikshank, P. Mascagni, B-G. Schreger indiquent mieux la multiplicité, la disposition et la structure des vaisseaux lymphatiques.

Considérée sous un point de vue plus philosophique, la physiologie au premier abord semble redevable de ses progrès à E. Platner, qui publie un traité sur la nature de l'homme. L'auteur admet, sans preuves, un principe invisible, l'esprit nerveux, et il attribue les fonctions du corps à l'influence de l'âme, ne croyant pas que l'irritabilité hallérienne soit une force ou propriété inhérente à la fibre musculaire. Il regarde enfin comme une idée extrêmement féconde en explications heureuses, celle d'un sens du goût (sens interne) répandu par tout le corps.

C'est aussi en 1790 qu'apparaît le nouveau système de J. Brown, propagé en France et en Allemagne par Ch. Girtanner, qui cherche vainement à se l'approprier. Il établit deux distinctions importantes sur l'irritabilité, suivant que les irritans y sont accumulés ou soustraits. La soustraction des irritations détermine l'accumulation du principe irritable qui augmente l'irritabilité; et l'action trop vive des irritans enlève à la fibre son principe irritable temporairement ou pour toujours. Chaque fibre jouit à un degré différent de la réceptivité pour le principe irritable, et les organes qui jouissent d'une égale capacité pour ce principe, sympathisent entre eux. Enfin il partage arbitrairement tous les irritans en positifs et négatifs. Ces idées nouvelles entraînent une réformation générale en pathologie, puisqu'on n'y voit plus que deux espèces de maladies. Mais cette dichotomie morbide est attaquée par des argumens physiologiques et thérapeutiques.

La théorie de la respiration emprunte beaucoup à la chimie de Lavoisier. On considère cette fonction comme une véritable combustion. En même temps J. Priestley publie ses remarques sur la quantité d'oxigène que la respiration fait passer dans le sang, et l'on fait à Paris l'importante découverte que les matières animales soumises à la décomposition spontanée se convertissent en une masse analogue au blanc de baleine. Malacarne, J-F. Ackermann remarquent que diverses capacités de l'esprit sont en rapport avec les variétés de structure du cerveau et prouvent l'influence que la forme organique exerce sur les fonctions. Le dernier de ces anatomistes fait mieux connaître quelques rameaux des nerfs cérébraux. J. Vander Haar hasarde des idées particulières sur la structure vasculaire des nerfs et la mucosité albumineuse qu'ils charrient. Enfin Selle répète des expériences sur le mesmérisme qui ont pour résultat de faire un peu mieux apprécier les effets physiologiques du somnambulisme et du magnétisme.

L'excellent ouvrage de S-Th. Sœmmering, publié en 1791, est bien supérieur à tout ce qui avait été écrit jusque là sous le rapport de l'exactitude, de la nouveauté des descriptions anatomiques et des rapprochemens anatomo-physiologiques. Ses remarques sur la différence des os suivant le sexe, l'âge, etc., sont fort intéressantes, aussi bien que ses distinctions établies entre la sensibilité et l'irritabilité. Ses descriptions nouvelles du cœur, des lymphatiques, du cerveau et des nerfs lui ont acquis des droits à notre reconnaissance, ainsi que son traité sur les monstres.

Le manuel de G-F. Hildebrandt, dont le troisième volume parut en 1791, n'est pas un livre sans utilité (1). Disons seulement que l'auteur distingue les nerfs du mouvement de ceux du sentiment d'après leur mollesse ou leur dureté.

J-L. Fischer mérite un rang distingué parmi les grands anatomistes de son époque, comme auteur d'un manuel d'anatomie pratique.

La découverte du galvanisme, en 1791, par A. Gal-

(1) Cet ouvrage est devenu classique et un nouveau livre par les nombreuses additions que la quatrième édition a reçue du professeur E-H. Weber, *Handbuch der anatomie des menschen*, Brunswig. 1830 à 1832. 4 vol. in-8, fig. Une traduction française, par le docteur A-J-L. Jourdan, sous le titre de *Traité d'anatomie générale et descriptive*, est annoncée comme devant paraître incessament. C'est un nouveau service que l'on devra à cet infatigable médecin.

vani, est une de celles qui exercèrent une influence
heureuse sur les progrès de la physiologie. On sait que
l'ingénieux expérimentateur s'en aperçut par hasard
et qu'il s'empressa trop de conclure d'après des expériences trop peu nombreuses. Mais Volta, en relevant des assertions erronnées de Galvani et de J. Al-
dini, démontre qu'il n'est pas nécessaire de mettre
à nu les nerfs et les muscles pour obtenir de certains
effets du galvanisme.

F-J. Gall publie un ouvrage sur la nature de
l'homme, dans lequel on trouve des idées neuves et
fort intéressantes sur la physiologie générale et la
force élémentaire de tous les corps organisés. L'essai
d'H. Nudow sur le sommeil, et le traité fort intéressant de G. Fordyce sur la digestion méritent aussi d'ê-
tre placés parmi les bons ouvrages de cette époque.

En 1792, G. Danz publie une compilation peu
estimée sous le titre d'Esquisse de l'anatomie du
fœtus dans les différens temps de la grossesse. Alors
Sœmmering renouvelle l'assertion que les nerfs du
cœur se distribuent, non pas dans sa substance, mais
bien dans ses vaisseaux. J-B-J. Behrends soutient cette
opinion hardie et que la force du cœur ne dépend
pas de l'influence des nerfs. Néanmoins ces opinions
sont contestées au moment même de leur apparition.

Les physiologistes veulent tirer parti des récentes
découvertes chimiques. On soumet les fluides animaux à une analyse plus exacte. Fourcroy fait paraître sur ce sujet un ouvrage qui renferme une foule
de recherches précieuses. Hallé expose une théorie

25.

de l'animalisation et de l'assimilation d'après les principes de la chimie pneumatique. Séguin publie son opinion sur la formation de l'eau et du gaz acide carbonique pendant la respiration. Parmentier et Deyeux donnent une analyse du lait, qui toutefois est incomplète. H. Van den Bosch fait bien mieux connaître la liqueur de l'amnios, et J-H. Autenrieth publie une nouvelle analyse du sang. Le célèbre Vauquelin enrichit la physiologie comparée de remarques très intéressantes sur la respiration des insectes et des vers. On reprend et l'on perfectionne les expériences sur le galvanisme.

En 1793, paraît l'anatomie des os, des muscles et des ligamens, par J. Bell. F-E. Gerlach, G-F. Peipers font paraître d'intéressantes monographies sur des sujets divers d'anatomie. Celle des vaisseaux lymphatiques est bien mieux connue par les soins de Schréger. F. Caldani examine et rectifie les opinions de Mascagni sur les fonctions des lymphatiques. J-Chr. Reil, outrepassant l'idée d'Haller, considère l'irritabilité comme la faculté qu'ont toutes les parties du corps d'entrer en action. J-U. Schæffer soutient, contrairement à Girtanner, que la sensibilité est la force fondamentale du corps, et il applique à cette force ou principe tout ce que Girtanner, après Brown, avait dit de l'irritabilité. Dans presque toutes ces recherches physiologiques, on fait entrer le galvanisme pour quelque chose. Ch-G. Crève acquit à ce sujet beaucoup de célébrité en Allemagne et émit le premier l'opinion que la thérapéutique en retirerait des avantages. J. Abernethy confirme des vérités déjà connues sur la composition de la matière animale et il prouve qu'il s'exhale de l'acide carbonique et de l'azote par la transpiration insensible. Enfin la digestion, les gaz intestinaux qu'elle développe, ainsi que la reproduction reçoivent quelques perfectionnemens des expérimentations et des recherches dont elles sont l'objet.

A. Scarpa publie, en 1794, des tables névrologiques où l'on trouve l'exposé de ses excellentes recherches pour savoir si, comme Sœmmering l'avait prétendu, la substance du cœur est réellement dépourvue de nerfs, et démontrer la différence qui existe entre les muscles soumis à la volonté et ceux qui n'en dépendent pas. J-C-A. Mayer, J-C. Loder publient aussi des tables anatomiques bien moins estimées que les précédentes. G. Hunter, auteur d'un fort bon traité anatomique de l'utérus, J-A. Schmidt, auteur d'une intéressante monographie des nerfs lombaires, méritent d'être cités honorablement parmi les anatomistes de cette époque.

E. Darwin publie un traité de physiologie dans lequel il explique les fonctions animales d'après les idées de D. Hartley, de Brown, et il admet l'existence d'un principe vital comme force primitive. Fourcroy soutient à tort que les humeurs se trouvent toutes formées dans le sang artériel dont il avait fait une analyse inexacte. P-J. Van Maanen, dans une dissertation sur les lymphatiques, prouve combien les fonctions des absorbans peuvent servir à expliquer un grand nombre de changemens produits par l'âge, et N. Oudeman soutient que l'absorption est exclusivement réservée aux lymphatiques. Fourcroy, Vauquelin, Margueron, dans leurs monographies de chimie animale, donnent l'analyse des larmes, du sperme, de la synovie, etc.

Il ne paraît rien d'important sur l'anatomie en 1795. J-D. Brandis, dans son Essai sur la force vitale, cherche à prouver, d'après Fourcroy, Sennebier et Ingenhouss, qu'il s'opère chez les êtres organisés un renouvellement non interrompu de la matière, effet d'une espèce d'opération chimique dans laquelle l'oxigène et le carbone jouent le principal rôle. Il ne regarde pas ces élémens ou leur changement continuel comme la cause de la vie, la force vitale n'étant pas le produit de l'organisation. Toutefois l'auteur ne donne pas une idée précise du rapport qui existe entre les opérations chimico-animales et la force vitale. Il soutient que l'inflammation a son siége dans le tissu cellulaire et qu'elle est accompagnée d'une opération phlogistique, sorte de combustion chimique que nous ne comprenons pas. Il allègue des raisons hypothétiques pour prouver que l'action des nerfs consiste dans le mouvement ou la contraction de ces organes. J-C. Reil, dans un curieux mémoire, reproduit les dogmes des atomistes et tâche de prouver que la force vitale dépend de la différence originelle de la forme et du mélange de la matière animale. Les immenses et récens progrès de la chimie peuvent bien avoir appelé l'attention sur ces idées renouvelées des anciens; mais quelle que soit l'exactitude de Fourcroy et de Vauquelin à analyser le cerveau et le sperme, leurs découvertes ne peuvent servir à faire connaître l'essence et l'action de la matière animale chez l'homme vivant. Reil soutient enfin qu'il faut chercher dans la matière seulement et dans son mélange la cause et les phénomènes de la vie. Il prétend avec raison que nous ne devons pas, à l'égard de ces recherches, remonter jusqu'à l'âme, sans quoi, dit-il, nous serions bientôt au terme de nos recherches. Si l'on demande d'après quelles lois s'opèrent les changemens de la matière, Reil répond que c'est d'après les lois de la chimie et une attraction élective. Il assigne à tort pour caractère particulier aux corps organisés la faculté qu'ils ont de prendre une forme particulière, et il n'est pas plus heureux en prenant la faculté d'exercer des mouvemens pour qualité différentielle et inhérente aux animaux.

Le traité de l'électricité et de l'irritabilité par Ch-C. Pfaff parut à cette époque. On y trouve mieux exposés différens points de la doctrine du galvanisme et de nombreuses assertions hypothétiques. Mais la doctrine de J. Brown, récemment introduite en Allemagne, suspend les recherches sur ce sujet. Le médecin écossais attribue les phénomènes de la vie à la faculté d'un corps organisé pour être affecté d'une certaine manière par les agens extérieurs, et il place cette force ou faculté dans la pulpe nerveuse et les fibres musculaires. Il considère la vie comme résultat de l'action d'agens irritans sur l'irritabilité. Il divise les irritations en locales et générales, et soutient que toutes les actions sur le corps animal y déterminent une excitation. Ces principes trouvent de nombreux partisans et des antagonistes dans toute l'Europe.

En 1796, J-C. Reil publie un ouvrage d'anatomie dans lequel il expose ses découvertes tirées des moyens chimiques appliqués aux recherches anatomiques et comment on parvient à isoler dans les nerfs le névrilème de la substance médullaire. Il est inutile d'entrer dans des détails sur l'ouvrage de S-Th. Sœmmering sur l'organe de l'âme qu'il fait résider dans le fluide vaporeux des ventricules cérébraux, ni sur les judicieuses réfutations de Ch-A. Rudolphi et de plusieurs autres anatomo-physiologistes distingués. Un système d'anatomie et de physiologie comparées, plusieurs manuels d'anatomie et d'anatomie pathologique paraissent presque en même temps.

La physiologie est envahie par la chimie moderne et par de nouvelles hypothèses. Mais un auteur anglais résiste à l'entraînement général en montrant combien il est éloigné de faire une application imprudente et trop précipitée de la chimie à l'histoire naturelle du corps humain; et, en Allemagne, on paraît vouloir faire de la physiologie un objet de spéculations métaphysiques. Néanmoins G-F. Hildebrandt publie un manuel de physiologie assez estimé.

F-A. de Humboldt fait connaître ses expériences

sur l'action des alcalis et des acides dans les opérations galvaniques, celles-ci déterminant un changement instantané dans les sécrétions et leurs produits
surtout. J-F. Blumenbach publie aussi un mémoire
sur la force vitale.

Le traité d'angiologie de J. Bell, publié en 1797,
se distingue par d'intéressantes remarques et de fort
bonnes planches sur le cœur et les vaisseaux. Les
écrits d'A. Monro sur le cerveau, l'œil et l'oreille,
sont également pleins d'observations judicieuses et
intéressantes. Le système vasculaire des intestins,
les réseaux vasculaires, les anastomoses des capillaires sanguins artériels et veineux, celles avec les lymphatiques sont aussi l'objet de nouvelles recherches
et de descriptions plus exactes. Les organes sécréteurs des larmes et de la salive sont encore l'objet
de descriptions nouvelles.

On persévère dans l'intention d'étudier la physiologie d'une manière philosophique. Scheking surtout
publie une théorie des idées qu'il fait provenir du
concours d'actions opposées, et il rejette le matérialisme chimique; Eschenmayer s'engage dans une route
tortueuse et il se perd dans les espaces imaginaires.

Les partisans du matérialisme font de nouveaux
efforts. Ackermann explique les phénomènes de la
vie par les changemens des élémens du règne inor-
ganique, attribuant toutes les fonctions au renouvellement continuel du carbone, de l'oxigène et du
calorique. F-A. de Humboldt, dans son Essai sur la
fibre musculaire et nerveuse galvanisée, fait con-

naître une foule de découvertes nouvelles, d'expériences ingénieuses, de conclusions intéressantes. Il prouve que le galvanisme n'agit que sur la matière organique pourvue de sensibilité. Il combat les idées de Brown qui rapporte tous les phénomènes de la vie à l'irritabilité et les maladies à l'excès de force ou de faiblesse. C-G. Crève fait une heureuse application de la théorie de l'électricité au galvanisme, celui-ci décomposant l'eau. Roose publie un traité de la force vitale fort intéressant, sous le rapport d'une sage critique, et bien capable de faire naître des doutes contre le matérialisme des auteurs modernes. Treviranus, dans ses fragmens physiologiques, en traitant de l'action des nerfs, distingue le sentiment du mouvement par la différence du siége, plaçant le premier dans la partie médullaire, et le second dans les tuniques des nerfs. La théorie de la génération fait encore l'objet des recherches et des investigations de plusieurs physiologistes distingués. D'autres se livrent à une dispute physiologique remarquable au sujet de la continuation de la vie et du sentiment quelque temps après la décapitation.

En 1798, A. Bonn publie une édition nouvelle des tables de B. Eustache; A. Boyer, un traité d'anatomie; H. Gavard, un traité de myologie; Th. Lauth, des élémens de myologie et de syndesmologie; Chaussier, une table synoptique des muscles; Ch. Bell, une instruction sur l'art de disséquer; Reil, un mémoire sur la tache jaune, le pli et le point transparent de la rétine, et enfin S-Th. Sœmmering donne des figures excellentes de l'œil et de ses parties constituantes.

Blumenbach fait paraître une édition nouvelle de sa physiologie; R. Saumarez, un nouveau système de physiologie, dans lequel on trouve d'heureuses applications de la chimie aux fonctions organiques; Schmid, un traité de physiologie philosophique, dans lequel l'auteur veut que l'on se conforme aux préceptes de Newton à l'égard des forces des corps organisés. Fourcroy, dans un mémoire inséré dans les annales de chimie, s'exprime avec énergie contre l'abus des applications de la chimie à la médecine. La chimie animale et le galvanisme se perfectionnent par les travaux des savans Berthollet, Chaptal, J.-G. Ritter; et enfin J. Barthez est placé parmi les écrivains distingués de cette époque, en mettant au jour sa nouvelle mécanique des mouvemens de l'homme et des animaux.

En 1799, A. Scarpa fait connaître le résultat de ses recherches importantes sur la structure des os; S-Th. Sœmmering, Portal, Home, Berghaus publient l'exposé de leurs travaux sur différentes parties du système nerveux, et sur l'organe de l'ouïe. Les autres branches de l'anatomie et l'anatomie comparée sont aussi l'objet des investigations de plusieurs auteurs, en tête desquels on doit placer M. Baillie, qui commence alors à mettre au jour son traité d'anatomie pathologique.

La chimie pénètre de plus en plus dans la physiologie. L'Essai d'un système chimique de la science de l'homme, par Baumes, en fournit la preuve. Davy cherche à perfectionner la théorie de la respiration, que Mayow avait établie le premier sur les dogmes de la chimie, au dix-septième siècle. De nouvelles expériences font mieux connaître les effets de l'oxigène et de l'azote sur la respiration, et l'action de la lumière sur les corps vivans. Schréger aperçoit le premier d'une manière distincte les vaisseaux lymphatiques du placenta. Les eaux de l'amnios deviennent aussi l'objet d'investigations nouvelles ainsi que la reproduction elle-même. Enfin, Fourcroy et Vauquelin, dans leur analyse de l'urine, signalent un principe nouveau qu'il désignent sous le nom d'*urée*.

Les leçons d'anatomie comparée de G. Cuvier, publiées par C. Dumeril; le traité des membranes de Bichat paraissent en 1800, et méritent à leurs illustres auteurs la reconnaissance de tous les savans. Le célèbre S-Th. Sœmmering fait paraître une édition nouvelle de son anatomie du cerveau et des nerfs, enrichie d'une foule d'observations et de remarques physiologiques pleines d'intérêt. La composition de l'œil, celle de l'ouïe sont encore soumises à de nouvelles investigations. L'anatomie comparée est aussi heureusement cultivée en Allemagne et l'on perfectionne d'une manière remarquable l'art d'imiter en cire les pièces d'anatomie.

Quelques écrivains publient alors leurs opinions sur une théorie transcendante ou spéculative de la physiologie. Mais leurs hypothèses arbitraires ou chimiques sont aussitôt repoussées par Reil, Jacob et Clarus. Dans ses recherches physiologiques sur la vie et la mort, Bichat s'applique à bien établir l'existence des deux vies organique et animale. Fourcroy fait paraître son système de chimie théorique et pratique. Vauquelin nous donne une analyse plus complète des eaux de l'amnios et de l'enduit qui couvre la surface cutanée du fœtus. Rusch, dans ses leçons sur la vie animale, soutient que la vie dépend des irritations qui en sont les conditions extérieures et que cette idée n'appartient pas à Brown, mais bien à Cullen qui l'avait exposée publiquement bien avant l'apparition d'aucun ouvrage de Brown. Spallanzani fait connaître ses recherches sur la circulation. Le galvanisme s'enrichit encore de découvertes importantes, spécialement de la pile de Volta.

CHAPITRE III.

Résumé historique des découvertes et des principaux ouvrages en pathologie.

En 1790, le solidisme et l'humorisme se disputent la prééminence. Juncker publie un ouvrage de pathologie dans lequel il définit la fièvre une exal-

tation de l'irritation du cœur et des vaisseaux jointe
à la diminution de l'influence de la force nerveuse ;
et l'inflammation , une congestion de sang accompagnée d'une fièvre locale. Hildebrandt , dans son histoire des saburres stomacales et intestinales qu'il
considère comme causes de maladies , accrédite encore en Allemagne la pathologie humorale. Mais P.
Frank combat la théorie de ceux qui font dépendre
la fièvre putride de la putrescence du sang. B-J. Rey-
land développe la doctrine de Stoll sur les inflammations chroniques dont il fait mieux connaître le
diagnostic. J. Testa, Reil, Gréding, Ph-F. Meckel
publient des ouvrages estimés et d'excellentes observations sur des maladies diverses, les altérations
morbides qu'elles occasionnent, les phénomènes
périodiques qui s'observent dans l'état de santé et
de maladie.

En 1791, G-G. Ploucquet publie une classification
nouvelle des maladies , fort incomplète, incapable
de tirer les médecins de leur indifférence pour les
systèmes nosologiques. Sa nomenclature est plus
bizarre encore. Le manuel pathologique de Gaubius
trouve aussi un traducteur en Allemagne, et l'humorisme un défenseur dans G. Wédéking, auquel
A-G. Richter fait des objections fondées. Alors R.
Jackson publie son traité des fièvres de la Jamaique,
dans lequel on trouve des observations instructives.
Plusieurs monographies sur la gale, la jaunisse , la
coqueluche , les scrophules, le pemphigus, paraissent en même temps ainsi qu'une édition nouvelle de

G. Grant sur les fièvres et un traité des maladies bilieuses, par L-L. Finke. P. Russel, dans son traité de la peste, se montre bon observateur tant à l'égard de la description pathologique, que par les précautions qu'il indique pour s'opposer à ses ravages.

L'enthousiasme excité par les belles découvertes de la chimie, favorise pour quelque temps l'humorisme contre le solidisme, qui s'accrédite cependant. Th. Trotter, dans ses observations sur le scorbut, publiées en 1792, attribue cette maladie à la soustraction de l'oxigène. Mais Lind et Blanc combattent cette assertion et les conclusions de l'auteur par de bons raisonnemens et des observations judicieuses. Wilson publie ses recherches sur les causes éloignées des calculs, et Valli des observations nombreuses sur la part que prennent les solides dans l'altération des humeurs. Reil partage l'opinion des solidistes; et, relativement aux crises, il veut qu'on ait moins égard aux évacuations, qu'aux changemens intérieurs et à la modification du ton des solides. Hopfengaertner, dans ses remarques sur le développement de l'homme, expose les changemens et les maladies qui résultent de l'accroissement du corps. Heine et Assalini publient leurs observations et le résultat de leurs recherches au sujet des vaisseaux lymphatiques et des maladies qui s'y rapportent. L'histoire de la plique polonaise, par de La Fontaine, la description du crétinisme, par Fodéré, les éphémérides médicales de Ferro et d'autres monographies paraissent alors. Mais on doit mentionner plus honorablement

l'ouvrage de J-P. Frank, sur la pathologie et la thérapeutique.

Les fausses applications de la chimie pneumatique
semblent favoriser l'humorisme. Th. Beddoes, dans
ses observations sur la nature et la cause du scorbut
de mer, publiées en 1793, renchérit sur les idées de
Trotter, dont il fait application à la phthisie pulmonaire qu'il suppose provenir de l'excès d'oxigène
dans le sang. Jæger attribue aussi la goutte, le rachitisme, les calculs urinaires, le rhumatisme à la
surabondance de l'acide phosphorique. D'autres traités ou manuels de pathologie de cette époque sont
justement oubliés. Mais A-G. Richter fait paraître de
fort bonnes observations, d'intéressantes remarques sur le diagnostic des maladies. Un chirurgien
anglais, Th-D. Ride, dans son traité des maladies
des armées, s'attache surtout à développer l'influence
des causes débilitantes et partage l'opinion de Richter sur le développement de la dysenterie.

La fièvre jaune qui ravage Philadelphie donne
lieu à la publication de plusieurs écrits parmi lesquels on distingue la notice de B. Rush. En France,
J-P. Harmand de Montgarny décrit, sous le nom de
courrée prussienne, une dysenterie meurtrière qui
avait décimé l'armée prussienne. Dans l'ouvrage intitulé : Observations sur la nature et le traitement
de la phthisie pulmonaire, A. Portal signale bien
mieux qu'on ne l'avait fait, les symptômes caractéristiques des diverses espèces de cette maladie. L'hydrophobie fixe aussi l'attention de trois autres au-

teurs; l'un mettant en doute la nécessité d'admettre l'existence d'un virus; l'autre s'occupant surtout des conditions nécessaires pour la propagation de l'infection; le troisième enfin, cherchant à prouver que la rage est une maladie nerveuse. G. Pargeter et V. Chiarugi publient deux traités sur la manie.

. Bien convaincus de l'importance de l'anatomie pathologique, les praticiens d'alors s'en occupent à l'envi. E. Sandifort donne des figures et de fort bonnes descriptions du muséum de Leyde et des cabinets d'Albinus, Rau et Doeveren. M. Baillie publie son manuel d'anatomie pathologique, et beaucoup de mémoires ou monographies sur le même sujet sont mis au jour presque en même temps.

Dans son ouvrage intitulé : *Idées sur le diagnostic* et publié en 1794, J-E. Wichmann montre combien il a donné de soins à cette partie importante de la médecine, relativement à plusieurs maladies de la peau, le goître, les écrouelles, à quelques maladies du cœur et des poumons. La zoonomie de Darwin, grand partisan de Brown, renferme de nombreuses observations de maladies, particulièrement sur la folie, qui tendent malheureusement à accréditer les hypothèses de l'auteur. Nous devons à J. Hunter un fort bon traité de l'inflammation, fruit de vingt années d'expérience. L'auteur établit une distinction remarquable entre les inflammations adhésive et suppurative, prétendant en outre que l'inflammation est d'autant plus violente qu'elle se rapproche davantage de la surface extérieure du corps. Ses remarqués sur le pus, qu'il prouve ne point avoir de propriétés destructives, sur la cicatrisation sont fort judicieuses. Mathy fait provenir l'inflammation du spasme des artérioles, provoqué par l'irritation locale. Malheureusement ses assertions reposent sur des sophismes. Le traité sur les maladies et l'éducation physique des enfans, par Ch. Girtanner, quoique empreint d'erreurs et d'hypothèses, fixe pourtant alors l'attention publique, ainsi que la monographie de J. Gautieri sur le goître, le traité de la gonorrhée et la maladie vénérienne de B. Bell, le livre de M. Ryan sur l'asthme.

Ch-G. Gruner publie un très bon manuel de sémiotique physiologique et pathologique. La partie médicale de l'Encyclopédie paraît aussi en 1794. On y distingue quelques excellens articles, surtout ceux sur les maladies des artistes et des artisans, sur la formation des calculs, sur la géographie médicale, l'imagination, les maladies des armées, etc.

La doctrine de Brown tend à fonder la médecine sur un très petit nombre de principes certains. Toutes les maladies, dit-il, sont générales ou locales. Les premières sont sthéniques ou asthéniques, distinction que K. Sprengel nous semble mal apprécier et réfuter par des raisonnemens qui ne sont pas justes. F. Hoffmann et surtout G. Cullen avaient, avant Brown, reconnu en principe l'excitement et la débilité. Le médecin écossais veut que l'*opportunité* exprime ce que les anciens entendaient par état neutre. Il fait dériver tous les spasmes et convulsions

le la faiblesse, ce qui est contraire à la plus simple
ibservation des faits. Il considère la chaleur comme
un irritant puissant sur les corps organisés et le froid
comme débilitant. Le frisson signale ordinairement
l'invasion des affections sthéniques. Il regarde l'asthé-
nie comme la seule cause de l'altération des fluides
et l'origine des douleurs. Il désigne sous le nom de
pyrexies, les maladies sthéniques qui sont accompagnées d'une accélération du pouls. Nous ne suivrons
pas plus loin le médecin d'Edimbourg, dont le système
a été repandu dans toute l'Europe et parfaitement
développé dans l'*examen des doctrines médicales*.

L'état de la science et la disposition des esprits
favorisent alors la propagation de ce système. Les
débats entre les humoristes et les solidistes se vident
à l'avantage de ces derniers. J. Frank publie, en
1795, une édition nouvelle, enrichie de notes, d'un
ouvrage de R. Jones, savant apologiste du brownisme. Ce système trouve aussi des antagonistes
puissans parmi lesquels on doit compter surtout F-
V. Berlinghieri, qui fait paraître ses méditations sur
l'homme malade et sur la nouvelle doctrine médicale de Brown, que Ignace del Monte attaque aussi
sous le rapport pratique. J. Herdmann, dans son essai sur les causes et les phénomènes de la vie animale,
fait voir que l'irritabilité est répartie dans tout le
corps. Il réfute l'opinion de Brown sur le mode d'action constamment irritant des médicamens. Ch-G.
Hufeland, dans deux écrits publiés en 1795, cherche
à concilier l'humorisme avec le solidisme ; il donne

une définition erronée de la fièvre et des scrophules, tant il est vrai que les plus grandes célébrités peuvent commettre des erreurs. J-Chr. Reil, Ch. Himly publient des observations et mémoires intéressans, ainsi que leurs réflexions sur la manière dont les irritations changent les oraganes sensibles et irritables.

A cette époque, Ph-F. Hopfengaertner fait paraître son essai d'une théorie générale et spéciale des maladies épidémiques, parmi lesquelles il y en a qu'il considère comme accidentellement contagieuses. S-L. Mitchill essaie de déterminer d'une manière nouvelle et ingénieuse la nature du principe contagieux, et un auteur anonyme publie un ouvrage sur la putridité des substances animales, les maladies putrides et les antiseptiques.

Indépendamment des nombreuses observations que l'on fait connaître alors, l'anatomie pathologique s'enrichit de plusieurs bons mémoires. On doit noter encore la description d'un typhus épidémique, accompagné d'accidens gastriques et inflammatoires, celle d'une fièvre puerpérale épidémique, celle d'un typhus à Grenade, la dysenterie épidémique d'Iéna, publiées dans la même année.

Le brownisme se répand de plus en plus en Allemagne. Cbr-H. Pfaff publie, en 1796, une traduction des œuvres du médecin d'Edimbourg, dont il combat quelques principes. D'autres écrits moins importans paraissent aussi sur la doctrine nouvelle. J-F-H. Autenrieth fait des objections sur la dichotomie de l'état morbide. Les tables de J. Munck sont calquées sur le système de Cullen. Le traité pratique sur la fièvre, les observations sur le pouls, le traité des maladies nerveuses, etc., qui paraissent alors, méritent à peine d'être tirés de l'oubli. Toutefois il faut distinguer la monographie pathologique de F-L. Kreysig, sur les inflammations nerveuses et asthéniques; la topographie médicale de Berlin, par Formey, celle de Surinam par Rodschied, les réflexions de S-G. Vogel sur la sémiotique, les excellentes remarques de B. Rush sur les maladies des personnes âgées, la phthisie pulmonaire et l'hydropisie; celles de Chr-L. Mursinna sur les maladies des armées prussiennes en Pologne. Le recueil de la société de santé de Paris, les commentaires et annales de médecine d'Edimbourg, les observations de Pfenninger et de Staub sur une dysenterie épidémique, celles de F. Wendt sur une fièvre nerveuse épidémique, la description de P. Moscati sur la convulsion céréale qui régna épidémiquement dans l'hospice des orphelins de Milan, et plusieurs autres mémoires ou monographies méritent plus ou moins de fixer l'attention sur l'époque qui nous occupe.

Les contestations scientifiques élevées en 1797, entre J-P. Frank et Ch-G. Hufeland, excitent plus que jamais l'attention des médecins allemands. Frank, dans la préface de son ouvrage publié par son fils, fait remarquer qu'il a égard, en théorie comme en pratique, à l'influence des solides; qu'il se rapproche du système de Brown, qu'il n'a point formé d'école et qu'il a toujours recommandé un sage scep-

ticisme. Il loue enfin la grande simplicité et la multitude d'idées neuves de la doctrine écossaise, dont il ne
partage cependant pas tous les principes. Hufeland,
dans son journal de médecine pratique, s'applique
à démontrer, même avec passion, l'insuffisance de
la dichotomie, l'inexactitude du diagnostic, la fausseté de la répartition uniforme de l'irritabilité, etc.,
dans la doctrine écossaise. La biographie de Brown,
publiée dans la même année, plusieurs autres écrits
contribuent à exaspérer les partisans et les antagonistes du brownisme, au point de se laisser aller à des
personnalités. Il faut distinguer cependant de ces
derniers écrits une analyse raisonnée du système de
Brown, lue à l'Institut de France, par R-A. Schi-
ferli; l'excellente critique de cette doctrine, par L-
Chr-G. Cappel.

L'attention du monde médical sur la doctrine en
question, en est à peine distraite par la mise au jour
d'une troisième édition des élémens de pathologie
médicale de Gaubius, et la première partie de l'ouvrage de Reil sur les moyens de reconnaître et de
guérir la fièvre. L'auteur part du principe que toute
maladie a pour cause une altération de l'organisme.
Il définit, divise et décrit la fièvre d'une manière fort
imparfaite. J-J. Doemling publie une dissertation
inaugurale sur la fièvre gastrique, d'après les principes de l'humorisme. De bonnes observations sur les
rechûtes dans les maladies, par C. Balme, et plusieurs mémoires sur la dyssenterie paraissent alors.
J. Clark donne son traité sur la fièvre jaune; Th.

Trotter, sa médecine nautique. Beaucoup d'autres praticiens publient le résultat de leurs recherches et observations sur l'épidémie putride de Ratisbonne, la fièvre d'hôpital, la dyssenterie bilieuse des enfans, les épidémies varioliques. Nous ferons encore mention du traité classique du rachitisme, par A. Portal; du traité de l'asthme, par R. Brée; de l'intéressant écrit de Hildenbrandt, sur l'hydrophobie qu'il attribue au dérangement du système nerveux produit par la lascivité extraordinaire du chien.

La pathogénie d'A. Roeschlaub, mise au jour dès 1798, est un des ouvrages qui firent le plus de bruit dans le période qui nous occupe. L'auteur adopte en partie les principes de Brown. Il place le siége des maladies dans les solides qu'il appelle *parties fixes.* Malheureusement il cherche à démontrer que la vie ne dépend pas toujours de l'organisation, puisque, dit-il, après la mort on ne trouve pas constamment une lésion sensible de l'organisation. Il soutient aussi par des sophismes que les maladies de la fibre simple ne méritent pas le nom de maladies, que l'irritabilité et la sensibilité sont identiques. Il regarde l'irritabilité de Brown comme l'unité première, la cause générale des phénomènes de la vie. L'auteur discute ensuite l'idée des rapports sthéniques et asthéniques de l'irritabilité. C. A. Wilmanns, dans les Archives de physiologie, s'érige en réformateur, soutient que Reil est le seul solidiste, et qu'il cherche l'essence de la maladie dans l'organe affecté. Ph. Hoffmann prend aussi l'allure des réformateurs. Des mémoires insignifians, tels que les préliminaires de la paix en médecine , les observations d'Ad-F. Marcus pour servir à confirmer la doctrine de Brown, la dissertation académique sur la manie, par J-N. Thomann , ne répandent aucune lumière sur le sujet en litige.

La première édition de la nosographie philosophique de Pinel paraît alors. On sait que l'auteur prend pour base du raisonnement en médecine le pur empirisme fondé sur l'analogie et l'induction , et qu'il établit les différentes maladies sur divers groupes de symptômes. Malgré ces défauts, cet ouvrage n'en fut pas moins considéré , avec raison, comme un véritable chef-d'œuvre. Le manuel de pathologie unie à la thérapeutique par G-G. Ploucquet mérite aussi d'être connu. Le grand observateur R. Jackson publie ses recherches et observations médicales sur la fièvre jaune bilieuse remittente et intermittente des Antilles qu'il attribue aux miasmes animaux et aux émanations marécageuses. J.-J. Dœmling donne une extension nouvelle à son traité de l'état pathologique du foie et des argumens favorables au solidisme. A . Crichton publie un ouvrage estimé sur l'aliénation mentale. Les recherches thermométriques de Goupil sur l'augmentation de la chaleur dans les inflammations extérieures publiées dans le recueil périodique de la société de médecine de Paris, les remarques de Collomb consignées dans ses œuvres médico-chirurgicales, plusieurs monographies ou mémoires insérés dans les recueils de différentes compagnies académiques de

(409)

Paris ou de la société de Lyon par des médecins français du premier mérite doivent aussi être cités honorablement.

P. Camper, dans sa dissertation sur la théorie et le traitement de la phthisie pulmonaire ; Ferrier, dans ses remarques sur l'inflammation et autres maladies des vaisseaux lymphatiques, sur l'angine membraneuse ; R. Willan, dans son ouvrage sur les maladies de la peau ; L-F-B. Lentin, dans le second volume de son ouvrage intitulé description et traitement des maladies cutanées ; plusieurs autres médecins anglais, hollandais et allemands prouvent à cette époque quels généreux efforts les inspirent pour reculer les bornes de la science.

En 1799, le brownisme continue d'être l'objet de la polémique médicale en Europe. Dans la foule des écrits de cette année, on distingue la critique de l'ouvrage d'Hufeland sur la fièvre nerveuse, par J. Frank. Le Viennois Ch. Werner se montre un des plus zélés partisans de la doctrine écossaise. J. Steiglitz au contraire en fait une critique modérée, décente, solidement établie. N-P. Gilbert, dans son mémoire sur théories médicales comparées entre elles expose en vrai éclectique des idées remarquables et pleines de justesse. E. Tourtelle, dans ses élémens de médecine théorique et pratique, recommande l'observation comme le fondement unique de la médecine. Des opuscules nombreux sur la pathologie, l'histoire d'une fièvre bilieuse épidémique par R. Pearson, la première partie de la pyrétologie de A-P. Wilson,

le traité sur la peste de V.-J. Hildenbrandt; la description de la petite-vérole maligne de Stuttgard par
Ph-F. Hopfengaertner, le mémoire sur la maladie
noire d'A. Portal sont les productions les plus remarquables d'alors.

En 1800, il paraît une analyse plus que médiocre
du système médical de Brown par J. Ulrich. E. Horn
discute les nouveaux dogmes avec une impartialité
rare et beaucoup de jugement. J-J. Doemling fait
d'heureux efforts pour assurer à l'éclectisme la supériorité sur le dogmatisme. Ch. Himly, dans son
traité sur la gangrène, fait voir combien on doit montrer d'impartialité pour juger les théories pathologiques. F-L. Kreysig soutient que l'organisation des
fluides est une raison pour ne pouvoir pas admettre de maladies dans les humeurs. Enfin le traité de
l'aliénation mentale par Ph. Pinel est un des ouvrages les plus remarquables de cette époque pendant
laquelle on publie en outre un très grand nombre
d'observations dont plusieurs sont complétées par
l'exposé des altérations pathologiques et quelques
autres qui ont le caractère des constitutions épidémiques dominantes.

CHAPITRE IV.

Résumé des découvertes et des principaux ouvrages de thérapeutique et de matière médicale.

G. Cullen, dont l'important ouvrage trouve deux traducteurs allemands, en 1790, allie fort heureusement la thérapeutique générale avec la matière médicale, appliquant avec justesse ses principes physiologiques et pathologiques à ces deux autres branches de la médecine. Le manuel de pharmacologie de F-Ch-A. Gren est accueilli avec faveur à cause des connaissances chimiques de l'auteur, qui manque pourtant d'expérience. Les Allemands sont moins arriérés que les Anglais en thérapeutique. A-F. Hecker mérite notre reconnaissance pour avoir cherché à repandre le goût de la thérapeutique dans ses archives. Cet ouvrage est vicieux dans son plan, et grossi d'inutiles traductions.

Les immenses et récens progrès de la chimie font examiner soigneusement l'influence des différentes espèces de gaz sur le corps humain. Fourcroy, puis J-B. Baumes publient leurs expériences avec l'oxigène sur les phthisiques; Herz et Mendérer, des observations constatant les inconvéniens de l'oxigène pur dans les fièvres putrides. L'opium, considéré jusque là comme calmant et stupéfiant est, également soumis à de nouvelles expérimentations. Quelques médecins français publient d'intéressantes remarques sur l'efficacité de ce remède pour réveiller et activer l'irritabilité, et l'on constate ses bons effets dans les maux vénériens. Les Anglais recommandent l'écorce d'angusture comme tonique très précieux, malheureusement trop vanté contre la dysenterie, les fièvres putrides, intermittentes, etc. L'acide muriatique est aussi recommandé contre les fièvres éruptives, les affections malignes, et enfin Th. Percivall publie ses recherches sur la manière dont les médicamens agissent.

J. Arnemann publie, en 1791, un essai d'une matière médicale pratique que l'on doit considérer comme l'un des meilleurs ouvrages de ce genre. Quelques autres publiés en même temps lui sont fort inférieurs. Le muriate de baryte acquiert alors une grande vogue parmi les remèdes nouveaux. Hufeland, entre autres médecins, en exagère singulièrement les bons effets. J. Masdevall, médecin espagnol, fait connaître les avantages qu'il a retirés d'un mélange de quinquina et de tartre stibié dans le traitement des fièvres intermittentes. L-Chr. Althof publie ses remarques pratiques sur quelques médicamens. Dans la même année, J-G. Wolfstein, artiste vétérinaire, dans un traité sur la saignée chez l'homme et les animaux, se montre antagoniste outré de la phlébotomie que défend M. Sallaba, l'un des plus célèbres disciples de Stoll.

Quelques notices historiques sur le quinquina par

H. Ruyz, une monographie sur l'antimoine par J-J.
Westa, quelques autres écrits peu importans sur la
thérapeutique ou la matière médicale furent publiés
en 1792.

L'année suivante, cette science ne s'enrichit guère
plus avec la compilation prolixe de J-Chr. Hackel,
l'essai d'une classification des médicamens par Storre;
il faut excepter l'ouvrage de Diez sur la méthode
dans la matière médicale, et le journal de pharmacie commencé par J-B. Tromsdorf. Ferro publie des
expériences qui constatent les mauvais effets de l'oxigène dans la phthisie, et Scherer avance des opinions
contraires. Gorcy propose l'oxigène pour rappeler les
asphixiés à la vie. S. Crumpe donne sur l'opium le meilleur ouvrage connu jusque là. L'histoire et le mode
d'action des préparations mercurielles font aussi
l'objet de publications nouvelles. Les cantharides ,
l'acide muriatique , l'électricité sont le sujet de publications moins estimées que les ouvrages qui paraissent alors sur les bains.

Les articles de matière médicale publiés en 1794,
dans l'encyclopédie méthodique, par Fourcroy , de
Horne, Carrère, Macquart sont d'un grand intérêt.
A. Comparetti fait connaître une nouvelle espèce de
quinquina, appelé quinquina du Brésil. L'usage de
l'opium, dans la dysenterie surtout, est encore un sujet de discussions nouvelles. Les eaux minérales et
les bains de mer font aussi l'objet de publications
plus ou moins importantes.

Les différentes espèces de gaz , proposés contre

(414)

les maladies de poitrine, continuent d'être l'objet
des recherches thérapeutiques, en 1795. L'utilité attribuée par T-H. Beddoes à l'hydrogène et au gaz
acide carbonique dans les ulcérations des poumons
est affirmée par J. Ingenhouss. Mais Ch. Girtanner
répète les expériences de Beddoes et trouve que le
gaz acide carbonique procure tout au plus un soulagement momentané. Plusieurs remèdes nouveaux
sont aussi trop vantés et malheureusement employés.

S. Hahnemann publie, en 1796, dans le journal de
médecine pratique, ses idées renouvelées des anciens
méthodistes, sur les mutations du corps, en démontrant par ses inductions que la plupart des médicamens énergiques connus sous le nom de spécifiques,
ne sont utiles que parce qu'ils déterminent un excitement artificiel produisant souvent des phénomènes analogues à ceux de la maladie (1). Le conseil de
santé des armées d'Autriche, publie des instructions
pour les médecins militaires, dans lesquelles on leur
signale les inconvéniens de la méthode débilitante
et évacuante en appelant imprudemment leur atten-

(1) Les expériences de ce médecin établissant la *Doctrine médicale
homoeopathique* qui compte actuellement en France quelques partisans, remontent sans doute à cette époque. Elle doit être étudiée par
qui veut la bien connaître dans les ouvrages suivans de S. Hahnemann
publiés en français; 1° *Exposition de la doctrine médicale homoeopathique, ou organon de l'art de guérir*, 1834. in-8.—2° *Doctrine
et traitement homoeopathique des maladies chroniques*, 1832. 2
vol. in-8. — *Traité de matière médicale, ou de l'action pure des
médicamens homoeopathiques*, 1834. 3 vol. in-8.

(415)

ion sur le brownisme, et les engageant à recourir
u traitement fortifiant et irritant.

Ch-E. Fischer dévoile le manque d'instruction ,
l'empirisme des médecins anglais , leur prédilection
urtout pour certains médicamens comme le quinquina , l'opium, le mercure. On continue de se livrer
ux recherches, sur l'utilité des gaz factices dans le
raitement de plusieurs maladies. L'acide nitrique
st signalé comme jouissant de propriétés anti-syphi-
itiques bien constatées. L'acide phosphorique est
prôné contre la gangrène. L'huile d'olive en fric-
ions est proposée comme moyen préservatif de la
peste. La chaux antimoniale d'Hoffmann, plusieurs
utres remèdes et une manière nouvelle d'inoculer
a petite-vérole datent aussi de cette époque.

La thérapeuthique générale de J-C. Tode , le manuel de H-G. Lindemann, publiés en 1797 , méritent
moins d'être connus que la clinique de Chr-Gottl.
Selle et le manuel des maladies des armées touchant la matière médicale dont s'occupaient encore
d'autres praticiens allemands. Les Anglais et les
Français, en proposant l'usage des acides minéraux
notamment de l'acide nitrique pour combattre la
maladie vénérienne , excitent l'attention publique.
Fourcroy, dans un recueil périodique, fait connaître
une théorie de l'action des acides et des oxides sur le
corps humain; et l'un de ses disciples, P-P. Alyon, invente une pommade oxigénée employée en frictions
contre la syphilis en même temps qu'il fait prendre intérieurement l'acide nitrique dans beaucoup

d'eau. L'éther sulfurique est vanté contre l'asthme et la phthisie ; l'oxide sulfuré d'antimoine contre les obstructions abdominales et beaucoup de maladies chroniques ; le quinquina jaune, l'huile essentielle obtenue du laurier-cerise, la jusquiame, une nouvelle espèce de digitale, le muriate de baryte , les eaux minérales, une nouvelle préparation d'opium et enfin la salive et le suc gastrique employés comme véhicules de plusieurs remèdes administrés en frictions sont les principaux sujets des remarques et monographies qui parurent à cette époque.

Le brownisme, si répandu en Allemagne, influe aussi sur la matière médicale. La pharmacopée brownienne et la nouvelle édition du système de pharmacologie de Gren, publiées en 1798, en fournissent la preuve. Les acides sont aussi les médicamens qui excitent le plus l'attention publique, particulièrement à l'égard de la syphilis et comme moyens désinfectans ou anti-contagieux. Fourcroy propose la suroxigénation et la désoxigénation des humeurs comme base de la matière médicale, et l'on répète les expériences avec les humeurs animales employées comme véhicules des médicamens appliqués en frictions, sur diverses parties du corps. Une foule de médicamens indigènes d'Amérique sont introduits dans la matière médicale. Alph. Leroy exalte itérativement les puissans effets du phosphore dans les cas de prostration. Pinel emploie le muriate de baryte sans succès ; et on ose conseiller le nitrate d'argent contre l'épilepsie, l'hystérie, etc. Le perkinisme est vanté contre la goutte : J. Currie renouvelle les expériences et observations qui tendent à démontrer les bons effets de l'eau froide, de l'eau chaude, contre des affections fébriles diverses; et enfin plusieurs autres remèdes sont soumis aux expérimentations des médecins et chimistes les plus marquans de l'époque.

J-C. Starke et N-F. Rougnon publient, en 1799, deux manuels de médecine dans lesquels les indications curatives sont dénuées de précision et d'idées neuves. Un troisième manuel de E-G. Clarke est un peu supérieur aux deux précédens. Baumes, Vauquelin, Brogniart, Valli et surtout G-C. Reich font une application imprudente, précipitée de la chimie à la thérapeutique, surtout relativement aux acides dont l'emploi se répandait de plus en plus. On continue aussi d'essayer les gaz dans un grand nombre d'affections morbides, et de répéter l'usage de l'eau froide contre la fièvre jaune, la fièvre ardente, les inflammations et autres maladies aiguës. La digitale pourprée est remise en vogue et employée contre diverses maladies par J. Ferriar, Méase, Th. Beddoes, Drake, Fowler, etc. Parmentier et Deyeux enrichissent la science d'un ouvrage précieux sur le lait : on y trouve un exposé complet des propriétés physiques et chimiques de ce fluide.

Le système de médecine pratique de Chr-G. Hufeland, publié en 1800, est l'un des ouvrages les plus remarquables de l'époque sur la thérapeutique. L'auteur cherche en vain à concilier le brownisme avec les idées des matérialistes chimistes. F. Kretschmer se montre meilleur éclectique, et la matière médicale de F. Swédiaur mérite à peine d'être tirée de l'oubli. Les recherches sur les acides, les alcalis et sur des remèdes divers ne méritent pas que l'on en parle d'une manière particulière.

CHAPITRE V.

Coup-d'œil sur la médecine publique et populaire.

Pendant les onze dernières années du dix-huitième siècle, la médecine publique éveille l'attention des médecins et des gouvernemens. Tandis que d'un côté la manie de détruire tout ce qui tient à l'ancien régime, fait abolir en France les académies, dédaigner l'érudition et appliquer la philosophie critique à toutes les sciences; de l'autre, on supprime heureusement les distinctions établies entre les médecins et les chirurgiens. Leurs études et leurs droits sont communs. L'art de guérir prend un nouvel essor et s'enrichit de découvertes merveilleuses. En Angleterre, où les idées nouvelles trouvent si facilement des enthousiastes et les projets des protecteurs, il s'établit une société sous le nom d'*humaine* qui justifie son titre. Elle propose d'abord un prix pour le meilleur traité sur les moyens de rendre l'existence aux asphyxiés par submersion. Ce sujet excite aussi l'attention et les ju-

dicieuses remarques de plusieurs médecins allemands qui signalent en outre les dangers des inhu-
mations précipitées. Plusieurs ouvrages de médecine
publique ou légale, de police médicale paraissent en
1791. On doit citer particulièrement les notices sur
les principaux hôpitaux et établissemens de pestiférés en Europe, par J. Howard, qui s'immortalise
par sa philantropie et son dévouement pour l'humanité. Le traité bizarre de B-C. Faust sur les dangers et inconvéniens qu'il attribue aux culottes,
mérite à peine d'être cité. Au contraire, l'ouvrage de
E. Coleman sur la suspension de la respiration chez
les pendus, les noyés, etc., contient des remarques
précieuses sur la participation des poumons à ce
genre de mort et sur les moyens et la possibilité de
rappeler les asphyxiés à la vie. Plusieurs ouvrages
d'antropologie ou de médecine populaire qui datent
de cette époque ne méritent pas que l'on en fasse
une mention particulière, non plus que des contestations indécentes entre les ignorans F-A. Walter et
Mayer, ni de celles de trois accoucheurs de Berlin.

Beaucoup de médecins, dans la louable intention
de faire disparaître la petite-vérole, proposent de
placer les varioleux et les inoculés dans des établissemens analogues à ceux destinés aux pestiférés.
Faust et Juncker développent cette idée qu'ils s'efforcent de faire adopter par les gouvernemens.
Hufeland et Finke publient quelques écrits dans le
même but, et G. Tanghan donne son essai philosophique et médical sur le costume moderne. L'a-

brégé de médecine légale de J-D. Metzger est le meilleur qui ait paru sur cette science, jusqu'en 1793. A cette époque, on propose et l'on établit dans quelques contrées d'Allemagne des maisons de dépôt pour les cadavres, tant les écrits de Hufeland et autres médecins avaient inspiré la crainte d'être enterré vivant. D'autres soutiennent que ces dépôts sont inutiles, qu'on peut faire au domicile même des décédés les expériences susceptibles de constater si la mort est réelle.

Dans l'année suivante, les coliques et empoisonnemens produits par le plomb qui entre dans quelques vernis des poteries en usage pour la préparation des alimens, excitent l'attention publique. Des médecins réfutent avec raison les assertions exagérées de quelques-uns de leurs confrères. On persévère dans les efforts tentés pour anéantir complètement la petite-vérole par des essais d'inoculation générale contre laquelle les préjugés populaires élèvent une résistance invincible, quoique Faust affirme par calcul, comme nous l'avons dit, que cette cruelle maladie dévore annuellement quatre cent mille Européens. L'histoire de l'établissement de Hambourg pour les noyés prouve que dans l'espace de vingt-cinq ans, on sauva soixante-quinze individus sur cent quatre-vingt-sept, et à peu de frais.

L'inoculation est recommandée dans quelques ouvrages populaires. La société de l'humanité de Londres publie en 1795 un volume de ses mémoires, et A. Fothergill un traité sur l'asphyxie par submersion. Celle des sciences de Gottingue met au concours la diminution du prix des médicamens. J-M. Good donne une dissertation estimée sur les maladies des prisons et des maisons de refuge pour les pauvres. Ackermann fait aussi un bon traité sur la police médicale militaire. Enfin G. Schmitt remporte cette année là, sur d'illustres concurrens, le prix proposé par l'empereur d'Allemagne sur les moyens d'améliorer la pharmacie militaire.

L'année suivante, A. Portal publie une bonne instruction sur le traitement des asphyxiés par le méphitisme, des noyés, des personnes mordues par des animaux enragés, etc. C-G. Crève recommande le galvanisme comme moyen précieux de reconnaître l'asphyxie, et de rappeler à la vie les personnes frappées de mort apparente. Quelques écrits, à l'usage des gardes-malades, sur le perfectionnement des hôpitaux, sur les limites qu'il faut assigner à la médecine populaire, sur les préjugés populaires relativement à la médecine, sur l'éducation physique des enfans, sur la diététique des femmes enceintes et nourrices, datent encore de la même époque.

En 1797, L'art de prolonger la vie, de Ch-G. Hufeland (1), excite une très grande curiosité. Les élémens d'hygiène de E. Tourtelle méritent aussi une place distinguée dans l'histoire de la médecine. D'autres écrits de médecine populaire ou sur les maladies des

____

(1) L'art de prolonger la vie de l'homme, trad. sur la dernière édition, Paris, 1824, in-8.

enfans, sur l'art de rappeler les asphyxiés à la vie, etc, sont bien moins importans. G. Wédéking fait un livre intéressant sur la police médicale des hôpitaux militaires français ; et Renaudin publie ses réflexions sur les altérations de l'air dans les hospices, et les moyens de désinfection. Une émulation généreuse dirige les recherches sur l'asphyxie, et préside aux efforts tentés pour l'anéantissement de la petite-vérole. On publie encore quelques écrits sur les dangers du vernis des poteries, sur les inconvéniens de l'usage des ustensiles de cuisine en cuivre, et enfin G-G. Ploucquet publie un livre utile sur l'éducation, les devoirs, les honoraires, les rapports et la conduite du médecin.

Dans l'année suivante, il paraît divers ouvrages sur les moyens de conserver la vie, sur l'éducation physique des enfans, sur le devoir imposé aux mères d'allaiter elles-mêmes. Mais sous le rapport de l'utilité publique et du bonheur de l'humanité, aucune des découvertes de cette époque n'est comparable à celle de la vaccine attribuée à E. Jenner, quoiqu'un médecin français de Montpellier l'ait aperçue et appréciée avant l'illustre et fortuné praticien anglais. Parmi les ouvrages de cette époque, il faut citer le piquant écrit de J. Stieglitz sur les consultations des médecins au lit des malades et sur leur conduite réciproque.

Frédéric III signale son avènement au trône de Prusse, par le premier établissement d'un dispensaire fondé sur des principes lumineux de chimie et de pharmacie. Les chirurgiens et pharmaciens sont reçus d'après un nouveau mode ; il est défendu à ces derniers de faire comme par le passé des présens aux médecins praticiens. J-D. Schæpf propose d'instituer des médecins de province ; Ch-E. Fischer publie une instruction sur la pratique de l'art chez les pauvres, etc. Le traité de Th. Beddoes sur la phthisie pulmonaire, plusieurs autres ouvrages relatifs à l'âge, au sexe, aux professions, etc, méritent une place distinguée parmi les écrits populaires de cette époque.

J-B. Erhard émet de bonnes idées sur la conduite du médecin dans l'état, sur la police médicale et la médecine légale. T-G-A. Roose fait un livre très instructif pour les jeunes gens qui se consacrent à l'étude de cette dernière science. J. Frank donne une instruction sur le choix d'un médecin et la manière de le juger ; Th. Lauth fait connaître la constitution atmosphérique de Strasbourg, et C-A. Struve publie une excellente instruction sur le régime que les femmes enceintes doivent observer.

Les bienfaits de la vaccine, la riante perspective de la disparition de la petite-vérole excitent l'émulation des médecins d'Angleterre, d'Allemagne, de France, d'Espagne, de l'Europe et du monde entier. Disons-le à l'honneur de notre profession, la plupart des hommes qui s'y livrent sont mus par la philantropie et la générosité. L'importante découverte de Jenner, si promptement répandue par lui et son neveu Henri, est appréciée, malgré les allégations envieuses, méprisables, qui s'attachent aux découvertes les plus dignes d'une reconnaissance éternelle.

L'injustice des hommes, l'indifférence des gouvernemens favorisent l'apparition croissante des médicastres inspirés par l'égoïsme et la cupidité. Des praticiens plus dignes d'exercer la plus utile des professions ont à lutter souvent contre l'envie et l'ignorance. Ils succomberaient dans leurs efforts et leurs travaux si une volonté inébranlable, une conscience pure, l'estime de leurs confrères, de précieux témoignages d'intérêt donnés par des compagnies savantes n'étaient pour eux de puissans et irrésistibles moyens d'émulation.

SECTION SIXIÈME.

RECHERCHES HISTORIQUES SUR LES DÉCOUVERTES ET LES PHASES PRINCIPALES DE LA MÉDECINE OPÉRATOIRE, DEPUIS SON ORIGINE JUSQU'AU DIX-NEUVIÈME SIÈCLE.

CHAPITRE PREMIER.

Des opérations que l'on pratique sur la tête.

§ Ier. *Des opérations sur le crâne.*

L'histoire de la chirurgie est aussi fort intéressante, soit qu'on remonte aux premières traces de son origine, soit qu'on suive ses nombreux et importans progrès. Vous connaissez les perfectionnemens dont la chirurgie s'est enrichie, et nous allons nous occuper spécialement de recherches sur la médecine opératoire. Ici, comme dans les autres sciences, on parvient rarement à découvrir les premières ébauches de l'art ou le nom de l'inventeur, et c'est impossible relativement au trépan. Nous en trouvons les premières traces dans les œuvres d'Hippocrate. Il en parle avec une précision fort remarquable, qui ne permet pas de supposer que l'opération et les instrumens employés pour la faire ne fussent connus avant lui. Toutefois c'est dans les écrits du plus célèbre des Asclépiades qu'il faut chercher les premières notions précises sur les plaies de tête.

Hippocrate recommande de ne pas différer l'incision des tégumens pour reconnaître l'état du périoste et des os. Il emploie le kystre pour mettre les os à nu et voir les fêlures du crâne. Il fait mention de la couronne et du trépan perforatif, propose un moyen de reconnaître jusqu'où s'étend la fêlure, et des règles de conduite pour l'opérateur.

L'art de trépaner fait peu de progrès depuis Hippocrate jusqu'à Celse. Celui-ci ajoute deux nouvelles pièces, le *Scalper excisorius* et le *Meningophylax,* à celles qui composent le trépan. Héliodore fait encore plusieurs additions instrumentales en même temps qu'il indique des précautions utiles pendant et après l'opération. Il paraît que la couronne du trépan était tombée en désuétude, et que le trépan perforatif et le couteau lenticulaire étaient fort usités. Ensuite l'opération du trépan devint plus rare. Les plaies de tête, pour lesquelles on l'avait employé jusque là, furent traitées avec des cataplasmes et onguens divers. Avenzoar avoue même que de son temps il n'y avait pas un chirurgien arabe capable de la pratiquer. Les moines ignorans du treizième siècle traitaient les plaies de tête avec des poudres, des onguens, des emplâtres plus nuisibles que salutaires. La manière dont ils se faisaient payer n'était pas moins bizarre que leurs remèdes grossiers.

Dans le seizième siècle et postérieurement, Roger de Parme, professeur de chirurgie à Montpellier, G. de Salicet, le célèbre Lanfranc, fondateur du collége de chirurgie de Paris, en cherchant à tirer le trépan de l'oubli, prouvent combien était profonde leur ignorance en chirurgie, en anatomie et en physiologie. P. d'Abano soutient que la nature seule détache les esquilles et que l'opération du trépan est au moins inutile. Guy de Chauliac réintroduit l'usage de la couronne du trépan dans laquelle il adapte la pyramide. G. Fallope et Mariano Santo se montrent zélés partisans du trépan. J-B. Carcano Leone publie le meilleur traité des plaies de tête et de l'opération du trépan qui ait paru jusqu'alors. A.De La Croix donne la figure de tous les instrumens dont on s'était servi jusqu'à lui. A. Paré donne la première description du trépan exfoliatif. Lui et J. Guillemeau, son élève, ajoutent des corrections importantes à cet instrument; ils font mieux apprécier les cas qui en nécessitent l'application.

Dans le dix-septième siècle, des chirurgiens italiens pratiquent le trépan pour remédier à des céphalalgies vénériennes et opiniâtres. Des Hollandais en renouvellent l'application jusqu'à sept fois, et le sternum lui-même est ainsi perforé pour donner issue à une collection purulente considérable accumulée derrière lui. De La Vauguyon détermine plus exactement les cas et les régions du crâne où il faut appliquer le trépan. P. Dionis, G-M. De La Motte, Ph. Masiero, R-C. Garengeot, L. Heister, Le Dran, J-L. Petit, F. Quesnay inventent plusieurs instrumens et pièces d'appareil, jugent mieux celles dont on se sert, déterminent plus exactement les cas dans lesquels le trépan est applicable, ceux qui peuvent en dispenser, ceux enfin dans lesquels il est nuisible.

Des praticiens anglais simplifient l'appareil du trépan, d'autres témoignent leur effroi sur les dangers de cette opération que P. Pott regarde comme très avantageuse dans un grand nombre de cas. J-B. Morgagni, P. Lassus, A. Louis, Acrel, Schmucker, chirurgien en chef des armées prussiennes, exposent aussi leurs opinions et des principes divers sur cette importante opération. Les observations de Richard de Hautesierk, chirurgien en chef des armées françaises, bien d'autres praticiens recommandables constatent enfin qu'on la pratiquait souvent et avec beaucoup de hardiesse.

K. Sprengel ne fait aucune mention de l'histoire des autres opérations que l'on pratique sur le crâne, ni des maladies des os, ni de celles des tégumens, ni de celles qui ont leur siége dans les membranes qui le revêtent intérieurement. Il ne parle point les tumeurs fongueuses de la dure-mère, ni des tumeurs osseuses du crâne, ni des loupes, ni de la teigne, maladies dont nous allons tracer un aperçu historique très succinct pour rester dans les limites de cet abrégé.

1° Les tumeurs fongueuses de la dure-mère ont été observées par les plus anciens médecins qui les ont prises pour des abcès, des loupes, des anévrismes, etc. Le défaut de connaissances en anatomie et en physiologie empêchait alors d'en apprécier la nature. A. Paré prit une de ces tumeurs pour un anévrisme, sur un habitant de Senlis. Mais vers la fin du dix-septième siècle et dans le dix-huitième, plusieurs chirurgiens français, nommément Petit, Chopart, Rey, chirurgien aide-major à l'hôpital militaire de Strasbourg, et des praticiens étrangers, Heister, Em. Kœning, Saltzmann, Sand publièrent plusieurs observations de ces lésions morbides, que le célèbre Louis, secrétaire perpétuel de l'Académie de Chirurgie, réunit dans un savant mémoire sur cet important sujet.

L'anatomie pathologique n'a guère fait connaître que la structure des fongus méningiens parvenus à leur plus haut degré de développement, et la chirurgie a échoué jusqu'ici dans leur traitement. Ainsi le diagnostic et le pronostic de ces maladies est bien mieux établi qu'autrefois, la thérapeutique n'en étant guère plus avancée.

2° On donne le nom d'exostose aux tumeurs osseuses qui se développent à la surface ou dans l'épaisseur même des os; et ceux du crâne en sont parfois le siége. L'exostose fut reconnue vraisemblablement à l'époque brillante de la médecine, au temps d'Hippocrate, quoique des écrivains prétendent qu'elle ne fut observée qu'après l'apparition de la syphilis, au commencement du seizième siècle. Cependant Héliodore, qui vivait au commencement du deuxième siècle, fait mention de cornes ou excroissances osseuses sur la tête qui sont des exostoses, et cela prouve que leur découverte remonte à une époque très reculée. Les chirurgiens et médecins des dix-septième et dix-huitième siècles les étudièrent mieux, en tracèrent une histoire plus complète, bien propre à les faire distinguer des autres tumeurs. Mais nous ne pouvons qu'indiquer ici les divisions de l'exostose en vraie ou fausse, traumatique, dartreuse, scorbutique, cancéreuse, syphilitique, etc., et les noms des Morgagni, Bonet, Kulm et autres auteurs qui écrivirent sur l'exostose en général.

3º Les loupes, mal appréciées à l'époque de leur découverte, furent classées tantôt parmi les abcès, tantôt parmi les tumeurs. Hippocrate les connaissait à peine, puisqu'il croyait qu'une bulle d'air renfermée dans le tissu cellulaire produisait par son ressort la dilatation, l'expansion plus ou moins considérable de ce tissu; et Celse en a fort peu parlé. Paul d'Égine en a méconnu la nature, et la plupart des commentateurs des Grecs, des Latins et des Arabes ne furent pas mieux éclairés sur leur

caractère. C'est encore dans les seizième, dix-septième et surtout dix-huitième siècles que A. Paré,
Peccetti, Morgagni, Forestus, Fabrice de Hilden,
Ledran, Chopart, Girard déterminèrent le vrai caractère de ces tumeurs, en exposant avec plus ou
moins de sagacité les traitemens divers qui leur sont
applicables, particulièrement aux loupes de la tête,
les seules que nous ayons voulu mentionner.

4° Sans partager l'opinion des auteurs qui attribuaient l'existence de la teigne à une bile dégénérée,
à des humeurs acides, alcalines, âcres, etc., au
sang corrompu des parens ou des nourrices des enfans qui en étaient atteints, si l'on reconnaît que
des alimens grossiers et indigestes, la saleté habi-
tuelle, les habitations humides et malpropres, l'en-
tassement de plusieurs personnes dans ces habitations trop peu spacieuses, ont une puissante action
sur le développement de la teigne, on croira aisément qu'elle fut aperçue et traitée par les plus anciens médecins.

Hippocrate et ses plus dignes élèves ont décrit
plus particulièrement la teigne faveuse ou alvéolée.
Ils lui opposaient plusieurs moyens internes et
agissaient préférablement sur le tube digestif par
l'emploi des purgatifs et l'usage prolongé des boissons préparées avec les plantes dites rafraîchissantes.
En même temps ils proscrivaient les alimens lourds
et indigestes. Avicenne se bornait à laver la tête avec
de l'huile de roses ou de violettes, et Rhazès n'avait
recours à des topiques plus actifs qu'à raison des

degrés de l'affection. Les Grecs et les Arabes ont fourni sur la teigne des renseignemens incertains, des dissertations vagues, futiles, dont nous ne ferons pas mention. Du temps de Paré, on appliquait sur la tête un emplâtre, composition monstrueuse, dont on ne parle plus, et qui rappelle un traitement non moins barbare, employé depuis et désigné par le nom de *calotte*. Forestus, Bonet, Hoffmann et des praticiens d'une époque bien plus reculée ayant publié quelques exemples d'inflammations viscérales très graves survenues par suite de rétropulsion de la teigne, et les progrès de l'anatomie et de la physiologie ayant jeté plus de lumière sur la nature de cette maladie, on a vu des praticiens modernes inoculer la teigne pour produire des révulsions très favorables dans les inflammations du tube digestif, si fréquentes chez les enfans, et réussir plusieurs fois.

Murray, Gallot, mais surtout les professeurs Alibert, Boyer ont parfaitement décrit la teigne, fait connaître ses principales espèces au nombre de cinq; et, ce qui est plus important pour ceux qui en souffrent, ces savans praticiens ont beaucoup simplifié, perfectionné le traitement de cet exanthême aussi repousssant qu'opiniâtre, dans la plupart des cas.

§ II. *Des opérations que l'on pratique sur les yeux.*

« Il est vraisemblable, dit G. Sprengel, qu'on a connu et pratiqué de bonne heure plusieurs opérations sur les yeux, sans qu'il nous soit parvenu aucun renseignement précis à cet égard, à moins qu'on ne veuille alléguer en faveur de la haute antiquité de l'opération du leucoma, la guérison de Tobie par le fiel d'un poisson, après l'application duquel le corps qui interceptait la vue s'enleva comme la pellicule d'un œuf. Il paraît aussi que diverses maladies des yeux et peut-être même quelques opérations se trouvaient décrites dans les livres d'Hermès Misri fils de Ménès ou Taaut, et Galien cite un remède de Machaon contre l'hypopyon. D'ailleurs on ne peut douter que la médecine oculaire n'ait fait de grands progrès chez les Égyptiens. L'habileté de ce peuple dans la guérison des maux d'yeux était connue fort au loin. Hérodote rapporte en effet que Cyrus pria le roi Amasis de lui envoyer surtout un bon oculiste de ses états. »

La première opération sur les yeux, décrite dans les œuvres d'Hippocrate, est l'ophthalmoxyse qui consiste à racler et amincir les paupières par leur face interne, opération cruelle justement abandonnée. Il paraît qu'il pratiquait aussi des scarifications sur la conjonctive et même l'excision d'une portion de la membrane interne des paupières dans certains cas. En outre il parle en termes très obscurs d'une opération contre le trichiasis; et ailleurs du néphélion, de la taie qui proviennent de l'ophtalmie. Si celle-ci est très violente, il conseille une opération barbare qui ne mérite pas d'être tirée de l'oubli.

Lorsque la chirurgie devint une branche à part de la médecine, à Alexandrie, on vit paraître pour la première fois des oculistes se livrant exclusivement à des opérations ignorées jusqu'alors ou abandonnées à des hommes étrangers à notre profession. Philoxène, l'un des plus célèbres oculistes, vivait, suivant le témoignage de Celse, deux cent soixante-dix ans avant l'ère vulgaire. Celui-ci est le premier auteur dans les écrits duquel on trouve des renseignemens sur la cataracte. On ne connaissait alors ni son siége, ni la manière dont elle se formait. Sa couleur était pour l'écrivain romain un des principaux moyens d'en établir le pronostic. Il indique fort imparfaitement comment on la pratique par abaissement. Paul d'Egine opérait de même et il indique le premier les moyens dont nous usons pour nous assurer si la pupille conserve sa mobilité. Il paraît cependant que l'opération de la cataracte par extraction fut aussi pratiquée par les plus anciens oculistes, car Antyllus, qui vivait à la fin du premier siècle de l'ère vulgaire, l'a décrite avec détail. Des recherches anatomiques en font entrevoir le siége. Le Persan Ali parle de l'une et de l'autre manière d'opérer la cataracte. Les chirurgiens arabes contemporains d'Avicenne emploient deux instrumens pour abaisser le cristallin devenu opaque, et le célèbre chirurgien Abu'l Kasem opérait de même.

Les chirurgiens ignorans du moyen âge méconnaissent les principes de leurs prédécesseurs grecs et arabes ainsi que leur manière d'opérer. C'est au seizième siècle, lorsque l'anatomie commence à faire des progrès, que l'on devient plus entreprenant sur la cataracte. Volcher Coyter démontre que l'humeur contenue dans les chambres de l'œil et qui s'en écoule lors de l'opération par extraction est susceptible de se reproduire. Jérôme Fabrice d'Aquapendente doute que la cataracte provienne d'une pellicule tendue devant la pupille. Long-temps après, R. Lasnier démontre que la cataracte provient de l'opacité du cristallin et P. Brisseau met ce fait en évidence par des recherches anatomiques. Cette vérité, la découverte de la cataracte membraneuse, l'invention d'une aiguille recourbée par J-H. Freytag, en 1694, fixent l'attention d'un grand nombre de praticiens instruits et de détracteurs jaloux.

Les chirurgiens du dix-huitième siècle reconnaissent l'existence des deux cataractes cristalline et membraneuse. A. Maître-Jean décrit mieux qu'on ne l'avait fait jusqu'à lui la manière de pratiquer l'opération. Il rejette les aiguilles rondes, fait connaître toutes les difficultés qui peuvent se présenter dans cette opération, la manière d'abaisser la cataracte laiteuse, etc. G-C. Rhaetus prouve que le cristallin peut conserver toute sa transparence malgré la présence d'une cataracte capsulaire, et S. Molyneux démontre que le cristallin opaque se trouve peu-à-peu

absorbé après qu'on a pratiqué l'abaissement. Le fameux J. Taylor commence, en 1730, à acquérir par
ses opérations de cataracte une célébrité étonnante.

J. Daviel invente une nouvelle méthode à laquelle
il attribue les avantages de dispenser d'attendre la
maturité de la cataracte, de ne pas donner la crainte
que le cristallin se relève ; de prévenir la chûte de ce
corps dans la chambre antérieure où il agit comme
corps, étranger et de faciliter enfin son détache-
ment lors même qu'il est adhérent. G. Lafaye perfectionne cette méthode et Morand fait d'intéressantes
expériences pour constater la meilleure de toutes
les méthodes connues. L'abaissement et l'extraction
comptent également des adversaires et des partisans
parmi les oculistes les plus distingués de cette époque qui font subir des modifications diverses aux
instrumens employés. Les observations chirurgicales
de A-G. Richter, publiées en 1770, décèlent son
esprit de sage critique et ses talents, aussi bien que
ses ouvrages publiés postérieurement.

Percival Pott examine et rectifie la doctrine de la
maturité du cristallin. L'ouvrage de J. Janin est important pour l'histoire de la cataracte en ce qu'il
rapporte les méthodes et procédés de ses prédécesseurs. Durand et Grandjean adoptent le procédé de
J-G. Hellmann qui suivait la méthode de Richter.
Celle par extraction est généralement adoptée en
France vers la fin du dix-huitième siècle. F. Siegérist
fait connaître un couteau à cataracte de son invention à l'aide duquel il ouvre à la fois la cornée trans-

parente et la capsule du cristallin. A-Ch. de Willburg publie une nouvelle méthode d'abaissement qui consiste à culbuter le cristallin. La méthode de Wenzel, l'un des plus ardens défenseurs de l'extraction, attire une très grande célébrité à l'auteur qui incise la cornée en long, au lieu de la fendre transversalement, avec un couteau tout-à-fait plane. P. Demours perfectionne l'appareil usité dans cette opération et recommande un opthalmostate d'une forme particulière. J-H. Jung fait connaître les résultats heureux des opérations de la cataracte qu'il pratique par extraction avec le couteau de Lobstein. A. Scarpa défend la méthode de Willburg pour laquelle il emploie une aiguille très déliée et légèrement courbée à sa pointe. Enfin G. Hey, après Scarpa, est un des plus zélés défenseurs de la méthode par abaissement : celle-ci et celle par extraction comptent beaucoup de partisans et d'antagonistes.

Ne possédant aucun écrit des anciens Grecs et des oculistes d'Alexandrie sur la fistule lacrymale, il nous faut encore chercher dans Celse les plus anciennes notions sur cette maladie et les opérations qui s'y rapportent. Dans les cas de fistule avec carie de l'unguis, Celse conseille d'inciser tout le trajet du canal fistuleux, de brûler l'os unguis avec un fer rouge. Ou bien on excise la fistule et on fait couler du plomb fondu sur l'os malade d'après le conseil de quelques chirurgiens barbares de cette époque. Les Arabes Rhazès, Avicenne, Avenzoar emploient et conseillent l'injection, la compression ou l'intro-

duction d'un fil pour en obtenir la guérison où celle
des tumeurs lacrymales. Les praticiens du moyen
âge cherchent à diversifier et modifier les caustiques
sans faire aucun changement favorable dans le traitement adopté avant eux.

On avait encore au seizième siècle des idées fort
confuses sur la fistule lacrymale, quoiqu'il eût paru
quelques observations de guérisons obtenues par
des moyens pharmaceutiques tels que les évacuans et
les dépuratifs. Mais les rapides progrès de l'anatomie et les recherches d'A. Vésale, G. Fallope font
mieux connaître la structure et les usages des voies
lacrymales. Dans le siècle suivant les méthodes et
procédés opératoires sont moins cruels. Les modifications les plus importantes pour le traitement de
la fistule lacrymale datent du dix-huitième siècle.
D. Anel, chirurgien militaire français, acquiert une
juste célébrité en employant plus convenablement
les sondes et les injections dans la guérison des fistules lacrymales. Th. Woolhouse perfectionne l'ancien procédé qui consiste à perforer l'os unguis.
A . Maître-Jean combat ce procédé et il insiste sur
les avantages de la compression dans la tumeur lacrymale, les injections et la cautérisation dans les
cas de fistule simple et compliquée. J-L. Petit perfectionne singulièrement le traitement de la fistule
lacrymale. Il rapporte à l'engouement du canal nasal
la formation de la tumeur lacrymale et il se sert des
sondes et des bougies pour rétablir le cours des larmes. Garengeot et Dionis reconnaissent qu'il faut se

conduire différemment suivant les périodes de la maladie. H. Ravaton place une canule de plomb dans la fistule. Laforest fait connaître un procédé nouveau d'une exécution très difficile puisqu'il faut introduire les sondes par l'orifice inférieur du canal nasal. La méthode proposée en même temps par Méjean et qui consiste à pousser par l'un des points lacrymaux un stylet auquel un fil est fixé, et par la narine une sonde cannelée garnie d'un trou à son extrémité, n'est applicable qu'à certains cas. Cabanis de Genève cherche vainement par un procédé nouveau à remédier aux inconvéniens de cette dernière méthode. Pallucci, Pouteau, Rivard, A. Petit, Guérin, Janin, Warner, Richter répandent plus de jour sur la théorie et le traitement des tumeurs et fistules lacrymales. Percival Pott cherche à démontrer que la maladie tient souvent à l'inflammation des parties affectées, et notre célèbre Desault combine heureusement les procédés de Méjean et de Petit.

Il faut à peine faire mention des moyens grossiers usités contre la lagophthalmie et pour l'extraction des corps étrangers dans l'œil. Celse enseigne comment on doit extirper les loupes qui viennent si souvent sur les paupières : il conseille les émolliens contre l'orgeolet. Il décrit exactement le ptérygion et comment on doit s'y prendre pour en faire l'ablation. Celse, Galien et autres praticiens de l'antiquité tracent la conduite à tenir à l'égard du trichiasis, de la lippitude, du staphylôme, de l'hypopyon, des nodosités calleuses sur la conjonctive.

Suivant Cœlius Aurelianus, la lagophtalmie et la blépharoptose peuvent dépendre d'une paralysie de la paupière supérieure. Aetius considère le néphélion et la taie comme des ulcères de la cornée transparente. Il les traite avec des calmans et il indique comment on doit extraire les échardes ou esquilles enfoncées dans le globe de l'œil. Ce dernier auteur, Alexandre de Tralles, Paul d'Egine tracent des règles de conduite contre la blépharoptose, la blépharoxyse d'Hippocrate, le trachoma et autres affections des paupières ou de la cornée qu'il est inutile de faire connaître, ainsi que les opérations grossières, souvent barbares, auxquelles on avait recours.

Les Arabes profitent des travaux des anciens Grecs. Rhazès décrit exactement les ulcères de la conjonctive et de la cornée transparente. Il conseille les styptiques et l'emploi d'une plaque de plomb sur l'œil pour remédier à sa procidence. Sérapion définit le ptérygion une excroissance tendineuse de la conjonctive qu'il faut traiter par des topiques âcres, tandis que le pannus n'exige que les émolliens et les résolutifs. Haly Abbas conseille d'amener à maturité et de laisser s'ouvrir spontanément les pustules de la cornée transparente. Abu'l Kasem conseille, dans l'entropion, de détruire un lambeau de peau en forme de feuille de myrthe par l'application du cautère actuel ou d'un caustique composé de savon et de chaux vive.

Les ignorans oculistes du moyen âge n'ayant ni l'habileté, ni le courage d'entreprendre les opéra-

tions connues avant eux, se bornent à faire des recueils de recettes contre les maladies des yeux. G. de
Salicet prétend qu'on ne doit jamais porter ni la main,
ni aucun instrument sur le ptérygion, les taies et le
staphylôme. Il avoue cependant avoir excisé lui-même
le staphylôme et fait quelques autres opérations
sur les yeux. J. Goddesden vante beaucoup la blépharoxyse contre les taies et le ptérygion. Guy de
Chauliac traite des opérations sur les yeux plus ha-
bilement que ses prédécesseurs ; et l'on ne peut
passer sous silence les services rendus à la médecine
oculaire par l'illustre Paré qui parle, le premier, des
yeux artificiels. Il opère la lagophtalmie et l'entropion d'après les anciens : il emploie l'ophtalmostate
pour opérer le ptérygion et extraire les corps étrangers qu'il détache à l'aide d'un couteau. J. Lange
paraît être le premier qui ait pratiqué l'extirpation
de l'œil, opération que G. Bartisch a décrite le premier avec exactitude et pratiquée avec un couteau
très défectueux en forme de cuiller. Fabrice d'A-
quapendente paraît être l'inventeur d'une œillère
de verre. Fabrice de Hilden donne l'histoire d'un
cancer volumineux de l'œil opéré heureusement. Il
fait connaître le succès qu'obtint Cl. Chapuis de l'application d'une ligature sur un œil chassé de l'orbite ;
et comment sa femme réussit à enlever avec l'aimant
une paillette de fer qu'il n'avait pu retirer de l'œil.

A la fin du dix-septième siècle et dans le siècle
suivant, des oculistes français et anglais se distinguent
par leurs découvertes et leurs écrits. P. Dionis pu-

blie un traité complet de toutes les opérations qui se pratiquent sur les yeux. De La Vauguyon, après avoir ouvert la partie inférieure de la cornée transparente, dans l'hypopyon, exerce une légère compression sur l'œil afin de favoriser la sortie du pus. Si Woolhouse se montre partisan outré des opérations, A. Maître-Jean mérite le reproche contraire, puisqu'il en rejette d'utiles, notamment celles de l'extirpation de l'œil, la ligature du staphylôme, l'excision de plusieurs excroissances de la cornée, de diverses tumeurs des paupières, etc.

G. Cheselden imagine une opération de la plus haute importance en établissant une pupille artificielle. Mauquest de La Motte se contente encore d'arracher les cils dans l'entropion et d'en réitérer l'arrachement chaque fois qu'ils reparaissent. Saint-Yves parvient à guérir une division récente des paupières par la suture entortillée et il conseille des mouchetures sur les paupières infiltrées. Mauchart fait de grands éloges de la paracentèse de l'œil indiquée par Woolhouse. Il expose les détails de cette opération qu'il croit applicable à beaucoup de cas et il donne le nom d'hypopion ou empyèse aux abcès de l'œil en indiquant les précautions nécessaires pour en faire l'ouverture. L'application d'un séton sur l'œil même, suivant la méthode des Chinois et des Japonais, est justement abandonnée.

Lafaye invente une pince analogue à celle de Bartisch pour l'opération de la blépharoptose et de l'entropion. S. Sharp fait l'incision de la cornée d'après une nouvelle méthode dans les cas d'occlusion de la pupille, et lorsque les adhérences de la capsule cristalline avec l'iris empêchent l'abaissement et l'extraction. Pourfour du Petit se montre très grand partisan des scarifications de la conjonctive dont il a souvent constaté les excellens effets dans les ophtalmies anciennes et chroniques. H-F. Delius opère heureusement un cancer de la paupière. Acrel fait deux opérations de cancer de l'œil. L'une réussit ; l'autre se termine par la mort, et l'on trouve le cerveau et le nerf optique entièrement dégénérés et cancéreux. Cet habile oculiste considère comme incurables différens cas de spina ventosa ou exostose des orbites. P. Guérin et J. Janin perfectionnent la méthode de Cheselden pour la corétomie et l'établissement d'une pupille artificielle. Marchan fait deux fois la ponction de l'œil dans deux cas d'hydrophtalmie. Dans l'un, l'opération est suivie d'un plein succès ; dans l'autre, l'œil s'étant affaissé complètement, il faut appliquer un œil artificiel, pour faire disparaître la difformité.

Plus tard, Richter range, sous le nom collectif d'hypopyon, diverses collections purulentes dans l'œil, qu'il distingue toutefois les unes des autres, comme l'érosion et la suppuration de la conjonctive qui exigent des dessiccatifs, les phlyctènes qu'il conseille d'abandonner à elles-mêmes et de ne pas ouvrir, etc. Il rejette l'emploi du trois quarts dans l'hydrophtalmie : il ne veut pas que l'on se hâte trop d'extirper l'œil à moins qu'il ne soit cancéreux. Chopart et Desault soutiennent qu'il est avantageux d'inciser et de cautériser par la face interne des paupières les tumeurs enkystées et autres qui font une saillie plus considérable de ce côté qu'à l'extérieur. L'illustre Desault regarde les ciseaux comme inutiles dans l'extirpation de l'œil pour laquelle il emploie le bistouri seulement.

Vers la fin du dix-huitième siècle, le baron Wenzel imagine une nouvelle méthode de corétomie pour l'établissement d'une pupille artificielle. H. Callisen adopte les principes de Richter, distingue les maladies de l'œil et indique les opérations qui leur conviennent, bien mieux que ne l'ont fait ses prédécesseurs anglais et français. Kortum blâme beaucoup la corétomie, d'après la méthode de Cheselden qu'il paraît n'avoir pas bien comprise. Il soutient que la distinction établie par Mauchart entre l'hypopyon et l'empyème de l'œil est dénuée de fondement. Pour extirper une tumeur volumineuse de l'orbite avec exophtalmie, J.-C. Loder fait relever et renverser la paupière supérieure et maintenir la tumeur au moyen d'un fil dont il l'avait traversée : puis il la dissèque lentement avec un bistouri à lame étroite. L'opération étant terminée, l'œil rentre dans l'orbite et une ancienne cataracte disparaît ensuite. Conradi considère le laudanum comme un excellent moyen pour faire disparaître les staphylômes ; Fischer repousse l'opération de l'hypopyon ; Wagner enlève avec un plein succès une excroissance fongueuse développée dans l'orbite après l'extirpation partielle du

g globe de l'œil ; Fr. Bouttatz de Moscou réussit également à extirper une loupe de plus de deux livres.
L'œil sur lequel il a opéré recouvre sa forme et sa
faculté visuelle.

G. Sprengel, auquel j'emprunte ce résumé, fait
connaître en outre les principes et les découvertes
des praticiens qui ont écrit sur les maladies des yeux
dans les premières années du dix-neuvième siècle.
Mais, le commencement de ce période étant pris
pour terme de mon abrégé, je ne dois pas vous offrir l'extrait de ces recherches.

§ III. *Des maladies du nez et des opérations qui s'y rapportent.*

Dans quelques écrits qui appartiennent vraisemblablement à Thessalus et à Dracon, fils d'Hippocrate,
on trouve les premières traces d'un traitement employé contre le polype nasal. La ligature, la cautérisation et plusieurs topiques très grossiers et nuisibles
paraissent être les premiers moyens dont on fit
usage. Le traitement du polype nasal fut perfectionné
à Alexandrie où l'on employait surtout l'arsenic, le
vert-de-gris, le vitriol, etc., pour en accélérer la chute.
Celse, en recommandant aussi l'usage des caustiques,
ajoute que l'on peut enlever ces excroissances avec
l'instrument tranchant. Paul d'Égine se servait d'un
instrument particulier garni d'un ciseau à l'une de
ses extrémités ; et, quand le polype était coupé, il en
détruisait le reste avec le *polypoxystre.* Il cautérisait

les excroissances de mauvaise nature et faisait inspirer ensuite de l'oxycrat.

Rhazès passait un fil sur la base du polype, l'arrachait et employait ensuite le vert-de-gris. Mais il veut que l'on respecte les polypes carcinomateux. Lui et Avicenne conseillent de scier leur base avec un fil rempli de nœuds. L'un des écrivains du moyen âge, Roland de Parme, conseille le cautère actuel ou les caustiques ; et Brunus de Longobucco donne des détails plus précis sur l'arrachement et la ligature du polype. G. de Salicet, Guy de Chauliac, Jean de Vigo répètent ou perfectionnent très peu ce qui a été fait par leurs prédécesseurs.

Vers la fin du seizième siècle J-C. Aranzi invente un mode de traitement plus efficace en proposant une pince à longues branches. G. Fallope se sert d'une canule d'argent pour conduire un fil d'archal avec une anse qui embrasse la base de l'excroissance et dont il laisse pendre les deux bouts hors du nez. Il parvient ainsi à couper peu à peu le polype en tirant les deux extrémités du fil métallique. Ce procédé fut perfectionné long-temps après par Levret et Desault. Fabrice d'Aquapendente fait usage de ciseaux recourbés à leur extrémité, et Fabrice de Hilden se borne à l'emploi du seton, des dessiccatifs et des caustiques. J. Riolan fait mention d'un polype énorme qu'il coupa presque tous les mois et qui se reproduisit pendant quarante ans. Marchettis guérit par le cautère actuel un polype squirrheux.

P. Dionis, L. Heister, Garengeot, H-F. Le Dran,

S. Sharp, L-F. Manne et surtout A. Levret publient quelques bons écrits sur le polype nasal, proposent ou perfectionnent des méthodes et procédés relatifs à sa guérison. P. Pott recommande de ne pas opérer indistinctement tous les polypes, et le baron Percy démontre que les ciseaux d'Aquapendente ne sont pas à dédaigner quand le polype a pris racine très près de l'ouverture antérieure des fosses nasales.

Celse paraît être le plus ancien des auteurs qui ont indiqué la manière de réparer la perte de certaines parties du corps. Il signale celles qui en sont susceptibles et les conditions favorables ou contraires aux opérations qu'elles nécessitent. Les Arabes et les premiers chirurgiens du moyen âge n'en font aucunement mention.

Le célèbre Lanfranc rompt ce silence prolongé en considérant comme apocryphes les prétendues entes de nez réappliqués après avoir été complètement abattus. Il explique comment on doit rajuster un nez qui tient encore par un lambeau de peau. Guy de Chauliac, Pierre de la Cerlata, mais surtout et plus tard les Siciliens Branca, père et fils, acquièrent une très grande célébrité dans l'art de raccoutrer et fabriquer des nez. La rhinoplastique est transportée de la Sicile en Calabre, puis dans toute l'Europe. G. Tagliacozzi l'exerce avec un succès merveilleux, vers la fin du seizième siècle, époque à laquelle il publie un ouvrage sur cet art qu'il dit nouveau et qu'il perfectionna. Il indique fort au long ce qu'on doit faire avant, pendant et après l'opération, ainsi que la manière de restaurer les lèvres et les oreilles. Il est sûr que Tagliacozzi pratiqua souvent ces opérations et avec succès. Cependant Fabrice d'Aquapendente et J-A. De La Croix émettent des doutes fondés sur la possibilité de rajuster un nez complètement abattu sans dissimuler les difficultés nombreuses qu'il faut surmonter quand on veut fabriquer un nouveau nez.

A la fin du dix-septième siècle, N. de Blégny rapporte le cas d'une personne qui acheta un esclave, lui coupa le nez et l'appliqua sur-le-champ à un autre individu qui en était privé. J-B. Verduc conseille de tenter aussi la réunion de quelques parties du corps entièrement séparées. Dionis, Lafaye et surtout Mauquest de La Motte s'élèvent contre la rhinoplastique.

Plus tard, Chopart et Desault soutiennent qu'un nez artificiel bien placé est préférable au raccoutrement tagliacotien, sans disconvenir de la vérité des observations qui constatent que, dans bien des cas, des nez presque entièrement détachés avaient repris par suite d'une réunion immédiate très bien opérée. Les discussions sur la rhinoplastique étaient fort animées de part et d'autre lorsque, en 1794, on publia le cas de raccoutrement d'un nez nouveau taillé dans la peau du front, d'après la méthode indienne. Cette méthode réunit les suffrages et nous savons les merveilleux résultats qu'en ont su tirer le célèbre professeur Delpech et plusieurs autres chirurgiens très distingués de Paris et des cités les plus populeuses de France.

L'introduction de corps étrangers dans les fosses nasales, les epistaxis et plusieurs maladies du nez et des sinus qui s'ouvrent dans son intérieur n'ont point échappé à l'esprit observateur des anciens. Mais ce qu'ils ont dit de ces affections diverses, des opérations qu'elles nécessitent, ne mérite pas que l'on en fasse un récit particulier.

§ IV. *Des opérations qui se rapportent aux maladies de l'oreille.*

Hippocrate recommande contre les fluxions d'oreille de favoriser l'écoulement par des applications émollientes et froides, des ventouses sèches, etc. Celse propose contre l'otite un grand nombre de moyens curatifs introduits à l'aide d'une seringue ou d'un entonnoir, et il indique comment on doit retirer des vers et des insectes introduits dans les oreilles. Archigène d'Apamée trace des règles détaillées sur l'extraction des corps étrangers dans l'oreille; il recommande surtout l'usage des sternutatoires. Paul d'Egine distingue l'occlusion du conduit auditif externe, suivant qu'elle est congéniale ou produite par un abcès ou une excroissance fongueuse. Il établit aussi une distinction importante entre les différens corps étrangers poussés ou insinués dans les oreilles suivant qu'ils sont susceptibles ou non de se gonfler par la chaleur et l'humidité. Avicenne parle le premier de la dureté de l'ouïe occasionnée par l'accumulation du cerumen endurci dans les oreilles.

Guillaume de Salicet recommande de lier les polypes du conduit auditif avec un fil de soie ou un crin de cheval, et d'en cautériser les racines.

A. Paré recommande une machine propre à absorber le pus dans les abcès des oreilles, et une conque artificielle que l'on fixe à l'aide de ressorts. Les découvertes importantes de A-M. Valsalva sur la structure de l'oreille font mieux connaître ses maladies, et prouvent que la surdité est souvent produite par l'obturation des trompes d'Eustache.

La belle cure obtenue par S. Morand qui, pour mettre fin à un flux purulent par l'oreille, trépane l'os temporal carié, ouvre la dure-mère sous laquelle le pus avait établi son foyer, place ensuite une canule dans l'ouverture et obtient un succès complet, cette belle cure et d'autres faits analogues préludent à la découverte de la perforation de l'apophyse mastoïde, pour guérir la surdité produite par l'oblitération des trompes d'Eustache. Jasser, chirurgien d'un régiment prussien, fait le premier cette opération. Suivant H. Callisen, les oblitérations légères des trompes d'Eustache cèdent parfois aux sternutatoires ainsi qu'à l'action d'expulser l'air, le nez et la bouche étant fermés; et enfin J. Arneman recommande l'opération de Jasser comme propre à guérir la surdité produite par différentes causes.

§ V. *Des opérations relatives aux maladies de la bouche.*

Quoique l'imperforation de la bouche ne soit pas rare, suivant quelques auteurs, on ne possède cependant point d'observation authentique d'imperforation complète de la bouche sur des enfans vivans. Les médecins grecs ne parlent pas non plus de la difformité congéniale connue sous le nom de bec de lièvre, et Celse en fait mention d'une manière assez obscure. Rhazès et surtout Abu'l Kasem en parlent avec plus de précision. Ce dernier cautérise avec un fer rouge les bords de la lèvre fendue pour en obtenir la suppuration et l'adhésion, ou bien il coud ensemble ces mêmes bords. Long-temps après, Paré, Fabrice d'Aquapendente, Durand Scacchi, M - A. Sévérin, F. Thévenin tentent d'obtenir la guérison du bec de lièvre par des procédés grossiers que perfectionnent singulièrement H. Roonhuyze, P. Dionis, J-L. Petit, Le Dran, Lafaye, A. Louis, Busch de Strasbourg, Percy et autres praticiens qui font tant d'honneur à la chirurgie française.

Les maladies de la bouche, celles surtout des petits os qui la garnissent, ont presque toujours fait une branche distincte de la chirurgie à laquelle se livraient exclusivement les dentistes. Toutefois les médecins de la plus haute antiquité, comme les plus habiles praticiens modernes n'étaient point étrangers à cette partie de l'art de guérir. On rapporte qu'Esculape III, fils d'Arsippe et d'Arsinoë, commença par arracher des dents, et il paraît que l'on possédait alors quelques préceptes sur leur évulsion inconsidérée. Hippocrate indique un remède contre la fétidité de l'haleine et la couleur noire des dents. Celse donne un aperçu assez complet de toutes les opérations relatives à ces petits os qu'il recommande, ainsi que Scribonius, de ne jamais trop se hâter d'arracher. Celse fait connaître plusieurs remèdes odontalgiques qu'il est inutile de rapporter aussi bien que les poudres dentifrices de Damocrate, Octavie sœur d'Auguste, Andromaque, Dioclès, Galien, etc. Ce dernier parle très longuement de la carie des dents souvent occasionnée par cause interne, et des moyens de la combattre.

Marcellus de Bordeaux, ignorant les judicieux préceptes de ses prédécesseurs, recommande les amulettes et des moyens superstitieux contre l'odontalgie. Les Arabes vantent des remèdes à l'aide desquels on espère faire tomber les dents sans douleur, sans renoncer cependant à la cautérisation contre la carie et le saignement habituel des gencives. Avicenne donne des préceptes pour la conservation des dents. Abu'l Kasem signale le premier le tartre qui s'accumule sur les dents et les moyens fort peu judicieux de l'enlever. Il recommande de se défier des baigneurs ou arracheurs de dents qui enlèvent souvent ou brisent une dent saine au lieu de la mauvaise. Il existait déjà de son temps un nombre considérable d'instrumens de dentiste fort imparfaits. Il apprend à remplacer les dents perdues et comment on doit lier aux dents voisines celles qui ont été ébranlées par une chûte ou par un coup.

Guy de Chauliac se plaint de ce qu'on abandonne l'évulsion des dents aux barbiers. Il parle le premier de remplir les dents creuses avec des résines et des substances aromatiques pour que les alimens ne pénètrent pas dans leur cavité. Lui et quelques-uns de ses contemporains parviennent enfin à faire perdre la confiance que l'on avait dans la prétendue propriété de certains moyens propres à faire tomber les dents sans opération. G-H. Ryst publie, en 1548, le premier ouvrage consacré spécialement à l'art du dentiste. J-André de La Croix guérit une fistule de la mâchoire en arrachant une dent à peine douloureuse. A-P. Gasser, en s'arrachant une dent, emporte un morceau de sa mâchoire et il éprouve une hémorrhagie si considérable qu'il en reste pâle toute sa vie. P. Foreest observe sur lui-même qu'il suffit quelquefois de luxer une dent pour mettre fin à l'odontalgie. Ces praticiens donnent aussi des préceptes sur le traitement des épulies, des parulies, des fistules dentaires : ils parlent surtout de la prétendue existence de vers dans les dents, ce qui surprendra peu si l'on se rappelle que l'on avait bien pu ajouter foi à l'existence de la dent d'or.

Nathanael Highmore, en publiant unedescription exacte de l'antre qui porte son nom, semble avoir conduit à la découverte d'une maladie jusqu'alors inconnue, et d'une opération qui ne fut cependant faite que cinquante ans plus tard, à l'occasion des abcès et autres maladies du sinus maxillaire, opération que Cowper paraît avoir faite un des premiers, et que G. Cheselden conseille quand il existe une collection quelconque dans le sinus maxillaire. P. Dionis consacre un long chapitre de son ouvrage aux opérations nécessitées par les maladies dentaires. On y trouve de bons préceptes.

La fin du dix-septième siècle est marquée par des découvertes et des améliorations importantes dans le traitement des maladies de la bouche, dans celles surtout des sinus maxillaires. Cowper veut qu'on fende la gencive jusqu'au périoste dans la dentition difficile, et il conseille la perforation des alvéoles. H. Meibom considère le premier la membrane muqueuse du sinus maxillaire comme le siége des maladies de cette cavité, puisque souvent elle s'enflamme et suppure. G. Mauquest de La Motte répète le conseil d'ouvrir de bonne heure et même avant l'entière formation du pus les abcès situés aux mâchoires et au palais. Fauchard, qui s'est beaucoup occupé et avec succès des maladies des dents, pense aussi qu'il faut inciser la gencive quand la dentition donne lieu à des accidens fâcheux. J. Hurlok la regarde comme le seul moyen de sauver des enfans qui, sans elle, périraient dans les convulsions.

G. Heuermann conseille d'arracher la quatrième ou la cinquième molaire supérieure dans les abcès du sinus maxillaire, et de plonger un stylet à travers la peau et les os qui entourent les alvéoles, si la matière ne sort pas sur-le-champ. Ce praticien donne en outre quelques préceptes sur le traitement des excroissances fongueuses des gencives et sur celui de l'odontalgie, en convenant toutefois qu'il faut souvent recourir à l'évulsion, et recommandant d'extraire les canines avec beaucoup de circonspection. En même temps plusieurs praticiens inventent ou perfectionnent des instrumens employés pour l'extraction des dents, et Bellocq conseille l'application d'une boulette de cire dans l'alvéole ouverte sur le vaisseau qui fournit parfois une hémorrhagie inquiétante après l'extraction d'une dent.

Jourdain fait connaître plusieurs instrumens de son invention, et contribue aux progrès de la médecine par la publication de son traité des dépôts dans les sinus maxillaires, des fractures et des caries. Les maladies du sinus maxillaire et les opérations qu'elles exigent semblent fixer alors toute l'attention des praticiens. T-H. Bordenave publie un traité sur les maladies de ce sinus, et des remarques judicieuses sur les exostoses de la mâchoire inférieure. Vers cette époque, en 1762, un anonyme fait connaître un nouvel instrument pour l'évulsion des dents incisives et laniaires. L'application de l'aimant pour la guérison des maux de dents fait aussi beaucoup de bruit, surtout parmi les Allemands, qui le vantent et le décrient à l'envi. Des praticiens anglais qui s'occupent des maladies de la bouche, ne croient point à la cure des maux de dents par l'aimant; ils s'élèvent aussi contre l'usage trop commun d'arracher les dents douloureuses. Bordenave recommande une grande circonspection dans l'emploi des poudres et des teintures dentrifices; il est peu partisan des dents artificielles, auxquelles il attribue des inconvéniens majeurs.

Des discussions s'élèvent en France pour savoir si l'on doit ouvrir les abcès de la mâchoire inférieure en dedans ou en dehors de la bouche, et l'on signale les ulcères opiniâtres qui surviennent parfois à la langue par l'action des angles d'une ou de plusieurs dents; ulcères qui ne guérissent qu'après la destruction de ces angles par la lime. Les polypes et cancers du sinus maxillaire sont considérés comme dangereux, souvent incurables, d'après Jourdain, qui publie encore un traité des maladies et des opérations de la bouche en 1778. Ce dentiste célèbre propose, pour remplacer le râtelier ordinaire, un dentier artificiel inventé par Massez, et qui non - seulement s'ouvre et se ferme, mais encore joue latéralement, de manière qu'on peut s'en servir pour mâcher les alimens.

Bien plus tard, en 1797, Dubois de Chemant invente des dents et des dentiers artificiels qui, fabriqués avec une pâte minérale durcie au feu, sont de la plus grande solidité et ne sont attaqués par aucun acide. Ces dentiers sont d'une seule pièce, et les dents dont ils se composent, au lieu d'être séparées réellement par des intervalles, ne sont distinguées que par des lignes noirâtres : de sorte qu'il ne peut s'amasser entre elles aucune parcelle d'alimens, dont le séjour donnerait de la fétidité à l'haleine ; le dentier supérieur et l'inférieur s'unissent par une charnière à ressort qui permet de les faire jouer l'un sur l'autre avec la plus grande facilité.

Le grand génie de Desault s'exerce dans l'art du dentiste comme dans toutes les autres branches de la chirurgie, par des opérations majeures, et entre autres, par la suivante qui fut suivie d'un plein succès : il arrache toutes les grosses molaires chez un malade atteint d'une tuméfaction du sinus maxillaire, perce le fond des alvéoles. Mais le sinus se trouve rempli d'une production spongieuse que l'hémorrhagie ne lui permet pas d'exciser. L'adustion et la ligature demeurant sans effet, il enlève une grande portion de la mâchoire supérieure cernée entre deux incisions semi-circulaires faites au palais et à la partie antérieure de l'arcade dentaire. Un morceau considérable de l'excroissance est extirpé avec la pièce osseuse, et le reste cautérisé à plusieurs reprises avec un fer chauffé à blanc. Le malade guérit parfaitement. Les praticiens d'alors reconnaissent en outre que l'incision de la gencive dans la dentition difficile et l'usage des corps durs dans la bouche des enfans ont des inconvéniens notoires.

Le nombre des praticiens qui ont fait des recherches et publié leurs opinions sur les maladies de la bouche pendant la seconde moitié du dix-huitième siècle est si considérable, qu'on peut à peine s'en faire idée, ainsi que des progrès de cette partie importante de la thérapeutique: et pourtant elle en fait encore de nos jours.

Il paraît que les anciens ont fait l'excision de la luette bien avant Hippocrate, qui recommande de ne pas la pratiquer avec maladresse et à contre-temps. Il donne des préceptes sur la méthode et le procédé opératoires, ainsi que sur les maladies des amygdales et leur traitement. Asclépiade de Bithynie recommande d'ouvrir les veines situées sous la langue, dans l'anginè, et de scarifier le palais et les amygdales si l'inflammation est très violente. Celse donne des conseils analogues dans plusieurs cas de maladies de l'arrière-bouche, et pour l'esquinancie en particulier; il enseigne aussi comment on doit couper le filet de la langue, et il considère la grenouillette comme une tumeur enkistée qui cause parfois de vives douleurs. Léonidas d'Alexandrie indique comment on doit ouvrir les abcès des amygdales. Cœlius Aurelianus, Oribase, Aetius tracent pareillement la conduite que le chirurgien doit tenir dans les affections diverses de la luette, des amygdales et de la base de la langue.

Roger de Parme ouvre les abcès qui se forment ordinairement dans l'arrière-gorge à la suite des esquinancies, avec le doigt ou une lancette; il fait avec des ciseaux la résection de la luette et l'extirpation des amygdales, comme ses prédécesseurs. Pour ouvrir les abcès gutturaux, suites d'angines, Guy de

Chauliac dit sérieusement de faire avaler au malade un morceau de viande de bœuf attaché à un fil, et de le retirer ensuite avec force. Montagnana, qui paraît ignorer l'incision de la luette, ose recommander d'exercer une forte traction sur la tête, en tirant le malade par les cheveux, pendant qu'on le pousse en sens opposé avec les genoux ou les pieds sur ses épaules.

A. Paré parle le premier des palais artificiels d'or ou d'argent; il guérit même une fistule du conduit de Sténon sans en connaître la nature. G. Foreest, qui a vu P. Friedrich extirper une masse pierreuse sous la langue, est également plus porté pour l'incision simple que pour l'excision de la grenouillette. Fabrice d'Aquapendente s'élève le premier contre la mauvaise habitude des sages-femmes qui déchirent le filet de la langue des nouveau-nés avec un de leurs ongles qu'elles conservent long et pointu à cet effet; et l'autre Fabrice compte beaucoup sur les efforts du vomissement pour l'expulsion des corps étrangers dans l'œsophage.

Vers la fin du dix-septième siècle, on publie plusieurs observations relatives à des calculs trouvés dans les grenouillettes. J-Chr. Winkler s'élève contre l'abus de la saignée des veines ranines. Purmann blâme l'usage de cautériser la grenouillette, et Verduc est le premier qui fasse mention de l'œsophagotomie, à laquelle il conseille de recourir dans les cas désespérés. B. Saviard décrit le premier une fistule salivaire, en indiquant le procédé opératoire pour sa guérison. L. Heister, qui a si bien tracé l'histoire des maladies de la parotide et des autres glandes salivaires, semble ne point avoir connu leurs fistules. Cependant G. Cheselden dit positivement qu'il en survient une quand le canal de Sténon est ouvert et qu'il faut percer la joue de dehors en dedans, puis employer tous les moyens possibles pour guérir la plaie extérieure. Hévin publie un mémoire fort étendu sur l'extraction des corps étrangers dans l'œsophage, et il en paraît ensuite plusieurs autres sur le même sujet. Ch. Guatani trace le premier la conduite qu'il faut tenir dans l'œsophagotomie.

Jourdain invente un instrument pour remédier, par la compression, à l'hémorrhagie qui suit fréquemment la résection des amygdales squirrheuses, et il recommande de réunir promptement les plaies récentes des glandes et des conduits salivaires en les couvrant d'emplâtres agglutinatifs et absorbans. Il signale aussi le danger qu'entraîne souvent la section du frein de la langue. Ghopart, Desault, Vogel, Wilmer indiquent la marche qu'il faut suivre dans le traitement des fistules salivaires et de la grenouillette. Desault compte beaucoup sur les avantages de la sonde œsophagienne lorsque le conduit alimentaire ne remplit pas ses fonctions. Nous terminons ici les renseignemens que nous avons cru devoir fournir sur les maladies et opérations de l'arrière-bouche, sans avoir trouvé dans l'histoire de ces maladies rien de relatif aux polypes, si ce n'est un instrument de l'invention de Levret.

CHAPITRE II.

Des opérations que l'on pratique sur le cou et la poitrine.

§ Ier. *Maladies du cou et des opérations qu'elles nécessitent.*

Les plaies du cou comme celles de toutes les autres parties du corps ont fixé l'attention des anciens et nécessité l'emploi de moyens curatifs plus ou moins ingénieux. Le torticolis, le goître, les maladies du larynx et de la trachée-artère, l'angine gangréneuse et le croup surtout datent d'une époque plus récente. Vous vous rappelez que ces deux dernières maladies ont été signalées et mieux observées dans les dix-septième et dix-huitième siècles. Il serait donc superflu d'en retracer l'histoire, et nous pensons devoir nous restreindre à celle de la bronchotomie.

Le danger de la suffocation et d'autres accidens redoutables produits par la présence d'un corps étranger dans la trachée-artère durent suggérer de bonne heure l'idée d'ouvrir ce canal, afin de faire disparaître l'obstacle qui s'opposait à la respiration. Asclépiade de Bithynie paraît être le premier qui fit heureusement la bronchotomie d'après un procédé dont on ne connaît point la description. Cette opération fut en butte à la critique d'Arétée surtout. Mais Antyllus fait très bien connaître les indications et la manière de l'exécuter, en recommandant de la pratiquer quand des corps étrangers, des affections du larynx, l'excessif gonflement des amygdales mettent obstacle à la respiration. Les Arabes, opérateurs timorés, n'ajoutent rien aux préceptes d'Antyllus, quoique quelques-uns d'eux constatent par l'observation et l'expérience que des plaies du cou avec ouverture de la trachée-artère guérissent parfaitement.

Après un intervalle d'environ quatorze siècles, pendant lequel la bronchotomie paraît être complètement oubliée, le Florentin A. Benivieni, excellent observateur, sauve la vie d'un malade, en 1529, en ouvrant la trachée-artère, pour livrer passage à une collection purulente accumulée dans le conduit aérien. Fabrice d'Aquapendente donne le premier une description détaillée de la méthode qu'il faut suivre dans cette opération dont il fait de très grands éloges. J. Casserius, son élève, en donne une description plus précise en y ajoutant la figure des instrumens qu'elle exige. Sanctorius, N. Habicot, M-A. Sévérin, R. Moreau, P. Dionis, apologistes de la bronchotomie, la décrivent aussi ainsi que les instrumens pour couper les tégumens en long et la trachée-artère transversalement.

Au commencement du dix-huitième siècle, G. Détharding propose le premier la bronchotomie pour rappeler les noyés à la vie, opération inutile au moins, que Pouteau conseille à tort. Enfin Desault est le premier qui pratique la laryngotomie chez un sujet dans le larynx duquel un corps étranger s'était introduit. Ce praticien célèbre propose en outre de pousser par le nez dans le larynx, une sonde de gomme élastique quand on n'est pas absolument convaincu de la nécessité de faire l'une ou l'autre des opérations précédentes dont les méthodes et procédés opératoires ont été fort simplifiés de nos jours.

§ II. *Maladies des parois thoraciques et des opérations qu'elles nécessitent.*

Les mamelles destinées à la sécrétion du lait chez les femmes, sont exposées à des maladies nombreuses et variées. Les gerçures, les excroissances, les ulcères, les vices de conformation du mamelon ont fixé l'attention des premiers praticiens qui ont proposé des moyens curatifs divers ainsi que pour les contusions, l'engorgement laiteux, l'inflammation, les abcès, le squirrhe et le cancer des mamelles. L'amputation du sein, la plus importante et la plus anciennement connue des opérations faites sur cet organe, sera celle dont l'histoire va nous occuper.

Il paraît qu'elle a été pratiquée dès les temps les plus reculés, quoique nous n'ayons que des notions très vagues à ce sujet. Nous ignorons comment Démocède de Crotone s'y prit pour guérir l'ulcère d'Atossa, sans recourir à l'instrument tranchant; et la recommandation expresse d'Hippocrate de ne point toucher au cancer occulte confirme dans l'opinion que l'amputation du sein n'était pas usitée alors, l'incision des mamelles en suppuration recommandée par lui n'étant que celle employée contre tous les abcès. Celse est le premier qui indique clairement que les caustiques, le bistouri ou l'adustion peuvent être employés dans le début surtout du squirrhe et du cancer de la mamelle. Galien conseille plus positivement l'amputation : il indique comment on doit y préparer les malades et faire l'opération en cernant la tumeur cancéreuse avec l'instrument tranchant et favoriser l'écoulement du sang. Archigène d'Apamée établit une fort bonne distinction entre le cancer occulte et le cancer confirmé, considérant celui-ci comme incurable.

Léonidas d'Alexandrie prescrit d'amputer le sein cancéreux, dans tous les cas. Son procédé est aussi long que cruel. La malade étant étendue sur le dos, il fait sur le sein cancéreux une incision qu'il cautérise ensuite avec le fer rouge, puis une seconde et plusieurs autres incisions qu'il cautérise de même dans l'espoir de détruire jusqu'aux moindres traces du cancer; mais si la tumeur est généralement endurcie et adhérente à la paroi thoracique, il recommande de s'en abstenir.

Les Arabes la conseillent lorsque la tumeur s'est

ulcérée et n'a point cédé aux médicamens internes. Avicenne établit une distinction bien tranchée entre l'opération du squirrhe et celle du cancer. Du reste, les chirurgiens arabes et autres qui se succédèrent pendant le trop long période du moyen âge, décri·vent presque toujours de la même manière l'ampu·tation excessivement douloureuse du sein ainsi que le dégraissement des mamelles tuméfiées de quelques hommes, d'après la méthode de Paul d'Egine.

Au temps des alchimistes et de Paracelse surtout, l'arsenic est regardé comme un remède infaillible du cancer pour lequel on propose une foule de topiques et de remèdes intérieurs. J-C. Aranzi, P. Forëest assurent en avoir guéri plusieurs par le régime, les évacuans, les émolliens et les digestifs. Reste à savoir si ces praticiens n'ont pas pris des tumeurs d'un caractère très benin pour des squirrhes. Malgré les nombreux remèdes proposés pour la cure du cancer et la poudre arsénicale de P. Alliot qui eut tant de vogue, et les prétendus bons effets des préparations saturnines, la chirurgie s'enhardit de plus en plus dans l'emploi de moyens énergiques contre cette cruelle maladie. J. de Hoorne passe tantôt à travers la mamelle qu'il veut extirper deux fils croisés avec lesquels il la soulève, ou bien il la tient d'une main, coupe la peau supérieurement et introduit dans l'incision le doigt qui lui sert pour détacher la glande du muscle pectoral, après quoi il coupe circulairement la peau et les graisses. Cette méthode cruelle de passer avec une longue aiguille deux fils en croix dans la mamelle à amputer fut trop long-temps mise en pratique.

Cependant, vers la fin du dix-septième siècle, on établit une distinction plus précise entre les cas qui indiquent l'opération et ceux qui doivent la repousser. P. Dionis, J-B. Verduc posent en principe qu'il faut extraire tous les engorgemens glanduleux, quelque petits qu'ils soient. Ils amputent aussi toute la mamelle après l'avoir traversée par deux fils en croix, tandis que des Allemands, des Hollandais et des Anglais soulèvent le sein cancéreux avec un bident ou une pince et l'amputent d'un seul trait de bas en haut. Un chirurgien de Berlin fait alors la première tentative d'une réunion immédiate par la suture après l'amputation d'un sein cancéreux. La malade mourut et cet insuccès fit renoncer à la réunion immédiate. L. Heister substitue l'amadou et la compression à la cautérisation pour arrêter l'hémorrhagie. Garengeot recommande de ménager la peau autant que possible, et il rejette la méthode de passer des fils dans le sein ou de le serrer avec les mors d'une pince. J-L. Petit recommande d'extirper soigneusement les glandes axillaires engorgées et autres qui environnent le sein cancéreux.

Toutefois, au milieu du dix-huitième siècle, l'amputation du sein compte encore de nombreux adversaires. Eller, A. Monro ne parlent que d'insuccès. Triller soutient que si le cancer a acquis une certaine ancienneté, il reparaît presque toujours après l'opération. La ciguë, dont Stoerk a tant vanté l'administration soit à l'intérieur, soit à l'extérieur, ne répond pas à tout l'espoir que l'on en avait conçu, non plus que la belladone.

Tandis que les meilleurs chirurgiens d'Europe s'efforcent de démontrer combien il est avantageux de ne point différer l'amputation des cancers et des glandes squirrheuses, des médecins ne se lassent point de prodiguer des éloges pompeux à des remèdes plus doux qu'ils disent capables de guérir ce mal affreux. Des milliers d'observations, démontrant l'insuffisance de tous ces moyens, n'empêchent cependant pas l'opération du cancer de tomber dans quelque discrédit, celle-ci étant aussi suivie bien souvent d'un résultat funeste. Bell donne de bons préceptes sur l'extirpation du sein ; P. Camper s'efforce de déterminer le temps opportun pour pratiquer l'opération. Chopart et Desault surtout tracent de meilleures règles pour l'extirpation et l'amputation du sein. A-F. Lœffler, en pratiquant l'extirpation d'un squirrhe présumé, et n'ayant trouvé qu'une simple tumeur enkistée, soutient que les erreurs de cette nature doivent être fréquentes et que le seul signe capable de caractériser le cancer est son incurabilité absolue, opinion qui plus tard a compté bien des partisans en France.

D'après tant d'observations publiées dans des intentions opposées, on voit du moins que la plupart des cancers qui se développent chez des femmes vers l'époque de l'âge critique, sont incurables dans la très grande majorité des cas et que ceux qui acquièrent un volume énorme ou qui surviennent chez des femmes fort âgées sont bien moins dangereux. Voilà ce qu'enseigne l'histoire en laissant à la médecine de nos jours le soin d'en bien faire connaître la nature et les circonstances dans lesquelles le cancer est ou n'est pas curable.

§ III. *De l'Empyème.*

Les plaies pénétrantes de la poitrine, produites par des instrumens piquans, tranchans et contondans, ont été l'objet des recherches des plus anciens praticiens qui attachaient beaucoup d'importance à les distinguer des plaies non pénétrantes. Ils ont fait connaître les signes propres à éclairer ce point de pathologie, et conseillé même pour y parvenir des expériences qui ne sont pas sans danger pour les malades. Les plaies pénétrantes de la poitrine, presque toujours compliquées de la lésion du poumon, du cœur ou de quelque gros vaisseau, sont suivies assez fréquemment d'épanchemens de sang, de pus ou d'eau. L'accumulation de l'un ou l'autre de ces liquides porte le nom d'empyème, et c'est aussi celui de l'opération dont nous allons indiquer l'origine et les modifications principales.

On dit que sa découverte est due au hasard. Un certain Phaléreus, atteint d'un ulcère du poumon déclaré incurable par tous les médecins et réduit au désespoir, cherchant à se faire tuer dans un combat, y trouve au contraire sa guérison, le fer ennemi lui ayant fait à la poitrine une ouverture par laquelle s'écoula une vaste collection purulente. Il est certain du moins que, dès les siècles les plus reculés, l'on ouvrait la poitrine quand il s'y était formé des collections de pus. Les aphorismes d'Hippocrate ne permettent pas d'en douter. Ses successeurs semblent avoir préféré l'instrument tranchant au fer rouge, et ils employaient surtout la succussion pour constater l'accumulation d'un fluide dans la poitrine. Galien dit aussi qu'on employait un fer rouge pour en opérer l'évacuation.

Les disciples d'Hippocrate redoutaient tellement l'évacuation complète d'une collection aqueuse qu'ils perforaient une côte plutôt que d'inciser un espace intercostal afin de pouvoir boucher l'ouverture faite à l'os au moyen d'une tente, et de laisser couler un peu de liquide chaque jour jusqu'au treizième, époque à laquelle ils en faisaient l'évacuation complète.

Après Galien qui guérit si heureusement un enfant dont le sternum était carié et le péricarde détruit en partie par le pus, l'opération de l'empyème tombe en discrédit. Des Arabes la rejettent absolument comme étant toujours suivie de fistules interminables, et préfèrent la méthode de Paul d'Egine qui fait plusieurs escarres sur les parois thoraciques. A mesure que cette opération tombe dans l'oubli, la doctrine des plaies de poitrine fait des progrès. Roland de Parme conseille de trépaner le sternum quand le fer d'une lance s'y trouve fixé, et Guillaume de Salicet veut que toute plaie de poitrine soit dilatée sur-le-champ avec le rasoir pour donner une large issue au sang et au pus.

M. Cumanus semble borner l'emploi de l'opération aux plaies pénétrantes de la poitrine, cas dans lesquels il croit quelquefois nécessaire de procurer une issue au pus par une contre-ouverture. La renaissance de la chirurgie au seizième siècle suscite des partisans plus nombreux de l'empyème. Paré pratique l'opération avec le fer rouge ou l'instrument tranchant, ou bien il perfore l'une des côtes suivant les circonstances. Il a presque toujours l'attention de laisser couler le liquide peu à peu au moyen d'une canule ou d'une mèche, et il employait des injections détersives. Les praticiens d'alors diffèrent d'opinion sur le choix du lieu où l'opération doit être faite, et quelques-uns veulent que le liquide épanché soit évacué par la succion ou avec une pompe.

Fabrice de Hilden se plaint de la décadence de l'opération de l'empyème; F-V. de Covarruvias l'attribue en grande partie au peu de considération dont jouissaient alors les médecins qui n'osaient plus la proposer qu'à la dernière extrémité. A l'égard des plaies de poitrine on cherchait à remplacer l'empyème par la situation donnée au blessé, par des injections détersives et l'attention de ne pas fermer la plaie sur-le-champ. G. Horst s'élève avec raison contre cette dangereuse pratique, et J. Guy raconte à ce sujet qu'une tente introduite dans les lèvres de la plaie se perdit dans la poitrine et fut crachée long-temps après par le malade, à la suite d'une quinte de toux.

Les praticiens se déclarent de plus en plus en faveur de l'opération de l'empyème, pour donner issue aux amas de sang, de pus ou d'eau. Les uns pensent que l'introduction de l'air dans la poitrine est sans danger : M-G. Purmann rappelle qu'on observe aux armées une multitude de plaies pénétrantes de la poitrine, qui guérissent malgré la pénétration de l'air atmosphérique. D'autres soutiennent une opinion contraire, et Th. Bartholin conseille de suivre immédiatement le bistouri avec l'extrémité du doigt, de manière à remplir toujours la plaie faite par l'instrument. J. Scultet recommande l'usage des canules en or ou en argent, et des seringues à canon droit ou courbe, pour absorber le pus ou faire des injections dans la poitrine. Pour l'empyème, il fait à la peau, au-devant du sixième espace intercostal, un pli qu'il incise, après quoi il se conduit comme ses prédécesseurs, usant des tentes pendant onze jours, puis des canules.

On pratique l'empyème plus fréquemment. Corneille de Soolingue met la plus grande importance à ce que l'incision soit faite de manière que la plaie des tégumens ne corresponde pas à celle des muscles intercostaux, afin de prévenir l'introduction de l'air dans la poitrine. On préfère généralement le bistouri ou la lancette au fer rouge et autres caustiques. P. Dionis, J-B. Verduc donnent aussi quelques bons préceptes sur les plaies de poitrine et la manière de pratiquer l'empyème.

Au commencement du dix-huitième siècle, la faculté de Halle approuve la paracentèse de la poitrine, suivant les règles indiquées plus haut. Relativement à quelques contestations sur le lieu d'élection, J. Palfyn prescrit de faire l'incision entre la troisième et la quatrième fausses côtes en comptant de bas en haut, c'est-à-dire à quatre ou cinq travers de doigt au-dessous de l'angle inférieur du scapulum et à un travers de main de l'épine dorsale. Il fait un pli transversal à la peau dans l'endroit indiqué, et il le coupe de manière à avoir une plaie perpendiculaire à la hauteur du corps. Il conseille judicieusement de ne pas opérer les deux côtés en même temps, ni de mettre à découvert les deux plaies de poitrine; et il juge la perforation du sternum utile pour guérir des épanchemens dans le médiastin. Mauquest de la Motte nous apprend qu'il était de mode à cette époque de sucer toutes les plaies, spécialement celles de poitrine, et qu'il n'y avait presque pas de duels sans l'assistance d'un suceur de profession, pratique trop vantée et non dépourvue d'innocuité. La Motte eut le premier l'heureuse idée de rejeter les injections détersives trop généralement employées. L'empyème excite alors l'attention des plus célèbres praticiens d'Europe. Cette époque est vraiment brillante dans les fastes de l'art, par le concours de tant de généreux efforts pour soulager l'humanité souffrante.

S. Sharp recommande de ne pas pratiquer l'empyème dans les cas d'épanchement de sang ; car
l'opération favorise la continuation de l'hémorrhagie,
ou, si le sang est coagulé, elle est au moins inutile.

Il la croit rarement favorable dans l'hydrothorax.
S. Morand, P. Senac emploient préférablement le
trois-quarts. Senac rapporte un cas de guérison d'hy-
dropéricarde opérée avec le trois-quarts.

H. Ravaton, dans son traité des plaies d'armes à
feu ; G. Heuermann, qui s'élève avec raison contre
l'emploi des tentes et des injections; Gérard, Goulard,
Lotteri, F. Quesnay, Bellocq, Bell, J-U. Bilguer
appellent l'attention sur l'hémorrhagie causée par la
lésion de l'artère intercostale et enseignent divers
moyens d'y remédier; La Martinière, Chopart,
Desault et une infinité de praticiens éclairés signalent des abus, tracent de meilleurs préceptes sur
l'opération dont nous esquissons l'histoire, sur les
plaies pénétrantes de la poitrine, les signes des
épanchemens de sang, la trépanation du sternum,
la possibilité d'ouvrir les vomiques pulmonaires,
de pratiquer l'empyème dans les cas d'hydropéri-
carde et même dans l'emphysème, ainsi que dans
les épanchemens qui proviennent d'une lésion du
canal thoracique. Les savantes investigations et l'expérience d'un si grand nombre de praticiens célèbres suffiraient à elles seules pour mettre hors de
doute les progrès de l'art de guérir et faire entrevoir ceux que lui imprimeront encore des hommes
qui s'y livrent avec tant de zèle et de dévouement.

CHAPITRE III.

Maladies de l'abdomen et des opérations qui s'y rapportent.

§ Ier. *Des opérations que l'on pratique sur les parois abdominales.*

Les plaies diverses de l'abdomen, comme celles de la poitrine, ont fixé de bonne heure l'attention des plus anciens praticiens, qui ont usé de topiques et autres moyens plus ou moins ingénieux pour en obtenir la guérison. Avant de retracer les préceptes donnés sur la suture des plaies du bas-ventre et des intestins, cherchons à connaître l'opération par laquelle on donne passage au liquide accumulé dans cette cavité.

La ponction du bas-ventre ou paracentèse, découverte par hasard sans doute, était enseignée et pratiquée dans l'école de Cos. On employait à cet effet le fer rouge ou l'instrument tranchant pour la faire à l'ombilic ou auprès, ou vers les lombes. Mais, plus tard, elle rencontre des détracteurs qui la considèrent comme nuisible et presque toujours suivie de mort. Asclépiade de Bythinie recommande

au contraire de scarifier le bas des jambes dans l'a-
nasarque et de recourir à la paracentèse abdominale
en laissant une canule dans la plaie.

Celse appréciant les opinions de ses prédécesseurs,
convient que l'ascite dépend fréquemment de l'affection morbide d'un ou de plusieurs viscères du bas-
ventre, affection à laquelle la ponction ne remédie
pas ; mais, suivant lui, l'évacuation du liquide empêche qu'il n'altère davantage les viscères et sa sortie fait de la place pour les médicamens qui ont
alors moins de peine à agir sur les affections pri-
mitives. Galien rapporte que, de son temps, l'opération se faisait bien plus généralement avec le bistouri qu'avec le cautère et il la recommande dans
tous les cas où les diaphorétiques sont insuffisans.

Cælius Aurelianus, qui ne connaît point l'usage
du trois-quarts, fait la ponction en perçant les parois du bas-ventre au-dessous de l'ombilic ; puis il
introduit une sonde de femme dans la plaie afin de
faciliter l'écoulement du liquide. Enfin, il maintient
le ventre par un bandage très-serré et il prescrit un
régime fortifiant. Paul d'Egine conseille de recourir de bonne heure à la paracentèse, si les hydrago-
gues, les diurétiques, les bains de sable employés
d'abord ne sont pas suivis d'un résultat favorable. La
plupart des médecins arabes préfèrent les médicamens à l'opération, ou, s'ils y ont recours, ils la
pratiquent conformément aux règles tracées par
Paul et ses prédécesseurs.

Après un intervalle de plusieurs siècles, Mondini

de Luzzi fait remarquer le premier que l'on pratique à tort la ponction sur la ligne blanche. François de Piémont découvre aussi que la sérosité remplit parfois des poches particulières ou kistes, situés dans la rate, dans le foie ou derrière les tégumens de l'abdomen. Fabrice d'Aquapendente rejette la cautérisation du bas-ventre : l'illustre Paré démontre l'innocuité de l'opération et maintient la canule introduite dans la plaie afin de ne pas laisser sortir le liquide tout à la fois. Cependant des praticiens célèbres considèrent l'opération comme inutile et dangereuse. D'autres discutent longuement pour prouver que la ponction doit être faite sur tel ou tel point de l'abdomen.

S. Block et Thouvenot inventent des canules pourvues de pointes cylindriques qu'il ne faut pas confondre avec le trois - quarts de Sanctorius ; et l'on voit se renouveler les cas de plusieurs malades qui se font la ponction à eux-mêmes ou dont l'ombilic s'ouvre spontanément. Fr. Deckers, de concert avec le lithotomiste Smaltzius, passe le premier un séton dans le bas-ventre afin d'entretenir un écoulement continuel du liquide. Deux fois répétée par son inventeur et suivie de la mort des malades, cette opération est justement dépréciée. Brunner ose conseiller de faire des injections dans le bas-ventre pour corroborer ses viscères.

L'emploi du véritable trois-quarts et l'usage de répéter souvent l'opération étaient généralement répandus en France, au commencement du dix-

(477)

d'huitième siècle. Plusieurs praticiens de cette époque
répètent l'opération chez les mêmes malades jusqu'à quinze, vingt fois et plus. Il fut une femme
qui subit quatre-vingts ponctions et rendit six mille
six cent trente-une pintes de liquide, dans l'espace
de vingt-six ans, dit-on. P. Duverney indique sur
quels signes on doit établir son pronostic relativement à la ponction. Plusieurs de ses contemporains
insistent pour qu'elle soit faite de bonne heure, et
l'on s'occupe davantage des hydropisies enkistées.
R. Houston, Le Dran citent des cas de guérison,
et S. Morand enseigne que l'ovaire est le siége le
plus ordinaire de ces hydropisies partielles chez les
femmes. Le Thuillier recommande aussi le trois-
quarts pour ouvrir les abcès hépatiques, et plusieurs
praticiens téméraires reviennent aux injections vi-
neuses et autres pour guérir l'hydropisie, soit en les
poussant d'un côté du ventre pendant que le liquide
est évacué de l'autre, soit après la sortie de celui-ci
par la même ouverture.

Henkel met en pratique le conseil donné par
Watson, de faire la paracentèse par le vagin chez les
femmes, et Bellocq conseille d'enfoncer un morceau
de bougie dans la piqûre faite aux parois du bas-
ventre pour remédier à l'hémorrhagie qui peut en être
la suite. On reconnaît aussi que l'incision est préférable au trois-quarts quand on a à traiter des hydropisies enkistées. Dans l'espoir d'obtenir une cure
radicale, des praticiens allemands recommencent à
faire des injections dans le bas-ventre.

Plusieurs praticiens, nommément B. Bell et P. Camper, pensent que l'on obtiendrait plus fréquemment la guérison des hydropisies abdominales et enkistées, si l'on tardait moins à les opérer et si l'on exerçait ensuite la compression méthodique à la manière de Méad ou de Monro. Chopart et Desault considèrent la ponction comme un remède palliatif dans l'un et l'autre cas.

Le célèbre chirurgien danois H. Callisen préfère le trois-quarts de Petit pour la paracentèse qu'il pratique au milieu d'une ligne tirée de l'ombilic à l'épine antérieure et supérieure de l'os des îles, ou dans le nombril ou le vagin, suivant les cas. Il rejette avec raison toute espèce d'injections. Il serait superflu de rapporter d'autres opinions plus ou moins analogues à celles exposées ci-dessus au sujet des accumulations séreuses et autres dans l'abdomen, les ovaires et autres viscères de cette cavité ainsi que sur les méthodes et procédés opératoires qui s'y rapportent.

Celse est le plus ancien des médecins qui trace des règles précises sur la suture des plaies du bas-ventre et des intestins. Dans ces sortes de plaies, il recommande de faire bien attention à l'état des intestins. Il croit les plaies du colon les seules susceptibles d'être guéries par la suture et il regarde la mort comme inévitable, lorsque les intestins sont livides, noirs et privés de sensibilité. Au contraire, s'ils sont dans l'état naturel, le blessé étant couché sur le dos et le bassin plus élevé que la tête, on doit que hâter d'agrandir la plaie abdominale s'il le faut, et tandis qu'un aide en écarte les bords, on réduit les intestins dans un ordre opposé à celui qu'ils ont suivi en s'échappant du ventre. En cousant la plaie extérieurement, il faut que les bords du péritoine et ceux de la peau soient en parfait contact. A cet effet, on passe un fil double dans deux aiguilles dont on saisit une de chaque main et l'on procède d'abord à la suture du péritoine. Le reste de ce procédé fort compliqué est d'une exécution très difficile et justement abandonné. On y ajoutait encore des emplâtres agglutinatifs et un bandage peu serré. Galien indique deux méthodes différentes de celle de Celse, l'une tendant à rendre le péritoine adhérent aux muscles du bas-ventre, l'autre à réunir ensemble les parties similaires. Il y a, selon le médecin de Pergame, quatre indications à remplir dans les plaies du bas-ventre : faire rentrer l'intestin sorti, réunir la plaie, appliquer les médicamens convenables et prévenir les affections sympathiques. Les points de suture doivent être assez serrés pour qu'aucune portion d'intestin ne puisse être pincée entre eux, et de manière cependant à ne pas contondre la peau. Ces préceptes, comme on voit, sont très-judicieux, et il en ajoute d'autres qui le sont également.

Rhazès n'ajoute rien d'intéressant à ce qui a été dit avant lui sur les plaies pénétrantes de l'abdomen. Abu'l Kasem trouve la suture entortillée et celle du pelletier applicables aux plaies du bas-ventre. Il fait connaître le procédé de plusieurs empiriques de son temps qui rapprochaient les bords de la division, les faisaient mordre tous deux à la fois par de grosses fourmis et coupaient ensuite le corps de ces animaux dont les têtes restant en place servaient de suture. Bien long-temps après, Fabrice d'Aquapendente rejette cet étrange moyen de réunion.

Paracelse, contempteur de la chirurgie, repousse la suture et surtout celle des plaies abdominales. Il constate le premier que la plaie d'un intestin n'est pas nécessairement mortelle si l'on établit un anus artificiel. André de La Croix veut qu'en faisant la gastroraphie on perce à la fois la peau et le péritoine pour réunir les parties similaires.

Desportes propose de recourir à la suture fenestrée faite avec des emplâtres agglutinatifs collés sur les bords de la plaie et rapprochés ensuite à l'aide de fils qu'on noue ensemble. J. Warner, Ravaton, Martin, Lieutaud, Pibrac s'élèvent contre la suture sanglante dans les plaies du bas-ventre en faisant voir ses inconvéniens. Bourdier rapporte qu'un médecin indien cousait les plaies du bas-ventre sur une plaque de plomb qu'il glissait entre la peau et les muscles, et que ce procédé lui réussissait. Bell recommande de faire rentrer en toute hâte les parties échappées à travers une plaie du bas-ventre sans perdre de temps à les fomenter et de réunir les bords de la solution de continuité par la suture simple ou enchevillée. J. Flajani n'emploie que la suture sèche dans les petites plaies du bas-ventre :

mais, dans celles qui sont étendues, il pratique plusieurs points de suture au moyen d'une grande aiguille montée sur un manche très courbe, garnie d'un chas près de sa pointe, et semblable à celle proposée par Goulard pour la ligature de l'artère intercostale. Les intestins étant protégés avec les doigts de la main gauche, il enfonce cette aiguille dans l'une des lèvres de la plaie de dehors en dedans ; puis, dans l'autre, de dedans en dehors. Il dégage enfin le fil et retire l'instrument. Il conseille de faire le moins possible de points de suture à cause des accidens qu'ils occasionnent.

§ II. *Des plaies de l'estomac et des intestins et des opérations qu'elles nécessitent.*

Dans ses préceptes sur les plaies de l'abdomen, Celse conseille de coudre celles du gros intestin qu'il considère comme curables. Galien regarde celles du jejunum comme les plus nécessairement mortelles et celles de la partie inférieure de l'estomac comme susceptibles de guérison. Avenzoar prétend aussi que presque toutes les plaies des intestins sont mortelles.

Roger de Parme conseille le premier de coudre les plaies des intestins avec une aiguille fine et un brin de soie sur un cylindre de bois de sureau d'un diamètre égal à celui de l'intestin blessé, mais plus long que la plaie. Si les intestins sortis du ventre sont froids, on les réchauffe en appliquant dessus un animal ouvert tout vif, et il conseille, à l'instar de Celse, de secouer le blessé pour que les intestins reprennent leur place. G. de Salicet condamne l'usage du cylindre de sureau auquel on propose de substituer un morceau de trachée-artère. Lanfranc préfère réunir les plaies de l'intestin et de l'estomac avec une aiguille carrée, en laissant, comme Roger, celle du bas-ventre ouverte jusqu'après la guérison des premières. Guy de Chauliac emploie la suture du pelletier dans les plaies du gros intestin et de l'estomac, après quoi il applique une poudre qu'il dit conservatrice; et, contre le sage conseil de ses prédécesseurs, il s'empresse de fermer la plaie extérieure. A. Paré, qui assure avoir guéri plusieurs blessés dont les plaies donnaient issue à des matières fécales et dont les selles étaient sanguinolentes, recommande aussi la suture du pelletier. Il paraît avoir tenté le premier de réduire les intestins météorisés en y faisant plusieurs piqûres avec une épingle pour la sortie des gaz. On est généralement dans l'usage de lier et d'exciser la portion d'épiploon sortie à travers la plaie quand il paraît livide et mortifié. Dans ce cas, Fabrice d'Aquapendente regarde la cautérisation comme inutile au moins.

Des guérisons authentiques de plaies d'estomac et des intestins détruisent enfin l'ancien préjugé qui les faisait considérer comme toujours mortelles. Dionis recommande de chercher à établir l'anus contre nature surtout dans les plaies du gros intestin. La Vauguyon insiste beaucoup sur la nécessité de fixer les deux bouts de l'intestin divisé à la plaie extérieure, et de faire ensuite cicatriser celle-ci le plus tôt possible. Les expériences de Verduc et de Littre, qui constatent que les plaies des intestins se guérissent à la faveur d'adhérences contractées avec les parties voisines, suggèrent un mode de traitement plus rationnel. J. Palfin rejette entièrement la suture du pelletier dans les plaies des intestins. Garengeot, La Motte, Le Dran, donnent de sages préceptes sur les plaies des intestins ; ils recommandent avec raison de ne pas trop se presser d'exciser l'épiploon sorti par la plaie. La doctrine des plaies intestinales se rattache dès lors si intimement à celle des hernies étranglées que c'est là qu'on doit en étudier l'histoire au dix-huitième siècle.

Les anciens n'avaient qu'une connaissance imparfaite des parties qui forment les hernies inguinales. On croyait, jusqu'au seizième siècle, que le péritoine se déchirait pour le passage de l'intestin hernié ; et que celui-ci et le testicule se trouvaient enfermés dans la même cavité. De là, la difficulté de remédier à l'étranglement et la destruction fréquente du testicule en cherchant à guérir la hernie. Celse, Galien, Paul d'Egine, Avicenne, dans leurs préceptes sur les hernies inguinales, prouvent qu'ils sont pour la rupture du péritoine.

Roger de Parme, Salicet, Lanfranc, Guy de Chauliac privés des connaissances anatomiques nécessaires, emploient des moyens étrangement grossiers et même la cautérisation pour guérir les hernies. Les praticiens instruits se dégoûtent tellement de leurs insuccès, qu'ils abandonnent le traitement et l'opération des hernies à des châtreurs, lithotomistes ou herniaires ambulans. Dionis, qui décrit si bien l'opération de la hernie étranglée, dit avoir vu un de ces individus qui nourrissait son chien de testicules. Paré a la gloire d'avoir tracé des préceptes plus rationnels sur l'opération de la hernie, d'avoir démontré qu'on la guérit sans la castration et simplement à l'aide d'un bandage bien appliqué. Enfin les progrès de l'anatomie triomphent de l'erreur et des préjugés. A. Cyprian paraît être le premier qui fit à la fin du dix-septième siècle la dilatation de l'anneau, avec succès, dans un cas d'étranglement.

Les chirurgiens français, ceux surtout qui exercent à Paris, font connaître une meilleure méthode et la nécessité d'opérer la hernie étranglée. J. Mery démontre le premier que les hernies inguinales et scrotales sont accompagnées d'un prolongement du péritoine. Vainement on soutient que la hernie formée tout-à-coup est accompagnée d'une rupture du péritoine, et l'on finit enfin par rejeter la castration du traitement de la hernie, encore usitée en 1721 chez les Suisses.

La méthode de Garengeot diffère de celle de ses prédécesseurs. Il fait un pli aux tégumens de la tumeur, le coupe d'un ou deux traits, introduit une sonde cannelée et fend avec des ciseaux la peau jusqu'à l'anneau. Arrivé au péritoine, il le coupe en dédolant avec la lame d'un bistouri bien tranchant, car il croit nécessaire d'ouvrir le sac dans les hernies anciennes à cause des adhérences, et non dans les hernies récentes. Il rejette le premier l'introduction des bourdonnets dans l'anneau qu'il dilate au moyen d'une sonde ailée pour garantir les intestins et il fait enfin cette dilatation avec des ciseaux ou un bistouri de son invention. Des perfectionnemens si importans font oublier les anciennes méthodes. Néanmoins le charlatan Th. Renton fait beaucoup de bruit en Angleterre par le mystère dont il enveloppe un prétendu procédé nouveau, qui consiste à tâcher d'établir une cicatrice sur l'anneau inguinal en se servant de l'acide sulfurique de préférence aux autres caustiques employés par les ignorans du moyen âge; et, comme les fourbes trouvent ordinairement des dupes, Georges Ier achète ce prétendu secret au prix exhorbitant de vingt-cinq mille livres sterling et d'une pension de cinq cents livres au profit de cet effronté qui mérite plus d'avoir affaire au bourreau que d'être ainsi récompensé.

Le Dran propose un bistouri caché à lame concave et un autre droit et ailé dans l'intention de ne pas blesser les intestins. Haller fait mieux connaître la hernie congéniale. J-L. Petit manifeste une idée nouvelle, en démontrant qu'il n'est pas toujours nécessaire d'ouvrir le sac herniaire pour remédier à l'étranglement. A Monro, Wagner, La Faye, Sharp, Platner, Verdier, Rousil, Morand, Pott, Richter, Guimbernat, Desault confirment les heureuses découvertes, la bonté des préceptes de leurs contemporains, ou nous transmettent eux-mêmes des perfectionnemens fort importans sur la connaissance, le traitement et l'opération des hernies étranglées.

La suture des intestins divisés ou d'autres moyens de réunion mis en usage pour remédier aux accidens qui sont la suite des plaies pénétrantes de l'abdomen ou de l'étranglement des hernies doivent encore appeler notre attention sur les immenses progrès de la chirurgie du dix-huitième siècle. Des observations répétées avaient appris que les plaies des intestins, même avec perte de substance, peuvent se cicatriser si on ne néglige aucune des précautions nécessaires. Cl. Amyand, Roussin de Montabourg, F. de la Peyronie et Ramdohr sont les premiers, suivant Mery, qui osent enlever des portions considérables du tube digestif. Ramdohr fixe à l'anneau inguinal les deux bouts du tube digestif invaginés l'un dans l'autre et cousus ensemble. La Peyronie veut qu'on se borne à coudre un pli du mésentère assez étendu pour mettre en contact les deux bouts du tube alimentaire maintenus à l'extérieur. On constate aussi que la ligature de l'épiploon hernié n'est pas toujours aussi nécessaire qu'on l'avait pensé. R. de Vermale publie l'observation d'une hernie étranglée dans laquelle, après avoir excisé une portion de l'iléon frappée de gangrène, invaginé le bout supérieur dans l'inférieur, entouré le tout d'une duplicature de mésentère et assujetti ce dernier avec quelques points de suture, on obtint un très grand succès en moins d'un mois. Sabatier et

Ritsch proposent de substituer un cylindre de carte vernissé au morceau de trachée artère. Du Verget emploie la suture à anse de Le Dran, et parvient à guérir une plaie de l'estomac. De Hautesierk publie également les heureux résultats d'une suture du pelletier et d'une suture ordinaire. Le Suédois Olof Acrel guérit une plaie de l'intestin avec perte de substance en fixant les ouvertures du tube alimentaire à la plaie du bas-ventre, au moyen d'un fil passé au travers du mésentère et d'une compression méthodique. Enfin les grands chirurgiens du dix-neuvième siècle profitent des efforts de leurs prédécesseurs, et rendent encore plus faciles à obtenir les guérisons des plaies du tube digestif par suite d'étranglement ou pour d'autres causes.

§ III. *Des maladies du rectum et des opérations qu'elles nécessitent.*

Les maladies de cet intestin et de son orifice, les hémorroïdes, les abcès, les fistules, les fissures, la chûte du rectum, les polypes, les affections vénériennes, le cancer, les vices de conformation de l'anus, pour la plupart ont fixé l'attention des médecins et chirurgiens de l'antiquité ainsi que le témoignent les écrits du père de la médecine. Les fistules stercorales sont celles dont il importe le plus de connaître l'historique tant à cause de leur fréquence que pour les opérations qu'elles nécessitent.

Dans un livre qui fait partie des œuvres attribuées à Hippocrate et qu'on peut supposer avoir été écrit par un chirurgien d'Alexandrie, on trouve avec admiration une description précise, complète de la fistule à l'anus et de l'opération à l'aide de laquelle on en obtient la guérison en usant pour cela des tentes et des caustiques ou en ayant recours à la ligature. Si la fistule est borgne, on la perce d'outre en outre; si elle pénètre trop profondément pour qu'on puisse pratiquer une incision, on injecte des fleurs de cuivre, de la myrrhe et du natron dissous dans de l'urine, avec une seringue qui consiste en un tuyau de plume attaché à une vessie; et enfin, dit le grand praticien dont les préceptes sont venus jusqu'à nous, la fistule à l'anus ne guérit jamais sans incision. Celse se conforme à ces préceptes; Léonidas d'Alexandrie parle longuement de la dilatation de l'anus au moyen d'un *speculum*; Paul d'Egine s'applique à enlever les callosités de la fistule avec le syringotome décrit par Galien, et ne fonde aucun espoir sur la ligature.

Les trop timides chirurgiens arabes préfèrent la ligature ou la cautérisation. Ceux du moyen âge n'en parlent pas ou n'ajoutent rien à ce qu'en ont dit leurs prédécesseurs et il est incroyable que tant de moyens inutiles, grossiers ou barbares aient été successivement vantés contre une maladie dont la nature était de plus en plus méconnue.

Cependant, vers la fin du dix-septième siècle, Ch.-F. Felix se rend célèbre par l'opération de la fistule à l'anus par incision, faite à Louis XIV; et nous avons dit ailleurs quelle fut la munificence de ce monarque pour son premier chirurgien. Plusieurs praticiens perfectionnent et simplifient les procédés opératoires : Runge imagine le gorgeret qu'on pousse dans l'intestin jusqu'au dessus de la fistule. A. Monro fait connaître un nouvel appareil. P. Foubert, P. Camper et beaucoup d'autres praticiens tirent de l'oubli l'apolinose, ou ligature des anciens. Pott et Bell simplifient encore l'opération, et le baron Percy corrige le gorgeret de Runge. On constate enfin que la fistule stercorale est parfois susceptible de guérir sans opération et que la phthisie déclarée ou imminente empêche d'en tenter la guérison.

§ IV. *Maladies des parties génitales et des voies urinaires, et des opérations qu'elles nécessitent.*

A. Chez l'homme. Les maladies des organes de la génération chez l'homme ont fixé l'attention des anciens qui, faute de connaissances exactes en anatomie, n'ont pas su apprécier la nature de plusieurs d'entre elles et en particulier celle de la maladie désignée sous le nom d'hydrocèle.

Celse, le premier qui en fasse mention, ne sait comment distinguer son siége, c'est-à-dire, si la collection aqueuse existe dans le tissu cellulaire du scrotum ou dans l'une des tuniques plus rapprochées du testicule. Dans le premier cas, il conseille de faire des moucbetures ; et, dans le second, d'enlever la totalité des membranes renfermant le liquide. Galien propose d'employer le séton au moyen d'une aiguille rougie au feu pour guérir l'hydrocèle. Léonidas d'Alexandrie trace les caractères qui la distinguent du sarcocèle, de l'entérocèle et de l'épiplocèle. Paul d'Egine décrit l'opération de l'hydrocèle qu'il distingue plus exactement de l'infiltration du tissu cellulaire du scrotum. Il opère en partie par incision et en partie par excision.

Les Arabes suivent les préceptes de leurs prédécesseurs, à l'exception d'Abu'l Kasem qui enseigne à évacuer l'eau au moyen d'un trois-quarts. Ainsi l'incision, l'excision, la suture, la cautérisation avec le fer rouge ou autrement, et la ponction avec le trois-quarts étaient déjà connues au moyen âge. Lanfranc emploie préférablement le séton ; J. Arculanus repousse la cautérisation. G. Fallope établit le premier l'importante distinction entre l'accumulation du fluide dans un sac herniaire ordinaire, l'hydropisie de la tunique vaginale et l'hydropisie enkistée. Il préfère le séton ainsi que Paré pour guérir l'hydrocèle ; et Fabrice de Hilden, qui donne les premières remarques sur l'hydrosarcocèle, fait voir combien les caustiques sont dangereux dans ce cas. Nous omettons à dessein de rapporter une foule de topiques alternativement vantés et décriés dans le traitement de l'hydrocèle.

Garengeot distingue fort bien l'hydropisie du cordon spermatique de l'hydrocèle de la tunique vaginale. Sabatier trace l'historique des différens procédés

῾usités pour la cure radicale de l'hydrocèle, en donnant
la préférence aux injections avec du vin rouge et non
avec de l'alcool comme Sharp et autres l'avaient fait.
Le trois-quarts est plus généralement adopté, et l'on
rejette avec raison la castration, la cautérisation avec
le fer rouge du nombre des moyens à l'aide desquels
on doit tenter la cure radicale de l'hydrocèle.

Il faut avouer, à la honte de l'espèce humaine,
que la plus ancienne des opérations, la castration,
fut inspirée par la jalousie et pratiquée pour faire
garder les femmes par des êtres dont on n'avait rien
à craindre. Sous le règne de Cyrus, les Ethiopiens
étaient célèbres pour leur adresse dans l'art de châtrer et il y avait des eunuques privés de toutes les
marques extérieures de leur sexe. Ce barbare usage
passa vraisemblablement de l'Ethiopie dans l'Egypte
et l'Assyrie ; et, suivant quelques historiens, Sémira-
mis fit châtrer les hommes faibles ou valétudinaires
pour prévenir la propagation des générations débiles.
Les Israélites apprirent en Egypte cet art cruel qui
se propagea tellement parmi eux qu'il fallut des lois
pour en arrêter les progrès. Les moyens qu'on employait alors étaient le froissement des testicules, l'é-
crasement, l'arrachement ou l'amputation.

Dans tout le long espace de temps qui s'écoule
jusqu'à Celse, rien n'indique que la castration ait été
pratiquée par nécessité pour des maladies des testicules et par des médecins. L'encyclopédiste romain
décrit trois espèces de tumeurs, le cirsocèle, une tumeur analogue au sarcocèle et le bubonocèle, qui

peuvent la nécessiter. Il indique des laxatifs et des émolliens pour remédier aux gonflemens inflammatoires et à l'induration des testicules. Il paraît que Galien connaissait déjà le squirrhe et le cancer du testicule, et que Léonidas d'Alexandrie sut indiquer les différences qui existent entre le sarcocèle et l'hydrocèle. Cœlius Aurelianus déclare que l'extirpation des testicules a été recommandée dans l'épilepsie. Aétius ajoute que c'est aussi un moyen de prévenir la lèpre.

En déclarant qu'il est affreux d'enlever les testicules à un homme qui se porte bien, Paul d'Egine pense cependant que les princes et seigneurs ont le droit de forcer le médecin à cette cruauté, et qu'un manuel de chirurgie, pour être complet, doit offrir la description de l'opération qui concerne l'eunuchisme. L'opération du sarcocèle, suivant Abu'l Kasem, est si incertaine dans ses résultats qu'il conseille de ne la pas pratiquer. Avenzoar pense aussi que les apostèmes du testicule sont de mauvaise nature, et Guillaume de Salicet conseille de les ouvrir bien avant qu'ils n'arrivent à maturité pour éviter les terminaisons fâcheuses qui nécessitent la castration. Théodoric de Cervia, à l'instar d'Abu'l Kasem et de Celse, pratique l'opération du sarcocèle en faisant la section du cordon spermatique avec un fer rouge. Les médecins de cette époque considèrent le sarcocèle comme une masse survenue autour du testicule, qu'on doit chercher à détacher de celui-ci. Enfin P. de la Cerlata est le dernier auteur qui ait parlé

b,de l'eunuchisme comme d'une opération de chirurgie. Son usage en est restreint de plus en plus et
relégué en Italie pour procurer une belle voix aux
garçons et complaire à quelques papes.

Fabrice d'Aquapendente, le premier des praticiens
qui fasse mention de l'hydrosarcocèle, décrit la
castration qu'il fit heureusement chez un homme
dont le testicule était plus gros que la forme d'un
chapeau. L'autre Fabrice croit avoir remarqué que
le sarcocèle est bien plus fréquent du côté droit.
Olaus Borrich réfute l'ancienne opinion qui fait regarder le sarcocèle comme un amas de chairs contre nature développées autour du testicule, et il soutient que le plus ordinairement un vrai squirrhe
dans la substance même du testicule fait l'essence
de la maladie. L'examen anatomique des testicules
extirpés lui prouve la justesse de son assertion. Pour
pratiquer la castration, A. Nuch conseille de fendre
le scrotum du haut en bas, de tirer au dehors le
testicule et le cordon avec leurs membranes, de
percer celles-ci avec une aiguille armée d'un brin
de soie ciré, de faire deux tours à ce fil et d'en lier
les bouts par deux nœuds bien serrés. Il applique
par précaution une seconde ligature au dessus de la
première, puis il coupe le cordon avec des ciseaux au
dessous de celle-ci. Alors, on fait aussi l'opération du
sarcocèle par la simple ligature qu'on serre chaque jour
davantage jusqu'à la chûte du testicule ; mais des accidens fàcheux, les convulsions surtout sont attribués
à ce mode opératoire.

Si la tumeur est très volumineuse, Mauquest de La Motte retranche une portion de la peau du scrotum, la cicatrisation devant être plus prompte, et il lie le cordon après avoir enlevé le testicule. Arnaud, Garengeot, Hacnel tracent aussi des préceptes sur la castration et la ligature du cordon spermatique.

Au dix-huitième siècle, on cherche à prévenir les accidens fâcheux généralement attribués à la ligature du cordon. J-L. Petit, après avoir fendu le scrotum, détaché le testicule et le cordon, isolé ce dernier de manière à n'être plus couvert que par le muscle crémaster et la tunique vaginale, applique quatre fils cirés aplatis en forme de ruban qu'il passe derrière le cordon avec une aiguille droite. Il place aussi une ligature au dessus, mais il ne veut pas qu'on noue les fils sur une compresse ; et, lors même qu'il surviendrait une hémorrhagie, il ne pense pas qu'elle doive inquiéter, puisqu'elle cède à une compression médiocre. Cette remarque lui fait renoncer plus tard à la ligature, à cause des accidens dont elle peut être suivie. Un hasard heureux apprend à G. Cheselden que la ligature de l'artère spermatique isolée n'est pas suivie des accidens graves rapportés à la ligature de tout le cordon. A. Monro partage l'opinion de Cheselden.

Le Dran, après avoir ouvert le scrotum et isolé le cordon, soulevé les vaisseaux, passe une ligature d'attente, comprime les vaisseaux au dessous entre les doigts et les coupe transversalement. Si ce froissement ne lui réussit pas, il a recours à la ligature

» d'attente. R. de Vermale parle d'un individu auquel
» on coupa les parties génitales à titre de châtiment et
» chez qui les vaisseaux spermatiques se crispèrent de
» telle sorte qu'il n'y eut pas d'hémorrhagie. Olof Acrel,
» A. Bertrandi, F-S. Morand, Ch. White, P. Pott et bien
» d'autres praticiens donnent des préceptes sur la
» compression, la ligature totale ou partielle, le frois-
» sement des vaisseaux spermatiques, sur la nature du
» sarcocèle, le traitement et l'opération qui lui sont
» applicables.

» G. Bromfield fait connaître un procédé nouveau
» qui consiste à fendre le scrotum, à détacher complè-
» tement le cordon spermatique, à le couper le plus
» près possible du testicule, à le confier aux soins d'un
» aide qui en comprime l'extrémité jusqu'à l'ablation
» totale du testicule, à le saisir ensuite de la main gau-
» che, à tirer l'artère avec une pince et à la lier de
» même que la veine s'il le faut. Budeus constate, ainsi
» que l'ont fait des chirurgiens du moyen âge, qu'on
» peut détacher des excroissances insolites de la surface
» du testicule sans léser celui-ci. J. Warner, en dé-
» montrant que l'engorgement très élevé du cordon
» ne contre-indique pas toujours l'opération, fait voir
» en outre qu'on doit prendre en très grande consi-
» dération l'état des glandes de l'aine, des viscères de
» la poitrine et du bas-ventre, afin de s'en abstenir
» s'ils sont malades. Enfin J. Flajani veut qu'on pra-
» tique seulement la castration quand la vie de l'indi-
» vidu est menacée et jamais pour embellir sa voix.
» Il ajoute que toutes les indurations des testicules ne

réclament pas l'opération et que des hydrocèles qui ont paru compliquées de sarcocèle ont disparu à la suite d'une simple ponction ou autrement.

B. Avant de passer à la recherche de l'origine et des perfectionnemens de l'opération césarienne, la plus importante de celles que l'on pratique sur la femme, nous avons à étudier l'histoire d'une maladie commune à l'un et l'autre sexe et les différentes opérations pratiquées pour l'extraction des calculs de la vessie. On trouve les premières traces de la lithotomie dans l'époque florissante de l'école d'Alexandrie où les médecins étaient divisés en plusieurs classes dont celle des lithotomistes était méprisée ainsi que le prouve ce passage du serment d'Hippocrate : « Je m'engage à n'opérer aucune personne atteinte de la pierre, et à abandonner cette partie de la pratique aux mercenaires qui s'y adonnent. » Ainsi l'une des plus importantes opérations de la chirurgie est livrée à d'ignorans médicastres.

Suivant Celse, Ammonius, le plus ancien des lithotomistes, se servait d'un crochet et d'un autre instrument pour extraire les pierres de la vessie. Sostrate et Ammonius tentèrent aussi de briser le calcul dans la vessie avec des tenettes afin d'en extraire les fragmens. Mégès remplace l'ancien couteau par un instrument garni d'un large bord à l'une de ses extrémités, très acéré et demi circulaire à l'autre. Il le conduit sur le pouce pour inciser les tégumens et la vessie. On incisait probablement sur le côté du raphé en employant fort peu d'instrumens. Celse recommande de faire l'opération au printemps et chez les enfans seulement. Le malade étant couché sur le dos et maintenu par deux aides, les cuisses écartées et les talons rapprochés des fesses, il enfonce l'indicateur et le medius dans le rectum, et, appuyant la main droite sur le bas-ventre, il attire le calcul vers le col de la vessie. Quand on l'y croit parvenu, on fait au devant de l'anus une incision semi-lunaire dont les angles regardent les aines ; et, dans l'intérieur de cette incision, on en fait une autre transversale qui pénètre jusqu'à la vessie et dont la longueur doit excéder un peu le diamètre de la pierre que l'on saisit avec les doigts ou avec un crochet particulier.

L'encyclopédiste romain est le seul de toute l'antiquité qui traite de cette opération avec autant de précision que de connaissance de cause. Ses successeurs en parlent en praticiens qui rejettent l'opération ou qui n'ont pas les connaissances suffisantes pour la pratiquer. Les chirurgiens arabes la firent moins souvent encore que les Grecs et les Romains. Abu'l Kasem lui-même veut qu'on appelle une sage-femme pour extraire la pierre de la vessie chez la femme.

Guy de Chauliac paraît être le seul qui ait fait la lithotomie suivant la méthode de Celse, après le trop long période de la barbarie et du moyen âge. Les lithotomistes laïques dont les médecins méprisaient l'avidité, faisaient partie de quelques familles dans lesquelles l'art d'extraire les calculs était un secret transmis de père en fils, comme héritage. A cet égard la famille des Norsini (1) fut une des plus célèbres; et nous avons dit, dans le cours de cet ouvrage (2), que Colot mit en pratique, pour la première fois, en 1474, sur un franc-archer de Meudon, le procédé qu'il tenait de l'un des Norsini. P. Franco, chirurgien de Lausane, est conduit par nécessité à faire l'opération de la taille au dessus du pubis, le petit appareil ne lui ayant pas réussi à cause de la grosseur du calcul. Il se borne à dilater l'urètre pour débarrasser les femmes de la pierre. Un chirurgien de Crémone, J. de Romani, se sert de plusieurs instrumens, enseigne sa méthode à Mariano, méthode qui porta depuis le nom de Mariano ou de grand appareil, et qui consiste surtout dans l'introduction d'une sonde creuse dans l'urètre et l'usage de plusieurs autres instrumens. P. Franco cherche à perfectionner l'appareil latéral et il invente un lithotome caché pour inciser la vessie de dedans en dehors, absolument comme le frère Côme le fit deux cents ans plus tard. G-F. de Hilden, auteur d'un traité sur la taille, préfère la méthode de Franco. Le grand appareil trouve chaque jour de nouveaux partisans, nommément J. Covillard qui fait le premier l'extraction des calculs chatonnés.

Le dix-septième siècle fournit beaucoup de cas dans lesquels on obtient l'extraction des calculs urinaires sans le secours d'aucun instrument tran-

(1) Sprengel écrit tantôt Norsini, et tantôt Norcini.
(2) Page 227.

chant, chez les femmes surtout. A la fin de ce siècle, un Franc-Comtois, J. Baulot, plus connu sous le nom de frère Jacques, qui fut long-temps aide du lithotomiste Panlou, pratique l'opération de la taille d'après une nouvelle méthode que, pendant son séjour en Hollande, il enseigne à J-J. Rau devenu depuis professeur à Leyde et très célèbre par les perfectionnemens qu'il fit subir à l'opération de la taille. Les praticiens les plus célèbres s'occupent alors et avec avantage de tous les détails relatifs à la lithotomie.

Cette noble émulation inspire également les chirurgiens du dix-huitième siècle qui perfectionnent les méthodes recommandées par leurs prédécesseurs et se servent alternativement du grand, du petit et du haut appareil. H-F. Le Dran apporte les corrections les plus essentielles à l'appareil latéral. Maréchal simplifie le grand appareil. Cheselden et Garengeot corrigent la méthode de Rau. D'autres chirurgiens anglais pratiquent et perfectionnent le haut appareil. L'appareil latéral obtient chaque jour de nouveaux suffrages. C. Falconet en donne une description savante, et S. Sharp en développe tous les avantages en même temps qu'il démontre tous les vices de la méthode de Foubert.

La nouvelle méthode du frère Jean de Saint-Côme, inventeur du lithotome caché, fait beaucoup de bruit dans le monde médical par la polémique fort animée dont elle est l'objet parmi les plus célèbres opérateurs français. Le Cat, disciple de Morand, s'élève contre cette méthode à laquelle il préfère l'appareil latéral d'après la méthode de Cheselden. Au contraire, H-J. Macquart est un des plus ardens apologistes du frère Côme. B. Gooch publie l'observation d'une femme chez laquelle il avait extrait un calcul vésical par une incision faite au vagin. C. Hawkins perfectionne le procédé de Cheselden. Enfin Desault, Leblanc, J-N. Moreau, P. Camper, B. Bell, Saucerotte imaginent des instrumens nouveaux, modifient ceux qui existent, recommandent quelques perfectionnemens dans les méthodes déjà connues, publient d'excellentes remarques tendant à rectifier les principes relatifs à la lithotomie et à démontrer combien il importe de s'assurer si l'état de la vessie ou des reins ne contre-indique pas cette opération.

C. Les maladies des parties génitales de la femme, soit qu'elles affectent ses organes extérieurs ou ceux qui sont plus profondément cachés, étaient connues des anciens, pour la plupart. Il a été fait mention précédemment de quelques-unes d'entr'elles et nous ajouterons qu'Aétius fait la remarque que d'après le livre des maladies des femmes, écrit par une certaine Aspasie, les grandes lèvres sont souvent le siége d'une infiltration séreuse qui cède à l'usage des résolutifs.

Sans nous arrêter aux vices de conformation des parties extérieures de la génération ni aux maladies qui s'y développent ou qui affectent le vagin, l'utérus, les ovaires et leurs annexes, nous tâcherons de connaître quand et comment on pratiqua l'opération césarienne. On a dû chercher dès la plus haute antiquité à sauver l'enfant d'une femme qui succombe dans les douleurs de la parturition, et la loi royale de Numa Pompilius, à laquelle Scipion l'Africain, Manlius et le premier des Césars durent la conservation de la vie, en faisait une obligation, dès cette époque. La loi royale fut remise en vigueur par l'Église, au moyen âge, mais il fallait avoir la certitude de la mort de la mère avant de lui ouvrir le ventre. Long-temps après, en 1608 et 1720, le tribunal de santé de Venise prescrivit les règles de précaution auxquelles il faut se conformer en ouvrant le cadavre d'une femme enceinte.

A la fin du dix-septième siècle, les grands progrès de l'anatomie firent reconnaître que le fœtus se développe parfois hors de l'utérus et que c'est la gastrotomie qu'il faut pratiquer dans ce cas comme dans celui de rupture de l'utérus et non pas l'opération césarienne. Les observations de grossesse extra-utérine se renouvellent souvent avec des résultats différens et parfois avec un succès complet des opérations auxquelles elles ont donné lieu.

Ce qu'on savait de l'opération césarienne et de la gastrotomie conduit bientôt à faire la gastrohystérotomie sur la femme vivante. Rousset veut qu'avec un rasoir ordinaire on fasse une incision de six pouces sur le ventre entre l'ombilic et le pubis, et qu'on ouvre ensuite l'utérus avec un bistouri boutonné. On n'imagine pas combien d'observations apocryphes font connaître alors des succès multipliés et extraordinaires obtenus sur des femmes plusieurs fois soumises à l'opération césarienne. Cependant on reconnaît les cas dans lesquels l'hystérotomie est indiquée contre l'étroitesse du bassin, le développement d'exostoses ou autres tumeurs dans son intérieur ou dans le vagin. Baudelocque et quelques autres praticiens pensent qu'il vaut mieux faire l'incision sur la ligne blanche que sur les côtés. Les chirurgiens étrangers de la fin du dix-huitième siècle reprochent aux Français de se décider trop facilement pour cette opération, et les exemples bien authentiques qui en ont été recueillis prouvent qu'il y a presque autant de succès que de revers.

CHAPITRE IV.

De quelques-unes des maladies des membres et des opérations qu'elles nécessitent.

La plupart des maladies qui affectent les parties dures et les parties molles qui entrent dans la composition des membres, les fractures surtout et quelques-unes des altérations morbides fixées sur les articulations, n'avaient point échappé à l'esprit observateur des anciens. Les écrits d'Hippocrate en font foi. Mais il en est d'autres qui datent d'une époque bien plus récente. Ainsi A. Paré paraît être le premier qui ait parlé des corps étrangers formés dans certaines articulations, nommément dans celle du genou , et l'usage des armes à feu a fait naître une série de blessures inconnues aux anciens , blessures dont l'histoire serait bien propre à faire voir par combien d'erreurs l'esprit humain doit passer avant d'arriver à la découverte de la vérité. Toutefois, pour ne pas dépasser les bornes que nous nous sommes imposées, nous croyons devoir nous restreindre dans ce dernier chapitre à la recherche de l'origine et de l'histoire de l'amputation des membres et des anévrismes.

A. La chûte naturelle des parties sphacelées, l'exfoliation des parties osseuses , l'enlèvement d'un membre par un accident quelconque ont dû suggérer l'idée de l'amputation. L'auteur d'un ouvrage attribué à Hippocrate veut qu'on cherche à prévenir les hémorrhagies abondantes qui sont la suite ordinaire d'une amputation, en prescrivant un régime rafraîchissant et donnant au membre une position horizontale ou même plus élevée que le reste du corps. Celse reconnaît aussi la nécessité de l'amputation, malgré les grands dangers dont elle peut être suivie. De son temps, on faisait la section entre les parties mortes et les parties saines ; de manière cependant à intéresser légèrement ces dernières. On sciait l'os un peu au-dessus de la section faite aux parties molles, on enlevait les aspérités, puis on ramenait la peau sur le moignon en tâchant de couvrir l'os intégralement. Enfin on appliquait des compresses et par-dessus une éponge trempée dans le vinaigre sur les parties non recouvertes par les tégumens. Pour prévenir l'effusion du sang, Archigènes d'Apamée lie le membre tout entier, retire les tégumens au-dessus du point où il veut pratiquer l'incision et les attache solidement. L'amputation étant terminée, il brûle la surface du moignon avec un fer rouge, la couvre de compresses ployées en double, puis il enlève la ligature, fomente avec de l'ail et du sel broyés ensemble et panse la plaie avec de l'huile ou du cérat. Héliodore blâme la méthode d'amputation en un seul temps ; Galien recommande l'amputation dans l'article.

Les Arabes et les praticiens du moyen âge ne font pas ou perfectionnent très peu les amputations. Le fer rouge continue d'être le moyen préservatif de l'hémorrhagie jusqu'au moment où le célèbre Paré fait usage de la suture médiate. L. Botal propose d'abattre le membre d'un seul coup. R. Wiseman fait l'amputation dans les chairs vives avec un couteau courbé en forme de faucille. Il rejette la bourse de laine proposée par F. de Hilden pour envelopper le moignon.

Presque tous les chirurgiens du dix-septième siècle se contentent de relever la peau et de la maintenir ainsi à l'aide d'une ligature. Dionis recommande la ligature des vaisseaux et repousse la cautérisation. Dans le siècle suivant, J-L. Petit rend d'éminens services à la théorie des amputations. Il corrige le tourniquet et indique de nouveaux cas d'amputation. Il propose de faire l'opération en deux temps afin de scier l'os aussi haut que possible. H-F. Le Dran

fait la première amputation du bras dans l'article et
S. Morand essaie aussi de désarticuler la cuisse.
La Faye fait quelques modifications à la méthode
de Le Dran pour l'amputation de l'articulation sca-
pulo-humérale. L'amputation à lambeaux déjà faite
précédemment est perfectionnée par H. Ravaton.
J. Bagieu, chirurgien habile des armées françaises,
propose et fait le premier la résection des os. A. Louis
conseille de relever la peau et les muscles avec une
compresse fendue, avant de scier l'os, puis il applique une quantité suffisante de charpie et plusieurs
compresses qu'il maintient par un bandage roulé. Une
dispute célèbre s'établit alors entre les chirurgiens
français les plus distingués sur la nécessité de l'amputation et les cas dans lesquels on doit s'en abstenir.
E. Alanson cherche à rendre la plaie creuse et
conique en donnant une direction oblique au tranchant du couteau. Il conserve beaucoup de peau,
la dissèque dans une certaine étendue et la relève
avant de couper les chairs à la base de ce repli.
Enfin les méthodes et procédés opératoires de l'amputation des membres dans leur continuité et leurs
articulations sont modifiés par une infinité d'habiles opérateurs qui portent non loin de la perfection
cette partie importante de la chirurgie.

B. Les anciens ne savaient pas distinguer les varices
des anévrismes, faute de connaissances anatomiques
nécessaires. Philagrius est le premier qui fasse mention de l'anévrisme. Il met à nu la tumeur anévris-
male, applique une ligature au-dessus et au-dessous

de la tumeur, ouvre le sac, le vide de tous les caillots de sang et le remplit de suppuratifs. Paul d'Egine, Abu'l Kasem et la plupart des chirurgiens du moyen âge adoptent ce procédé.

Lanfranc conseille le premier le cautère actuel comme un moyen propre à favoriser la suppuration et la guérison de la plaie artérielle. M–A. Sévérin ose lier l'artère crurale anévrismatique très près du ligament de Poupart. J. de Vigo tente le premier de guérir les anévrismes par la compression graduée et les styptiques. P. Michon emploie le tourniquet à cet usage et se guérit ainsi lui-même.

Dans le dix-huitième siècle, les chirurgiens français rivalisent de zèle dans l'invention d'aiguilles propres à opérer la ligature de l'anévrisme et dans le perfectionnement des instrumens compressifs. Brossard recommande le premier l'agaric comme un moyen très propre à arrêter l'hémorrhagie. Ch. Guattani, Mazotti, A. Monro, Boyer, D. Anel, Théden, Dubois, Sabatier, G. Hunter, Scarpa, Richter et Desault imaginent de nouveaux moyens compressifs, proposent l'application de la glace et des réfrigérans, ou des procédés nouveaux pour la ligature des artères affectées d'anévrisme vrai ou d'anévrisme faux. Ces praticiens et beaucoup d'autres publient des observations intéressantes qui jettent plus de lumière sur la nature et le traitement de ces maladies.

RÉSUMÉ

Des six précédentes sections et aperçu de la médecine en France, pendant les trente-quatre premières années du dix-neuvième siècle.

Parmi tant de grands noms dont l'histoire nous conserve la mémoire, il y en a de plus élevés, d'immortels que nous allons rappeler; car à chacun d'eux se rattachent d'importantes découvertes ou l'une des plus grandes époques de la médecine.

Podalire, l'un des fils d'Esculape, nous lègue le premier fait connu de l'opération de la saignée. Hippocrate, le plus illustre des médecins, jette une vive lumière sur le diagnostic et le pronostic des maladies; Aristote, l'un des plus grands naturalistes, fait d'importantes découvertes en anatomie, surtout en anatomie comparée; Praxagoras a la gloire d'avoir distingué les veines des artères et démontré que celles-ci donnent seules des pulsations. L'école d'Alexandrie brille d'un grand éclat pendant mille ans : elle produit Hérophile et Erasistrate, dignes émules de science, spécialement en névrologie. Les pyrrhoniens Philinus et Sérapion réhabilitent l'empirisme en médecine, créé par Hippocrate. Asclépiade de Pruse signale les dangers des vomitifs, des sudorifiques, les avantages de la saignée, et paraît avoir divisé le premier les maladies en aiguës et chroniques. Thémisson, fondateur de l'école méthodique, met les sangsues en usage; et l'un de ses partisans, l'encyclopédiste Celse, est un chirurgien-médecin très distingué. Athénée, fondateur de l'école éclectico-pneumatique, indique les bonnes et les mauvaises qualités des céréales et la manière de filtrer l'eau. Arétée est un des meilleurs observateurs de l'antiquité, spécialement pour les maladies chroniques, et Antyllus décrit l'hydrocéphale et l'opération de la cataracte par extraction. Galien, savant d'une vaste érudition, habile opérateur, praticien consommé pour son époque, tâche de ramener ses contemporains à la médecine d'Hippocrate.

Le pillage, les dévastations, la décadence des sciences occupent le trop long intervalle du troisième siècle au neuvième. Cœlius Aurélianus, Aetius, Alexandre de Tralles, Paul d'Egine y brillent cependant. Les hôpitaux, déjà créés pour le soulagement des indigens malades, servent en outre à l'instruction des jeunes médecins. Rhazès, Abu'l Kasem, Avicenne, Avenzoar, Averrhoës, les écoles de Bagdad, Cordoue, Salerne, etc., deviennent justement célèbres, lors de l'exercice de la médecine par les moines, à une époque honteuse pour l'enseignement et la pratique de l'art de guérir. Hugues et Abizo, professeurs distingués dans l'école de médecine de Paris, qui reçoit le titre d'université au treizième siècle, Lanfranc, élève de Salicet, très célèbre dans

le collége de chirurgie de Paris , survivent à eux-mêmes à différens titres , ainsi que Mondini de Luzzi,
professeur à Bologne , qui dissèque publiquement ,
pour la première fois, deux cadavres de femmes, et
Guy de Chauliac, élève de Montpellier, l'un des restaurateurs de la chirurgie. Leonicenus ; Linacer ,
fondateur du collége de médecine de Londres , et
surtout nos savans compatriotes Duret, Foës, Fernel,
dignes interprêtes d'Hippocrate, réhabilitent l'art de
guérir. Servet, Brissot, Vésale, Dubois font mieux
apprécier les avantages de la phlébotomie , mettent
leurs zélés contemporains sur la trace de la découverte des valvules dans les veines, soulèvent un coin
du voile épais qui couvre encore la grande circulation
en décrivant celle des poumons.L'excellent Paré a la
gloire d'avoir le premier lié des artères et imaginé
une théorie plus rationnelle des plaies d'armes à feu.
Le magicien Cardan , le réformateur et cabalistique
Paracelse, adversaire fougueux des humoristes galénistes ; Zacchias , le plus ancien des écrivains sur la
médecine légale, datent aussi du seizième siècle,
époque détestable de l'alchimie et de la sorcellerie,
pendant laquelle toutefois la matière médicale et lá
chirurgie ajoutent aux conquêtes presque toujours
progressives de la médecine, grâce aux importans
travaux de Turneysser, qui représente le premier
par des gravures le corps de l'homme écorché, de
Tagliacozzi, le réparateur des nez ; des Vigo, Bérenger, Ingrassias et Fallope.

Les grands travaux, les admirables découvertes de

ces laborieux investigateurs conduisent à celle plus admirable encore de la grande circulation, par Harvey, à celle des vaisseaux chylifères, par Aselli ; et vingt ans après, à celle du tronc commun de ces vaisseaux et des lymphatiques, par Pecquet. Les fondateurs ou partisans des théories chimiques et de l'école iatromathématique, Borelli, Leeuwenhoek, Malpighi, Baglivi, Vieussens, Chirac, Ruysch acquièrent alors une célébrité justement méritée par leurs travaux en anatomie, physiologie, pathologie et thérapeutique. Spigel, Bartholin, Willis jettent une vive lumière sur la structure et les fonctions des poumons, des vaisseaux lymphatiques, des glandes et des organes de la génération. Le spiritualiste Vanhelmont fait de l'archée de Paracelse un des points capitaux de sa théorie et localise le premier quelques maladies. Sauvages, iatromathématicien et dynamiste, précède la création de l'école dynamique, dont Stahl est le fondateur, dont Bordeu, Barthez, Fontana sont les partisans. La théorie mécanico-dynamique d'Hoffmann prélude à celle de l'excitation. L'irritabilité, si bien démontrée par les belles expériences du grand Haller, partage la médecine entre l'humorisme, le solidisme et l'empirisme, celui-ci enrichissant la matière médicale de plusieurs remèdes précieux. Sydenham, grand praticien du dix-septième siècle, honoré du surnom de second Hippocrate, Boerhaave, Huxam, Pott, Stoerk, Zimmermann, Zinn, Tissot, Fabre ; Cullen, narrateur fidèle ; Selle, qui rapproche les fièvres des phlegmasies, exer-

cent et enseignent d'après les principes de l'humorisme, du solidisme ou de l'empirisme. Ramazzini,
Chicoyneau, Lancisi, Stoll, Rœderer, Wagler se distinguent comme observateurs et historiens d'épidémies, tandis que Bonet, Valsalva, l'illustre Morgagni, Lieutaud, Baillie font faire de si grands progrès
à l'anatomie pathologique, et Solano, Hernandez,
Ménuret, Fouquet surtout perfectionnent l'art sphygmique, et Auenbrugger le diagnostic de quelques-
unes des maladies de la poitrine. Enfin les recherches
et expériences sur l'inoculation aboutissent à la
découverte de la vaccine, l'une des plus admirables de
l'esprit humain. Pendant la dernière période du
dix-huitième siècle, la chimie fait des progrès surprenans qui séduisent un instant la médecine. Le
solidisme et l'humorisme se disputent la prééminence
et l'on est vraiment embarrassé de la place à donner
à tant de noms célèbres en tête desquels doivent figurer Lavoisier, Fourcroy, Parmentier, Deyeux, Vauquelin, Berthollet, Chaptal, Galvani, Meckel, Sœmmerring, l'illustre Cuvier, Brown, Portal, Corvisart,
Hallé, Des Genettes, Desault, Sabatier, Pelletan,
Percy, Larrey, Scarpa, Hunter, Reil, Monro, Dubois, Baudelocque, Boyer, Gavard, Lauth, Barthez,
Chaussier, l'immortel Bichat, Hildebrandt, Frank,
Burserius, Girtanner, Bell, Pinel, Hufeland, Starke, Baumes et tant d'autres également chers à la
médecine pour les progrès dans une ou plusieurs de
ses parties dont elle leur est redevable.

L'impulsion donnée par tous ces grands hommes

est heureusement soutenue par plusieurs d'entre eux et leurs savans disciples ou collaborateurs. Les progrès des sciences médicales pendant les trente-quatre premières années du dix-neuvième siècle, ne sont pas moins sensibles ni moins importans que les belles découvertes des onze dernières années du siècle précédent. L'anatomie générale, l'anatomie comparée, l'anatomie pathologique, la physiologie, les expériences et les vivisections jettent un vif éclat sur l'art de guérir; et tandis que la France promène ses glorieuses enseignes en Orient et dans toute l'Europe, la médecine et la chirurgie militaires s'y font honorablement distinguer. Les inconvéniens, les dangers de l'humorisme, du brownisme sont signalés. L'apparition mémorable de l'*Examen de la doctrine médicale généralement adoptée*, exerce une heureuse influence sur la pratique. La nature, l'intensité si différente, l'étendue, les caractères si variés des maladies sont mieux appréciés. Celles de l'appareil respiratoire, du tube digestif, de l'encéphale, ses blessures et l'aliénation mentale sont mieux connues et traitées plus rationnellement. On apporte plus de circonspection dans l'emploi des remèdes; la thérapeutique, mieux éclairée, devient plus bienfaisante, la matière médicale s'enrichit de précieuses acquisitions, du sulfate de quinine, l'une des plus importantes assurément. La médecine légale, la toxicologie, l'art obstétrical trouvent de dignes interprêtes, sont enseignés par de savans professeurs. La chirurgie profite de l'impulsion de la médecine, en mettant

l'art de conserver au dessus de l'art d'opérer si perfectionné en France. Les anus contre nature, les rétrécissemens de l'urètre, les fistules sont plus heureusement traités et guéris. La lithotritie, la rhino-
plastie, d'habiles opérations, d'ingénieux appareils
pour la tête, les organes des sens et de la génération, pour le cou, le tronc et les membres, sont
inventés ou perfectionnés. Le diagnostic et le pronostic des maladies s'élèvent parfois à la certitude
mathématique ; la clinique est fort heureusement
perfectionnée et les maladies de la peau mieux connues. Les épidémies sont étudiées par d'infatigables
observateurs : la peste, la fièvre jaune, le choléra,
par d'héroïques expérimentateurs et d'habiles historiens. Les découvertes et les faits qui ne font point
l'objet d'ouvrages spéciaux sont enregistrés dans les
recueils périodiques et journaux de médecine, mines inépuisables et profitables pour qui veut s'instruire ou s'exercer à rendre ses idées clairement et
avec précision. Enfin l'art de guérir est parvenu
maintenant à un tel point d'élévation, qu'en le partageant en trois grandes sections, pour ce qu'il a de
positif, de *douteux*, d'*inconnu*, la première sera la
plus remplie. Puissent la médecine et la chirurgie
françaises du dix-neuvième siècle, si haut placées dans
l'esprit des nations, être dignement appréciées en
continuant d'avancer et avoir un historien fidèle.

FIN.

33

ERRATA.

Page XVII introduction, au commencement de la ligne 16 on a omis *reçu* qui se trouve en trop au commencement de la ligne 17.

XXXIX l. 1, et lisez et *de*.

34 ligne 16, qu'ils, lisez *qu'il*.

46 l. 1, il débarrasse, lisez il *la*.

93 l. 20, médecins, lisez *médecin*.

93 l. 8, magnificence, lisez *munificence*.

147 l. 10, Gui de Cauliac, lisez *Guy de Chauliac*.

231 l. 29, Turgan, lisez *Turgau*.

245 l. 28, et autres, Sœmmering, lisez *Sœmmerring*.

246 l. 18, Arazi, lisez *Aranzi*.

247 l. 18, mœlle, lisez *moelle*.

268 l. 14, espiration, lisez *expiration*.

311 l. 4, et autres, Bonnet, lisez *Bonet*.

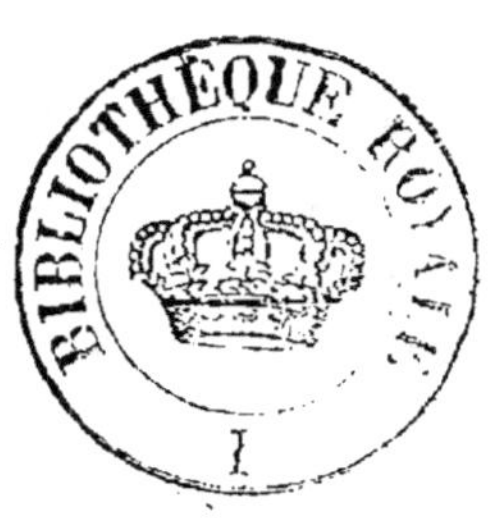

FIN DE LA TABLE DES MATIÈRES.

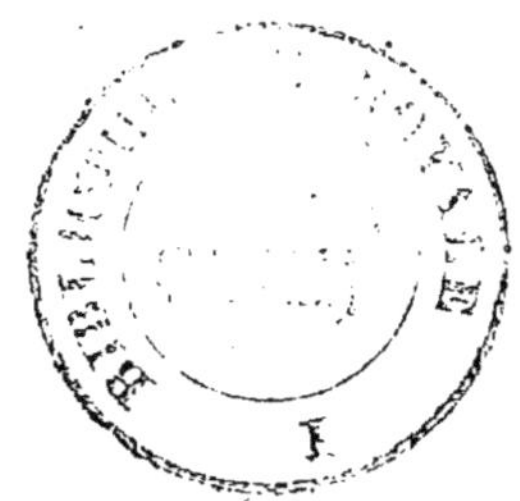